Tara Brach Ph.D.
タラ・ブラック

マジストラリ佐々木啓乃：訳

ラディカル・アクセプタンス

ネガティブな感情から抜け出す「受け入れる技術」で人生が変わる

Radical Acceptance

Embracing Your Life with the Heart of a Buddha

金剛出版

私の人生を寛大で愛に満ちた心で飾ってくれた、両親へ。

本書は2020年サンガ刊『ラディカル・アクセプタンス』を復刊したものです。

ラディカル・アクセプタンス

目次

間違いや正しさというアイディアを超えたところに　野原がある
私はそこであなたに会いましょう
魂がその草原の草に寝転がれば　この世では話すことが多すぎて
アイディアや言葉　「お互い」というフレーズさえも　意味がなくなる。

——ルーミー

まえがき

あなたが今、手にしている本は誰もがブッダのように賢明な優しい心で人生を送ることができるということを私たちに思い出させてくれる美しい招待状です。タラ・ブラックは敬愛される瞑想教師、心理療法士としての長年の経験から得た、癒しの言葉と斬新な考えをこの本の中で優雅に織りなします。温かみと穏やかな心を持って、人間の尊厳を取り戻す仕事に、毎日のように没頭してきた彼女ならではの教えは、具体的で即効性に満ち、私たちが人生を謳歌する妨げとなる心のバリアを溶かしていくことでしょう。

多くの人々に自己批判や、自分は価値のない人間だという思い込みを持たせ、敬いの気持ちをなくさせてきた、このストレスと競争心に満ちた近代社会に生きる中で、本書の中で理路整然と書かれたラディカル・アクセプタンス（受け入れる技術）の原則は、喜びに溢れた自由な人生を取り戻すために不可欠なものです。彼女の生徒さんやクライアントさんからの内容豊かな実話、タラ自身の歩みと、明快でシステマティックな練習を通し、本書『ラディカル・アクセプタンス』は賢明なる自己の育み、哀しみの変容と自分の完全性を取り戻す方法を示してくれます。何よりも重要なのはラディカル・アクセプタンスは誰もが生まれ持つ仏性という幸福感と解放感を、読者の心に呼び起こすということでしょう。ゆっくりとページをめくっていっていただきたい。この言葉と練習方法を心で噛みしめ、実践し導かれ、あなたの歩む道がこの本に祝福されますように。

ジャック・コーンフィールド
スピリット・ロック瞑想センター

二〇〇三年二月

RADICAL ACCEPTANCE

Embracing Your Life
with the Heart of a Buddha

Tara Brach, Ph.D.

Prologue
*
Something Is Wrong with Me

プロローグ「ダメなわたし」

大学時代のある週末、年上で私より頭の良い当時二三歳の友人と山にハイキングに行ったことがあります。テントを張り、川のほとりで岩の周りに渦を巻く水の流れを見ながらお互いの人生について話していたときです。友人が「私、『自分自身の親友』になることを学んでいる最中なの」と打ち明けると、私は大きな悲しみの波に飲み込まれ泣き崩れてしまいました。当時の私は「自分の親友」どころか、執拗で容赦なくどんな些細な間違いも決して見逃さない内なる判事から、絶えず嫌がらせを受けていたからです。私は、友人に対してなら決して取らないような無慈悲で意地悪な態度で、自分自身に接し続けていたのでした。

「自分は根本的にダメな人間」だと思い込み、このダメなところばかりの自分を直そうと必死にあがき続けていました。勉強に没頭し、政治活動、社交生活とすべてのことにフルスロットルで体当たりし、結果を出すことへの執着心と食べ物への依存で心の奥の痛みを避け続けていました（これは結果としてさらなる苦しみに繋がりましたが）。気晴らしのため友人と自然の中で時間を過ごしたり、健全な娯楽を楽しむ一方、ときには娯楽的な薬物、セックス、スリルを追求する危険で衝動的な行動に駆られることもありました。世間から見れば私は全く普通だったでしょう。しかし私の内面は不安と落ち込みに満ち、いつも何かに駆り立てられているような気持ちでいっぱいだったのです。自分の人生のどこを取って見ても穏やかな気持ちにはなれませんでした。

自分へのダメ出しは深い孤独感と繋がり、一〇代前半の頃は、自分は透明な丸いボールの中で周りの人たちから離れて住んでいると、よく空想にふけったものです。気分が良かったり、周りの人と気軽に付き合えているときは、このボールは見えないくらい薄いガスのような膜になります。自己嫌悪に陥いると、この膜は他の人にも見えてしまうのではないかと思うほど厚くなったのです。私は自分で築いた牢獄の中で、痛いほどの孤独感と空虚感に襲われていました。この空想は年を重ねるにつれ落ち着いたものの、他人をがっかりさせてしまうのではないか、誰かに嫌われるのではないかと恐れながら毎日過ごしていたのです。

ハイキングに一緒に行った大学の友人は特別な存在で、彼女には何でもオープンに話せるという信頼感を抱いていました。二日間、山の尾根をハイキングしながら、話したり静かに座ったりして気がついたのは、自分の気分の変化、うつ感、孤独感、依存症の根底には、自分がダメな人間だという思いが潜んでいるということでした。人生の中で幾度も向き合うことになるこの苦しみの根源を初めて垣間見た私は、皮膚が剥がれたように無防備になった痛みを感じました。しかしこの痛みに直面できれば、癒しへの道が開けると直感的に感じたのでした。

日曜日の夜の帰路の車中。私の心は少し軽くなっていたものの、自分にもっと優しくなりたい、自分の内面を知りたい、周りにいる人たちともっと親しい人間関係を築きたいという、切ない思いでいっぱいでした。

この切なさは数年後、私を仏教の道へと導くことになります。そして私は仏教を通して自分は何の価値もない人間だという思い込みや自信のなさに正直に向き合う術、内面で感じていることを明確に見つめ、思いやりを持ちながら人生と向き合う方法を見つけたのです。ブッダの教えは、自分の苦しみは自分の責任だから一人で背負うもの、という間違った思い込みからも私を解放してくれたのでした。

私は過去二〇年間にわたり仏教の教師、心理学者として、「自分はダメな人間」という痛々しい信念を背負いながら暮らしている何千人にもおよぶ患者さんや生徒さんたちと接してきました。一〇日間の瞑想リトリートの中でのやりとりや、隔週のセラピーセッションの場におけるやりとりの中でも、自分の不完全さ、無価値感に対する苦しみは基本的には皆同じなのです。

他人の成功を耳にしたり、誰かに批判されたり、喧嘩したり、職場でミスを犯したり……、自分をダメな人間だと思わせる出来事はいつもすぐそばに潜んでいます。

「自分はダメな人間だという気持ちは、まるで目に見えない毒ガスをいつも吸っているような感じよ」と私の友人は言います。この欠落感のレンズを通した人生は、まるで催眠（トランス）にかかったまま思い込みの人生を生きているよう。催眠状態のままでは自分の真の価値は見えないのです。

私が教える瞑想リトリート中に出会ったマリリンという生徒さんは、思い込み（トランス）の悲劇についてこんな話をしてくれました。彼女は死に瀕している母親の横で何時間も本を読んであげたり、夜遅くまで隣で瞑想したり、母親の手を握りながら彼女をどれだけ愛しているか何度も繰り返したりしながら時間を過ごした時期がありました。苦しそうに不規則な呼吸をするマリリンの母親はほとんど意識不明の状態でした。ところがある夜明け前、その母親が突然目を開き、マリリンをはっきりと見つめこう言ったのです。「あのね」と彼女は穏やかに切り出します。「私、いつも自分はダメな人間だと思いながら生きてきたのよ」そして首を少し横に振りながら「なんてバカらしいのかしら」そう言い終えた母親は、目を閉じ再び昏睡状態におちいり、その数時間後に息を引き取ったのでした。

「自分はダメな人間だ」という信念は貴重な人生を無駄にする、と、臨終の床で気がつく必要はありません。そうは言っても自己否定の癖を直すのは非常に難しいものです。この思い込み（トランス）から目を覚ますためには決意のみではなく、心と頭を積極的にトレーニングしていく心構えが必要です。すべての経験、あるがままの現実を優しい心で受け止めるという仏教の気づきの練習を通して、思い込みの苦しみから自分自身を解放する。このマインドフルネスと思いやりを開拓することこそが、私のいうラディカル・アクセプタンスなのです。

ラディカル・アクセプタンスは、不慣れなこと、恐怖感や辛い人生経験を、常にコントロールしようとする癖を直し、長年にわたり自分の本当の気持ちを無視し続け自己批判のみで自分自身に接してきた私たちにとって、必須の解毒剤です。ラディカル・アクセプタンスは自分自身と人生をあるがままに受け止めようという意欲の表れでもあります。ありのままにすべての物事を受け入れられる瞬間は、真の自由の瞬間なのです。

二〇世紀のインドの瞑想マスターであるスリ・ニサルガダッタは、自由への道を私たちにこう説きます。「あなた方への私の願いはただひとつ。**自身への愛を完璧にせよ**」と。マリリンは母親の最後の言葉で、自分を愛する可能性に目覚めたと言います。「あの言葉は母の別れ際のプレゼントだったと思うの。母のように人生を無駄にする必要はないと気がついたわ。母と人生への愛に誓って、自分をもっと優しく受け止めていくことにしたの」。これは私たち一人一人にもできることです。

ラディカル・アクセプタンスの練習は自分の人生で負った傷の痛みと恐れを認めることから始まります。そして私たちの思いやりと慈悲の心は無限なのだという気づきに繋がっていきます。自分に思いやりを持つことで、人生をより愛する自由を発見する。これがラディカル・アクセプタンスの恵みなのです。「自分はダメな人間だ」という痛ましい思いから自分を解放するにつれ、自分はこれでよいのだと信じはじめることができるのです。

この本の中にある教えが、私たちがともに目覚めるきっかけとなりますように。私たちが真の姿である純粋さと愛に目覚めますように。愛に満ち溢れた意識が、生きとし生けるすべてのものを包みこみますように。

The Trance of Unworthiness

第１章

ダメな人間という思い込み

ある日夜道を歩きながら……
自分は、有罪で逃げ出す寸前なのだと
突然わかるだろう
難しい指示に従えず
メンバーでもなく　会員権もなくした
それとも　最初から会員権など
持っていなかったのか……

ウェンデル・ベリー

私は長年にわたりいくども繰り返し見た夢があります。夢の中の自分はいつも「どこかに行かなければ」と丘を必死に駆けのぼったり、大きな石を乗り越えよう、逆流を必死に泳ごうともがいています。大事な人に災難がふりかかるというのもよくあるテーマでした。頭は目まぐるしく回転しているのに体は疲労困憊してついていけない——まるでベットリとした液体の中でもがいているよう。その目的地に着けばすべて大丈夫とわかっているのに肝心なその場所に辿り着けないというジレンマと恐怖の間に一人ぼっちでがんじがらめになっている……。世界にはそれ以外何も存在しない。

この夢は自分を卑下するという思い込み（トランス）の核心をつかんでいるように思えます。大抵の場合、夢の中では自分が主人公で、プロットに従って行動しなければいけない、選択肢はないと思うことがしばしば。目を開けていても、自分がいかに失敗するかという恐怖心を煽るストーリーに囚われていれば、夢と同じように人生における経験を限定する白昼夢の中で生きているのと同じです。あれをしなければ、もっといい人間にならなければ、これを成し遂げなければ、ミスを犯してはダメだ……。あがき以外の人生経験は単なる背景として消え去っていきます。

そして夢の中と同様に、自分の織りなす物語は抗えない現実だと思い込み意識のほとんどがその物語に囚われてしまうのです。お昼を食べながら、仕事の帰りの車を運転しながら、子供たちが寝る前に本を読んであげながら、頭の片隅では心配事を何度も何度も繰り返し、予定を立て続ける……。思い込み（トランス）の特徴はどんなに頑張っても常に何かが足りないという思いなのです。

自分はダメだという思い込みは孤独感に繋がります。欠陥だらけの人間がどうして他人から受け入れられるでしょう？　自分はダメだと信じれば信じるほど、孤独で精神的にも弱くなるという悪循環に陥るのです。そしてそのもう一段深いレベルでは、人生は信用できない、何か悪いことが必ず起きるという根本的な恐れがあるのです。自分や他人そして人生そのものが、この恐怖感の原因と思い込み、責めたり憎んだりする……。ただいくら嫌悪感を外側に向けてみても自分は強い人間だと思えない……。

疎外感と自己否定感はさまざまな苦しみに繋がります。アルコールや食べ物、薬物への依存症として表れたり、人間関係に頼り切って特別な人がいなければ人生を生きる意味がないと思い込む人もいます。社会的に賞賛されることの多い依存症である長時間労働を通して、自己尊厳を得ようとする人もいます。外部に敵をつくり常に世界への闘争心のみを燃料に生きる人もいます。

自分はダメで何か欠けているという信念は愛に猜疑心を向け、他人は信用できない存在であるという絶望感を心の奥にもたらします。頭も冴えず、平凡で自分勝手、そんな自信のない自分がありのままに受けとめられるはずはない、見た目が悪ければ恋人に愛されることさえもない、と思い込むのです。無条件に信頼できる人間関係を築きたい、あるがままの自分を世間に見せ、受け止められたい、そう切なく願っているのに自分はダメだと信じることでその夢に手が届かなくなってしまうのです。

人生で辛い問題に直面すると、自分はダメな人間だと思う気持ちはさらに強くなります。自分には先天的にダメな遺伝子が備わっている、自己管理能力や意思が弱い、と自分を責めはじめたり、仕事からクビになったり離婚したのは自分がダメな人間だからだ、もう少し頑張っていれば、自分を変えればきっとうまくいっていたはずなのに、と思うのです。表面では他人を責めることがあっても、そもそもこんな状況に陥った自分をどこかで責めているのです。

家族や子供の問題さえ自分の欠陥の証明になることもあります。一三歳の注意欠陥障害（ＡＤＤ）に苦しむ息子さんを持つ私のセラピーのクライアントは、医者探し、食べ物に気をつける、鍼灸、医薬品、母の愛……、と息子さんを助けるために力を尽くしていました。それでも息子さんの成績は向上せず、学校で友達もできない。そんな彼は自分を「負け犬だ」と信じ込みそのフラストレーションを母親に向けていたのでした。偉大なる母の愛をもってできることはすべてやり尽くしているにも関わらず、彼女は息子が苦しむのは自分のせい、もっと彼のために何かしてあげなければと苦悶の中で人生を過ごしていました。

自分はダメな人間だという思いは必ずしも羞恥心や欠乏感として表れるというわけではありません。あるとき知人に「価値がないという気持ちがいかにこの世の中に蔓延しているかという本を書いているのよ」と話すと、「私のチャレンジは羞恥心じゃなくてプライドよ」と彼女は主張しました。人気作家、著名な講師である彼女は、他人は鈍くて平凡すぎ、自分はそんな人たちより優れているのだという優越感に頻繁に囚われるのだと打ち明けました。大勢の人が彼女をちやほやするので、「私は特別」という感情にのみ込まれてしまうのだと言います。「こんなこと言うのも恥ずかしいけど、人に褒められているときの自分が好きなのよ……。これが羞恥心の反面なのかもしれないわね」。反対に、役に立つことをしていないときや何もしていないとき、人から褒められることが少ないときは、そんな彼女でも自分はダメな人間だと思い、落ち込むのだと認めました。自分の優れている面を認め長所を知るだけでは物足らず、自分は特別で人より優れているという優越感を求める彼女の「誇り」は、役立たずな自分だという思い込みの反面なのです。

自分はダメだという思い込みがあるとリラックスすることは決してできません。自分のアラ探しをし続け、その必然的な結果として自分の欠点を見つける度に自信をなくし、ああダメだ、もっと努力しなければと自分に言い聞かせる。この努力の皮肉な事実はこんなことを繰り返していても一体どこに辿り着くかもわからないこと。自分は毎日、毎日、もっと何かしなければという思いに追いかけられながらキリキリ舞いに日々暮らしているようだと、ある瞑想の生徒さんは言いました。彼は「まるで人生の上っ面をかすめながら死というゴールに向かっているようだよ」と哀しい声で呟いたのでした。

瞑想のクラスでこの無価値観の苦しみの話をする度に、大勢の方が頷いているのをよく目にします。目に涙を浮かべる生徒さんもいます。この恥の重荷を自分一人で担ぐ必要はないのだ、沢山の人が感じているのだと初めて気がつくのかもしれません。クラスの後、居残って私に話しに来る生徒さんたちは、自分の心の中に潜む無価値観は他人に助けを求めること、他人からの愛に頼ることを不可能にし続けてきたと語ります。夢を追う自信をなくしたという人もいます。生徒さんたちは、自分には何かが欠けていると常に思い込む癖は、自分は正しく瞑想できているのか、精神的に成長しているのかさえも疑問に思わせると私に告白するのでした。

ある人たちはスピリチュアルな道に踏み出したのは瞑想に専念すれば自分はダメだという気持ちから解放されると思ったからだと語りました。そんな彼らは他の点で瞑想が役に立ったことはあるが、恥と自信の無さは何十年瞑想してもしつこく付きまとうと言います。そんな人たちは自分に合わない瞑想の練習を続けていたり、まずセラピーで深い傷を発見し癒す必要があったのかもしれません。何れにしろスピリチュアルな道や瞑想を通しても取り除くことのできない苦しみは、自分は一生幸せになれないのではないか、この苦しみから解放されることはないのではないかという不信の念に繋がるのです。

無価値な自分をスピリチュアルな人生へ

この方々の話はまるで私自身の経験をエコーしているかのようです。私は大学卒業後アシュラム（寝起きをともにし、精神的な修行を行うグループ）に入り、一二年間近くそのライフスタイルに熱心に身を捧げた時期がありました。私は欠陥だらけのエゴ＝「自分」を浄化し、そんな「自分」という殻から抜け出す道を見つけたと思ったのです。朝の三時半に起床し冷水でシャワーを浴び、四時から六時半まで**サーダナ**という精神鍛錬のためにヨーガ、瞑想、お唱え、そしてお祈りをしなければなりませんでした。朝食の時間になる頃には、まるでえも言われぬ愛と幸福感の中を漂っているような気持ちになったものです。「最愛の人」と私が称した、愛に満ちる意識との一体感は、これこそ自分の真の姿と感じ、自分が良い、悪い人間であると判断するレベルを超えて単純に最高な気分になれたのです。

しかし、朝食が終わる頃には普段の自分の癖と思考パターンが再びひっそりと忍び寄り、この不安感と身勝手さは大学時代のように、自分は未だにダメな人間なのだと私に告げるのでした。そしてさらにヨーガや瞑想をする時間を見つけない限りこの狭量でダメな自分というお馴染みの思いに囚われながら一日を過ごしそして眠りにつき、また翌朝同じことを繰り返したのでした。

心が開き真の平穏を感じることもありましたが、自分の内側にいる評論家はどれだけ私が純粋か常に評価し続けました。怖かったり、孤独感を感じているのにポジティブに振る舞う自分を信用できず、ヨーガと瞑想の練習を楽しんではいたもののどれだけ自分は鍛錬しているか、熱心に練習しているか、惜しみなく努力を続けているか、いつも人にさりげなく見せようとしている自分を恥ずかしく思い続けていたのです。自己管理にかける仲間を批判し、そんな批判的な自分をさらに批判する……。そんな私はグループの中で生活しているにもかかわらず寂しく孤独感にさいなまれたのでした。

熱心に練習を続ければ悟りまで大体八年から一〇年くらいかかるだろうと勝手に予想し、色々なスピリチュアルの師に「私、どうでしょう？　何か他にできることはありますか？」と尋ね続けたものです。その師たちの答えはいつも同じ。「リラックスしなさい」。リラックスしろという意味こそよくわかりませんでしたが、そんな簡単なわけはないと思い続けていたのです。自分はこんなに不完全なのにどうしてリラックスなどできるでしょう？

チベット仏教の師チョギャム・トゥルンパは「エゴは、本来は魂を磨く目的のスピリチュアリティさえも、自分の都合のいいように解釈してしまう」と言います。私は褒められたいという欲求、自分には何かが欠けているという不安感、自分の内面や外側の世界を批判する癖、すべてを、この精神鍛錬の道に持ち込んできていたのです。活動の場は以前よりも広がっていましたが、今の自分とは違う、より良い人間になりたいという思いに変化はなかったのです。

今思えば、なぜ自分を疑う気持ちをそのまま精神鍛錬の世界に持ち込んだか、当然に思えます。自分が十分ではないと悩んでいる人には自分の欠点を浄化、超越するチャンスを与えてくれる理想主義的な世界観は、魅力的に見えるものです。この完璧さの追求は、自分を変えなければ受け止めてもらえないという仮定に基づいているのです。自分の生まれ持つ本質は完全で善良であるというメッセージに憧れ、それに耳を傾けながら、自分は部外者で人生という祝宴に招かれざる客のようだという思いは拭えないのです。

隔たりと恥を蔓延させる社会

数年前、アメリカとヨーロッパにいる少数の仏教師と心理学者が感情と健康をテーマにした協議会にダライ・ラマ法王をご招待したことがあります。あるセッション中にアメリカ人のヴィパッサナーの講師が自己嫌悪の苦しみについて話していただきたいとダライ・ラマに質問しました。するとダライ・ラマの顔に困惑の表情が広がり「自己嫌悪とはなんだ？」と質問されたのです。心理学者と仏教師たちが説明しようとすればするほど法王の戸惑いは大きくなり、これは単なる精神状態かそれとも精神障害か？　とお尋ねになり、参加者たちが自己嫌悪感は生徒さんやクライアントさんたちが非常に頻繁に経験することである、と伝えるとダライ・ラマは非常に驚いたのでした。「誰もが」純粋無垢な意識の輝きと「仏性を持って生まれてきている」のにどうして自己を嫌うことができるのか、と。

人間は皆自分の弱さを恥じ、拒絶されることを恐れていますが、西洋文化はダライ・ラマが理解に苦しんだ羞恥感と自己嫌悪の温床です。大半の人が家族、近所、コミュニティ、または「部族」という、団結的な関係を育む場所を持たずに育っているため、自分は部外者で孤立していると感じています。常に誰かが点数をつけているため、幼い頃から家族や友人、学校、職場での人間関係の中で自分は尊敬に値する存在だと証明する必要があるのだと学び、競争に勝ち続け、有能で魅力的、影響力を持ち、かつ裕福でなければと常にプレッシャーを感じているのです。

恵まれない人々との仕事に生涯を捧げたマザー・テレサ。そんな彼女の意外な洞察はこれでした。「現代の最悪の病はハンセン病でも結核でもない。最悪の病は、自分の居どころがないという孤立感に苦しむことである」と。居どころを見つけたい、でも自分にはそんな資格がない。これは現代社会に蔓延する病なのです。

仏教はこの社会的見解に抜本的な挑戦を挑むのです。ブッダはこの人間としての命こそが、我々の真の姿である愛と気づきを習う貴重な贈り物である、と説きました。ダライ・ラマ法王の心打つ言葉の通り、**私たちは皆仏性を持っているのです**。根本的な善良性、生まれ持つ叡智、そして慈悲の気持ちを自分自身の中に見いだすプロセスこそが精神的な目覚めと言えるでしょう。

西洋文化はこの生まれつきの価値とは対照的に、アダムとイブがエデンの園から追放される神話を手本として成り立っています。親しみのある使い古された神話ですからその影響力を忘れがちですが、これは西洋の深層心理を現象化し反映していると言えます。「原罪」のメッセージは疑う余地がありません。基本的にその性質に欠陥をもつ我々は、愛され幸せで穏やかな人生を過ごす価値はない、一度追い出された者としてエデンの園に帰りたければ汚名を返上しなければいけない。自分の感情、からだ、周りの自然環境、他人をすべてコントロールしながら欠点を乗り越えなければならない。働き続け、買い物し続け、消費し続け、目標を成し遂げ続け、メールの返事を出し続け、もっと色々なプロジェクトに関わり続け、休む暇なく努力し続けることで自分の真の価値をキッパリと証明しようと果てしない探求を続けるのです。

無価値だと思いながら育つ

ジャック・コーンフィールドとクリスティーナ・フェルデマンが執筆した「魂の物語（Stories of the Spirit）」の中にこんな話があります。ある家族がレストランに夕食を食べに出かけました。ウェイトレスが注文を取りに来るとまず両親がオーダーします。するとすかさず五歳になる娘さんが「私はホットドッグとフライドポテト、それからコーラをお願い！」と注文したのです。とっさに「それはダメだ」と遮る父親。そしてウェイトレスに「この子にはミートローフ、マッシュポテトとミルクをお願いします」と言います。するとウェイトレスはこの娘さんに笑顔で「ホットドッグにかけるソースは何がいいの？」と尋ねたのでした。ウェイトレスがテーブルを去った後、驚いて無言で座る家族。するとこの娘さんは目を輝かせて「あの人、私をホンモノだと思ってるわ！」と言ったのでした。

母がたまたまワシントンDCに住む私を訪れていたときに、私が毎週開催する瞑想クラスでこの話をしたことがあります。クラスが終わり、帰途の車中で母は涙声でこう訴えました。「あのお話の中の女の子ってまさに私みたいよ」彼女はこう続けました。「私は両親のもとで自分が本当に実在していると感じたことはなかった、一人っ子の自分は両親が望んだ人間になるためだけに存在していると感じた、自分の人間としての価値は両親の良い行いをどれだけ世間に見せることができるか、どれだけ喜ばせられるかにかかっていた」、と語ったのでした。彼女は両親が見せびらかしたり叱ったりコントロールする「モノ」。本人の気持ちや意見は「未熟だから」関係ない。彼女のアイデンティティは他人を満足させることと、そうしなければ嫌われるという恐怖感によって定義されていたのです。彼女は人生経験から自分は尊敬されるに値する一人前の人間ではないし、努力なくして愛されることはないと、習ったのでした。

私を訪ねるクライアントさんの大半は、理想の親はどうあるべきであるかをよく理解しています。親が子を誠実に愛し、子のそばにいればその親は子供の長所を映し出す鏡となり、その親の鏡に映し出される自分の長所を見ながら育った子供たちは、幼いうちに信頼感と安心感が備わり、他人と親密で自然な人間関係を築く能力を身につけます。私のクライアントさんたちが幼少時代に負った傷を掘り下げていくと、自分は幼少時に心から望んでいた愛と理解を親からもらうことがなかったのだと気がつきます。さらに自分の子供との関係も自己中心的だったり、批判的で厳しく、我が子をあまり気にかけていなかったりして、理想からはかけ離れていると気がつくのです。

完璧でない私たちの両親も、欠点のある親の元で育ちました。心配症や自信の無さ、願望は何世代にもわたって受け継がれていくもの。親は自分の観点から子供にとってよいだろうと思われる道で成功してほしい、他の子より頭が良く、秀でて見た目もよい「特別」な子供になってほしいと望んでいるのです。「いい大学に入れないと人生で成功しないかも」という心配のフィルターや「私がいい親として世間から見てもらえるかしら?」という願望のフィルターを通して我が子を見るのです。

親は社会の常識を伝えるメッセンジャーとして、怒りや恐怖はよくない、自分なりの憤りや要求の表現の仕方は受け入れられないと、子供に対して伝えるのです。虐待的な親子関係においてのメッセージは「お前は邪魔で、ダメで、無価値な人間だ」というもの。そこまでひどいケースでなくても私たちの大半は、自分の欲求や価値観、不安な気持ちにたいした意味がなく、本来の自分とは違う「いい子」の自分でなければ周りに認めてもらえないと学ぶのです。

ある瞑想リトリートに参加していた私の生徒さんジェフは、リトリート最後の瞑想中に突然あることを思い出したと言いました。それは彼が七歳ぐらいのとき。お兄ちゃんと遊んでいて怪我をしたジェフは泣きながら料理中の母親が立つ台所に駆け込み、お兄ちゃんを叱ってと、母親にくっついて回ったのでした。すると彼女は突然立ち止り腰に手を当てて苛立ちと見下しの表情でジェフを見たのです。母親が何を言ったかは思い出すことができませんでしたが彼女の表情は「甘えるのはやめなさい」と語っていたのでした。

自分の母親はバタバタした大家族の中で育ったために、子供たちは自分たちの面倒は自分たちで見るべきと習ったのだと、ジェフは成人になってから理解します。ジェフがめそめそしていたり母親にべったりしたりすると母親はジェフの「弱々しさ」に苛立ちを感じたのです。このメッセージは自立性と独立性を重んじる社会常識（特に男性に対して）によって強調され続けます。この背景を理解しているにもかかわらず未だにジェフは欲求を持つことは自分を魅力のないダメな人間にすると感じていたのでした。多くの人は自分が何かを欲することに羞恥心を感じます。ジェフは「**甘え**」という言葉さえ恥ずかしく思っていたのです。

社会や親は、自分たちは基本的に歪んでいる人間だというエデンの園のメッセージを伝え続けます。私たちはこのメッセージを内面化することで自分は価値のない人間だという思い込み（トランス）に陥り、親が求めた「良い子」になろう、エデンの園に再び入れるような人間になろうと思いながら、何年も何十年も人生を過ごし続けるのです。

欠点のつらさを隠す色々な戦略

私たちは、自分は価値のない人間だと思うことから生じる痛みから、あらゆる手段で逃げようとします。自分の短所に気がついたり、それを他人に気がつかれるとまるでアダムとイブが裸の体を隠すように、それを必死にひた隠しにしようとするのです。私たちは歳月をかけて皆それぞれ自分の欠点や足りないと思う部分を隠すための戦略を築き上げていくのです。

終わりのない自己啓発へ乗り出す

白髪を隠し、美容整形で顔を整え果てしなくダイエットを続けながらメディアの唱える完璧なボディを追求する。昇進を狙い無理を続け、エクササイズし、資格を上げるコースで勉強したり瞑想したりリストを作成したり、ボランティアしたり、ワークショップに参加したり……。

もちろんこういった活動自体が間違っているわけではありませんが、ほとんどの場合はこの意欲の表面化に潜む「自分には何かが欠けている」という気持ちが私たちをこうした行動に走らせているのです。リラックスしてあるがままの自分自身を受け止め、自分のしていることを楽しむ代わりに、完璧な自分像と現在の自分を常に比較し続け、その理想を後追いしているのです。

失敗のリスクを冒すよりも安全圏にとどまることを好む

息子のナラヤンが一〇歳のころ新しいことに挑戦することを拒んでいた時期がありました。あらゆることをすぐに上手にこなそうとして、練習が必要な活動に対しては不安感を抱いていたのです。間違いを犯すのは人生で当たり前のことだし、楽しい人生経験は常にリスクを伴うのだと彼に言い聞かせたりしましたが、テニスレッスンを始めたり、楽器を習うとか、新しいことにチャレンジしてみてはどうかという提案には常に抵抗したのです。あるとき私が懲りずに彼を新しいことにチャレンジさせようとすると、ナラヤンはホーマー（ギリシャの叙事詩人ではなくアニメのザ・シンプソンズのホーマーシンプソン）の言葉で「挑戦は失敗の第一歩である」と言い返したのでした。安全圏の中で人生を生きるということはリスクのある状況を避け続けること。

しかし人生にリスクはつきものです。リスクを取らずに仕事場でリーダーとなる役割や責任を避けたり、人と親しい関係を築かない、自分の想像力をフルに駆使しなかったり、言いたいことを言わない。これでは遊び心を失い愛情に欠けたまま常に一歩引いたスタンスで人生を生きることになります。

今現在経験していることから遠ざかる

私たちは自分の中に潜んでいる生々しい羞恥心と不安感を感じるのを避けるために、常に頭の中で同じようなことを考えながら生活しています。何をしなければいけないか、何がうまくいかなかったか、どんなトラブルが待ち構えているか、自分は他人からどう見られているか、他人がいかに自分の欲求を満たしているか（満たしていないか）、周りの人がどれだけ自分の邪魔をしていて自分ががっかりさせられているか、等々。ユダヤ系の母親は心配性なことで知られていますが、こんなジョークがあります。母から息子への電報の内容「心配しはじめよ。詳細は続く」。私たちは常に不安の真っ只中に暮らしているので、実際に問題がなくても頭の中で最悪の状況を簡単に作り上げることができるのです。将来のことを考え続けて生きていれば、失敗を避け、人生を謳歌しているという幻想を信じることができるのです。

忙しさに紛らわせる

忙しさは社会的に公認されている心の痛みを避ける方法です。近親者を亡くした人に対して「忙しくしているみたいだから大丈夫」という言葉をよく聞きます。立ち止まってしまうと、耐えられないような孤独感や無価値観に陥るリスクがあるため、時間や心、頭を常に満杯状態にするのです。気を紛らわせるために何か新しいものを買ってみたり、くだらないお喋りに没頭してみたりもします。少しでも間が開けばメールをチェックしたり、音楽をかけたり、スナックを食べたり、テレビを見る……如何なる手段を使っても自分の無意識な精神の中に潜む弱さや欠陥を葬り去ろうとするのです。

自分に対して厳しくなり過ぎる

「自分は必ず失敗する、他人は自分よりうまく生きて成功している」と常にコメントし続ける頭の中の声。両親が中断したところから自分への非難を再開し続けるのです。ジュールス・フェイファーという漫画家はこう言います。「僕は顔も立ち振舞いも喋り方も考え方も父親から受け継ぎ、母親からは父親への軽蔑心を受け継いだ」。自分の欠点を把握していれば衝動的な行動をコントロールできて、自分の弱みを隠せて、あわよくば性格改善もできるのではないかと思うのです。

他人の欠点ばかりに集中する

「世の中は、自分が正しい、と思う人によって分断されている」ということわざがあります。自分に自信がなければないほど、自分の非は認められないもので、他人を責めることで一時的に自分の失敗の重さから逃れるのです。

ところがこれらすべての戦略が自分は価値のない人間だという思い込みを維持することに繋がっているのは痛ましい事実です。うまくいかないかもしれない、自分はどこかおかしい、あの人は間違っていると、不安に思えば思うほど、自分には何かが欠けているという気持ちを強化する神経経路を鍛えることになるのです。自分の失敗を隠すたびに、自分はお粗末な人間だという不安感をさらに掻き立て、人に良い印象を与えたり他人を出し抜こうとすればするほど、ありのままの自分では不十分であるという信念をより強固にするのです。健全な競争心、仕事への熱意、自分の能力を認め誇りに思うことが悪いわけではありません。しかしこの努力が、欠点を隠そうという恐れから来ているのであれば、自分は価値のない人間だという思い込みを深めることになるのです。

他人を敵対視する

いかに恐れが自分自身を問題化し、敵視してしまうかにこの章のほとんどを費やしてきましたが、この感情を外側に向け他人を敵に見立てることもあります。恐れが強ければ強いほど、敵意も強くなり、自分を尊敬してくれなかった親、昇進を妨げようとする上司、権力を奪おうとする政治団体や、国家の存在を危機に陥れる他国を敵視し、この「私たち対あいつら」という世界観の中では、価値のない悪者は「あっち」に存在することになるのです。

家庭内不和であれ、何世代にもわたる民族紛争であれ、「敵」の存在は、自分のほうが優っている、正しい、問題解決に繋がる行動をとっているという錯覚を与え、怒りを敵に向けることで自己の弱みと不安感を一時的に緩和することができるのです。

これは実際に真の危険が存在しないというわけではありません。自分自身を傷つけたり他人が私たちを傷つけることもあるでしょう。しかし自分自身や他人との戦い、憎しみや暴力はさらなる恐怖感や反射的な報復、苦しみを生み出すのみです。賢明な心で自分の弱さや痛みに向き合うことのみが、私たちを恐怖感と疎外感から解放してくれるのです。

トランス・思い込みの根源
――自分は疎外された存在だと信じること

二五〇〇年以上前の北インド。夜通し、今では有名になった、かの菩提樹の下で瞑想したブッダは悟りを開きます。ブッダは、自分は「偉大なる道」（解脱の道）を発見したのだと、開かれた自由な心ゆえに理解したのでした。数日後に行った初の伝道は人間の魂を新しい境地に導く時代の始まりとなります。この歴史的な瞬間にブッダが説いたのは魂の自由は苦しみの根源を明確に理解することから始まるということ。これがお釈迦様の四つの真理（四聖諦）のひとつ、人生は思い通りにならない（苦諦）という教えです。苦しみや不満は普遍的な現象であるということを理解することが目覚めへの第一歩となるのです。

悟りを開くために夜通し座った夜、ブッダは自分の苦しみを深く見つめていきました。そして**すべての苦しみと不満は、自分は孤立した「個」であると信じることから生ずる**という驚きの洞察を得たのです。この「自我意識」は真実から目を背ける拒絶反応と飽くなき執着に繋がり、こうして自我を閉じ込めてしまうと、あらゆる命とつながる愛に目覚めた意識という私たち本来の姿から遠ざかってしまうのです。

「自分」とは単に自分に馴染み深い考え方、感情、行動パターンの集合体にすぎません。人間の意識はこれをまとめて、ある時期を生きている個人である「自分」という物語を作り上げるのです。すべての経験はこの「**自分**」「**私の**」物語の一部になり、「**私は**」不安だ、「**僕は**」これが欲しいとなるのです。タイの高名な仏教僧で著作もあるプッタタート（Ajahn Buddhadasa アチャン・ブッダダーサと呼ばれることもある）はこのことを「わたし・わたしのもの」という囚われであると説きました。自分の考えることや感じること、自分に起きる出来事はすべて「自分」を中心に起きているのだと私たちは解釈するのです。

常に考えていることやリアルな感情は、自分はこういう人間であるという考えの芯を形作ります。そして、自分はダメな人間だという思い込みに囚われていれば自分の芯に欠陥があると感じるのです。「わたし・わたしのもの」といった感じで人生を捉えてしまうと、「どこかおかしい」という誰もが感じる普遍的な感覚でさえ、「自分はどこかおかしい」という信念として固まってしまうのです。

私は自分の無価値観をよく観察すると、なぜそんな気持ちになるのかはっきりとした理由がわからないときがあります。この「自分は他の人とは違う存在」という思いは、自分は根本的にダメだという思い込みを蒸し返すのです。こうしたバックグラウンドで囁かれる思いこそが私をいつも不安にさせ多忙にさせているのかもしれません。それともこの「自分」というアイデンティティこそが信頼感や帰属感から私を引き離し、深い孤立感をもたらしているのかもしれません。

自分は不完全で孤立し常に危険に直面していると信じることは、自然界の異常ではありません。この見識は人間およびすべての生き物の本能でもあるのです。禅生物学者で作家のデイヴィッド・ダーリンは、最古の単細胞でさえも「明確で持続可能な外界とのバリアを築いた。これは自己とまわりの世界は分離したものであるという二元論信念の基礎となった」と指摘します。この実存的な孤立感こそが、驚くほど多様で神秘的なこの世におけるテーマソングであるとも言えるでしょう。単細胞が危険な物を押し出し自分を強化するものへと向かう。私たち人間も同様にこの基礎的な反射神経を備えていますが、私たちの執着心や危険を避けようとする忌避反応は何とも複雑な身体、精神、感情を通して展開され、しかもそのほとんどは普段の意識の外で起こっているのです。

欲望や恐怖感は、自己防衛と生き残りという進化に不可欠な、いたって自然なエネルギーではあります。しかしこれが私たちのアイデンティティの芯となってしまうと、自分の存在の完全さを見失ってしまうのです。自分は不完全で、常に危険にさらされ世界から孤立した存在だという、真の自分とはかけ離れた自分のほんの一部でしかない見解を信じてしまいます。自分は愛に飢え不安に満ちた人間であると定義してしまえば、自分は好奇心旺盛でユーモラス、思いやりに満ちた生き物でもあるのだということを忘れてしまうでしょう。命をはぐくむ呼吸、一体感を与える愛、そして限りなく美しく、はかない人生を皆でともに歩んでいるのだという事実さえ、思い出すことはできなくなってしまうのです。そして私たちは純粋で輝きに満ちた仏性そのものであるという最も大切なことを忘れてしまうのです。

「不完全な自分を心配しない」

どんなにか長い間、自己嫌悪と恥で自分をがんじがらめにしてきたかということについに気がつくと、哀しみと同時に生まれ変わったような希望も見えると、多くの人々は私に語ってくれました。自分が創り上げた牢獄が見えはじめれば、まるで悪夢から目覚めるように可能性も同時に見えてくるのです。

七世紀に生きた禅宗の第三祖僧璨《そうさん》は、自由に生きるということは「己の不完全さへの心配なし」で生きるということであると説きました。これは人間として経験することと人生そのものをあるがままに受け止めるということ。人生が完璧でないのはいたって自然なことで、個人的な問題ではありません。すべての人は皆欲求や恐れに囚われ、無意識な行動を取り、病気になり老いていくもの。この人生の不完全性をリラックスして受け止めることができれば、自分は変わらなければ、悪いところを直さなければという恐怖感に追われながら、人生における貴重な瞬間を見逃すことはなくなるでしょう。

D・H・ロレンスは、西洋文化はまるで大木が根を空に向けて生えているようなものだ、と表現しました。「我々は、心の内に抱く大きな願望を満たすことができず、枯れはじめている」と彼は言います。「内なる活力と再生力の源から切り離されているのだ」と。己の美点と、生きとし生けるものとの自然な絆の再発見は人生に新たな息吹を与えてくれます。この「より大きな願望」は愛情に満ちた関係を持ち、一瞬一瞬をフルに生きる意識、そして内面と外面に存在する苦しみと美しさに相通じることにより満たされるのです。ロレンスが「我々はもう一度自分自身を宇宙に植えなければならない」と言ったように。

孤立した価値のない人間だという思いは、人間が生まれ持つ条件反射のようなものであるわけですが、私たちの中にはそんな思い込み・トランスから目覚めることのできる潜在的な可能性も備わっています。賢明で思いやりのある心で人生と接し、自分自身との闘いに終止符を打てば、トランスという牢獄から解放されるのです。この本は人生をどのように受け入れていくかという過程を語る本。ラディカル・アクセプタンス（受け入れる技術）を育んでいくことで、忘れ去っていた健全な心、迷いからの目覚め、そして愛に満ちた園に帰ることができるのです。

実践

価値のない自分という思い込みに気がつく

—ガイド内観—

自分には価値がないという思い込み（トランス）を支え続ける考えと不安が、自分の中にあると気がつくことは、自由への第一歩。自分のどの部分をいつも否定したり、押しのけたりしているのかを、数分かけて振り返ってみるとよいでしょう。

私は自分のからだをあるがままに受け止めているか？


病気にかかったりすると自分を責めることがあるか？

自分は魅力のない人間だと思っているか？

自分の髪型が気に入らないか？

身体と顔に表れる年齢のサインを恥じているか？　体重が重すぎると思っているか？　やせすぎだと思っているか？　健康的でないか？　などと判断しているか？


自分の思考をあるがままに受け止めているか？


自分は頭が良くないと判断しているか？　ユーモアのある人間と思っているか？

楽しい人間だと思うか？

強迫観念を持つ自分を非難しているか？　同じことを繰り返すつまらない考え方をすると思っているか？

意地の悪い、批判的または淫乱な「良くない」ことを考える自分を恥ずかしいと感じるか？

自分の頭の中は思考でいっぱいで、瞑想が下手だと思うか？


自分の感情とムードをあるがままに受け止められるか？


泣いてもよいと思うか？　弱い、自信がないと感じてもよいか？

落ち込んだりうつになる自分を責めることがあるか？

嫉妬する自分が恥ずかしいか？

短気な自分を批判するか？　イライラは？　不寛容？

怒りや不安感はスピリチュアルな道を順調に進んでいないことの表れだと思うか？

自分の行動を見てダメな人間だと思うか？

自己中心だったり人を傷つけたりする自分が嫌いか？

怒ってキレることを恥に思うか？

衝動に駆られて食べすぎる自分にうんざりしているか？

タバコを吸ったりアルコールを飲み過ぎたときは？

他人より自分のことを先に考えるのは精神が未熟だからだと感じるか？

家族や友達との関係が自分のせいで理想的ではないと思っているか？

親密な関係を築けないのは自分のせいだと思っているか？

仕事で際立ったことを成し遂げていない、特別なことをしていないと自分を卑下しているか？

＊　＊　＊

どんなことを無意識に思い込んでいるかに気がつくには、自分が他人にどう見られたいか、自分のどの部分を知られたくないかを認めることで明確に見えてきます。最近、あなたがあまりよく知らないけれど尊敬している人と時間を過ごしたときのことを、思い返してみてください。

あなたはこの人に自分のどんなところを見てもらいたいと思っていますか？

（例：優しい、寛大、魅力的）

あなたは自分のどの部分をこの人から隠したいですか？

（例：自己中心的、自信がない、嫉妬心が強い）

＊　＊　＊

日常の中で時々立ち止まり「今この瞬間、私は自分をありのままに受け入れているだろうか？」と自問し、批判の気持ちを持たずに、自分の体、感情、思考、行動を自分がいかに捉えているかに意識を向けてみましょう。自分は無価値だという無意識な思い込みが意識の表面に浮き出してくるにつれて、そんな思いがあなたをコントロールする力は次第に失せていくでしょう。

Awakening from
the Trance:
The Path of
Radical Acceptance

第２章

思い込みからの目覚め：
ラディカル・アクセプタンス（受け入れる技術）の道

昨日の夜　寝ているときに
なんとも不思議な　夢をみた
ぼくの　心の中に
蜂の巣がある！
金色のハチは
過去のあやまちから
白い巣と
あまい　ハチミツを　つくっていた

アントニオ・マチャード

不思議なことに、自分をありのままに受け止めれば、
自分を変えることができるのだ。

カール・ロジャース

モヒニはワシントンDCにある国立動物園で何年も飼われていた堂々たるホワイト・タイガーでした。彼女は約三・五メートル四方の鉄の格子とコンクリートの床という典型的なライオン用の檻の中でほとんど暮らしていました。その狭い檻を落ち着きなく行ったり来たりしながら毎日を過ごしていたのです。あるとき、生物学者と園関係者の協力で彼女のための自然な生息地をつくることになりました。何エーカーもの広い敷地に丘、樹木、池、そしてさまざまな植生を作り上げ、期待と興奮でモヒニをこの新しく広大な環境に解放したのです。するとモヒニはすぐに広大な敷地の隅に逃げ込み、三・五メートル四方の面積の草が枯れ果てるまで、その隅だけを行ったり来たり歩き続けたのでした。すでに手遅れだったのです。

人生の最大の悲劇は自由になれる可能性があるのにもかかわらず、同じパターンから抜け出すことができず何年も人生を生きることではないでしょうか。自分には価値がないという思い込みの糸にもつれ、自己批判や不安感という檻に自分を閉じ込めイライラと不満に満ちた日々を送る。このモヒニのように自由と平和という生まれつきの権利が見えなくなってしまうのです。ためらいなく人を愛し、偽りのない自分として生きながらこの世の美しさを吸い込み、踊り、歌いたい……。けれど私たちは人生をつまらなくする内なる声に毎日耳を傾けてしまっているのです。宝くじで大金が当たっても、完璧なパートナーと結婚しても、自分はダメだと思っていれば目の前にある可能性を楽しむことはできません。しかし私たちはモヒニと違い、間違った信念や恐怖に囚われた自分が貴重な人生を無駄にしていると気がつくことができるのです。

檻から抜け出すにはまず、瞬間瞬間に起きている、自分と自分の人生経験**すべてを、はっきりとした意識と思いやりで受け止める**ことから始まります。すべてを受け止めるとは自分自身を傷つける行動や傷つけられるような行動を容認せよということではなく、自分のからだと心に起きていることを、コントロールしたり、批判したり、避けようとしないで、常に意識し続けるということです。**これは「今」という瞬間に起きている現実を、あるがままに受け止めるという内面の取り組みです**。哀しみや痛みに抗うことなく、誰かや何かに対しての欲望や嫌悪感を感じる自分を非難したり、それに対してすぐに反応することなく見つめるということなのです。

自分の中で何が起きているかを明確に捉え、そのプロセスを通して見える自分を優しく愛に満ちた心で受け止める、それが私のいうラディカル・アクセプタンスです。自分の経験を拒んだり、自分という人間の考えや感情を心から追い出そうとすれば、自分には価値がないという思い込みの火に、油を注ぐ孤立感と恐怖心を煽るのみ。ラディカル・アクセプタンスはこの思い込みの基盤を取り去ってくれるのです。

ラディカル・アクセプタンスは私たちの条件反射に真っ向から対立するもの。私たちは肉体的、精神的な痛みを感じるとその痛みに対する反射的な抵抗として、身体と筋肉を強張らせるだけでなく、心も強張らせてしまうのです。どこが悪いのか、いつまで続くのか、何をしたらよいのか、この痛みは自分のダメさ加減の反映ではないか……、と言う思考の海の中に自分を見失ってしまうのです。偏頭痛や腰痛という身体的な痛みは、自分の健康管理がなっていないから、食生活が悪いから、運動不足だから等の自分自身へのコメントになり得ます。痛みは、自分の肉体を信じてはいけない、必ず何か悪いことが起きるといった被害者意識を植え付けるかもしれません。心の痛みも肉体的な痛みと同様、批判と頭の中で綴る考えによって強調され、恐れや怒り、嫉妬心を持つのは自分がどこか悪い、弱いダメな人間であるからだと思ってしまうのです。

自分の考えに囚われると実際に起きている現実との接点を失ってしまいます。将来への思いにふけったり、過去を蒸し返したりして、今という瞬間を置き去りにしてしまうのです。「もっと何かしなければダメだ」「私は中途半端だから幸せになるにはもっと何かが必要だ」。こうして繰り返し唱える思考は自分の人生は現状とは異なるべきであるという思い込みを強めていくのです。

物事がうまくいっているときは、自分は成功に値しないのではないか、必ず悪いことが起きるのではないかと恐れ、大好きなアイスクリームを口にした途端に、体重を増やさず罪悪感なしでどれぐらい食べられるかを頭の中で計算しはじめる。美しい景色を見ながらカメラの電池切れを心配したり、自然の多い場所に引っ越したほうがよいと考え、瞑想しているときでさえ、気持ちよい平和で落ち着いた瞬間を経験した途端に、どうしたらこの状態を保てるかと考えはじめる……私たちの喜びは、現状維持への不安と、もっと欲しいという衝動に毒されてしまっているのです。

受け入れの翼を広げる

自分は無価値だという思い込みの渦中では、自分の内側で何が起こっているのかを的確に捉えることも、優しい気持ちにもなれません。自分がどんな人間であるかと見る目は歪んで狭くなり、心は人生に対して頑なになってしまうのです。自分で作り上げた考えを手放し、痛みと欲望を優しく包容し今という瞬間の経験に寄り添っていくことで、ラディカル・アクセプタンスの翼が広がり始めるのです。真の受け入れの二つの要素——自分の中で起こっていることをはっきりと見る。その経験を思いやりの気持ちで受け止める——はまるで大きな鳥の翼のように相互に依存しています。私たちはこの両翼で飛び立ち、自由になることができるのです。

この「明確な観察」は仏教の中ではよくマインドフルネスと呼ばれています。これは今の瞬間瞬間に、何が実際に起こっているかに気がつくことのできる意識であると言えるでしょう。例えば恐怖心をマインドフルに見るということは、今、頭の中で考えが巡っている、体が硬く震えている、逃げ出したいという思いに駆られている、とすべての経験から離れることなく、変えようとせずに気がつくこと。この注意深い意識はすべてをあるがまま受け止め、痛みがなくなってほしい、何か他のことをしていたいという願いでさえ無条件でオープンに受け止めるのです。そんな願いや考えでさえ受け止めの一部となります。マインドフルネスは実際に起きている経験に干渉しないため、人生を「あるがまま」に見ることを可能にするのです。このあるがままの経験への気づきはラディカル・アクセプタンスの本質です。**何を受け入れているのかが明確に見えない限り、その経験を正直に受け入れることは不可能だからです。**

ラディカル・アクセプタンスのもう片方の翼、思いやり（慈悲）は気がついたことに対して温かみのある思いで接することのできる私たちの力量を指します。恐れや悲しみという感情に抵抗するのではなく、それをまるで痛がる子を母親が抱くような優しさで包みこむのです。注目を浴びたい、チョコレートが食べたい、セックスがしたいという思いを批判したり、その思いに溺れてしまうことなく、その欲望そのものを気にかけ優しい心で捉えてみるのです。思いやりは自分の体験を尊重し、今という瞬間に起きているあるがままの人生と私たちの絆を深めてくれます。そして思いやりは、受け入れる気持ちを真摯で完全なものにしてくれるのです。

明確な観察と思いやりという一対の翼は切っても切れない仲。この翼は、一体となってお互いを強化し、私たちを思い込みから解放するために不可欠なものなのです。例えば恋人に振られたとしましょう。自分は無価値であるという思い込みは、相手を非難しつつも自分のどこかが悪いから振られたのだという考えに繋がります。そして激怒と心痛、悲しみと羞恥心の狭間に囚われていると感じるかもしれません。ラディカル・アクセプタンスの一対の翼は、竜巻のような無意識な条件反射の渦から私たちを解放し、バランスの取れた明確な行動や言葉を見つける手助けとなるのです。

ラディカル・アクセプタンスの過程にマインドフルネスという片方だけの翼を用いるとしましょう。すると心の痛み、怒りで赤くなる顔や、自分は被害者であるとか、一生一人ぼっちで愛のない人生を送るという自分の考えにははっきりと気がつくかもしれませんが、そんな状況に陥った自分を責めて、より一層苦しむ可能性もあります。そんなとき、思いやりの翼がマインドフルネスという翼とともに、真の癒しをもたらしてくれるのです。思いやりの心は、怒りや失望感を非難したり避けたりすることなく、私たちの心の傷を優しくソフトに受け止めることを可能にしてくれるのです。

同様にマインドフルネスは思いやりとのバランスを取ってくれます。自分を心から思いやる気持ちが自己憐憫に変わり、あんなに頑張ったのにどうしても欲しいものが手に入らなかった、などという考えが浮かんできたら、マインドフルネスを通してそのおとし穴を見極めることができるのです。

翼は一対となって「今」という瞬間の経験をあるがままに感じる助けとなります。すると次第にもっと自由な選択肢が自分の前に広がり、いかなる次のステップをとればよいかが鮮明に見えてきます。ラディカル・アクセプタンスは自分を責め、憎む無意識のクセから私たちを解放し、癒し、前進させてくれるのです。

ラディカル・アクセプタンスの基本は瞬間瞬間の経験ですが、この明確で優しい意識を、人生を形づくる考え方、感情、行動や出来事のパターン等に対して向けることも可能です。すると自分の行動の動機となる意図や、その行動が他人や自分にどのような影響を与えるかがはっきりと見えるようになるのです。仏教心理学ではこの受け止める意識と広い視野を持つことを「明確な理解（明智）」と呼びます。

例えば自分が子供に対していつもイライラしていたり、冷たく見下した態度で接していると気がついたとしましょう。そこでまずなぜそうなのかという自分の本意、そしてこの本意を探る過程の中で湧き起こる感情や思いを受け止める気持ちを持って見るのです。すると自分にストレスが溜まっていて、子供のニーズに応えることなど到底できない、自分は子供を押しのけることで「溺れそうな自分を救おうとしている」と気がつくかもしれません。この思いは、身体の中でお腹のあたりから波のように広がり、喉を絞めるような緊張感として感じるかもしれません。次に、自分の行動がどのように子供たちに影響しているかをみてみましょう。子供たちは自分と距離を置きはじめたでしょうか？　子供たちが自分のそばにいることを怖がり、無口になっているという気づきは胸に悲しみをもたらすかもしれません。自分の怒りが身体と心にどんな影響を与えているか、衝撃的に怒りをぶつけた後どんなに後味が悪く孤立感を感じるかに気がつくかもしれません。

この明確な理解（明智）によってもたらされる視野の広がりは、**自分や他人を傷つけたくない**という自分の根底に潜む本意に、必ず私たちを導いてくれます。自分が子供たちに何より伝えたいことは自分がいかに彼らを愛しているかだと気がつくかもしれません。この切望に対しても明確な理解と優しさを持って対応するのです。自分の置かれているすべての状況をラディカル・アクセプタンスで受け入れることで次第に自分の行動と心が望むことを、一致させることが可能となるのです。

思い込みの本質は拒絶感ですから、自分が思い込みで身動きが取れない状況の中でどうしてラディカル・アクセプタンスへの第一歩を踏み出せるのか、と疑問に思われるかもしれません。そんなときは私たちの根底にある仏性は、自分がいかに困惑していても全く変わらないものなのだと思い出すことで自信に繋がることでしょう。**人間の意識の本質は「気づき」、心の本質は「気遣い」なのです**。果てしない海のようにうねる人生の波を受け入れる潜在能力は既に私たちの中に備わっています。自分を疑い、海の波が高いときでも自分の本質への道を見つけ、波に飲み込まれながらも広大で研ぎ澄まされた意識を見いだすことは可能なのです。

ラディカル・アクセプタンス（受け入れる技術）の基礎は、自分が非難、抵抗感、貪欲感にいかに囚われているか、己の痛みと喜びのレベルを常にコントロールしようとしているか、自分を厳しい目で敵対視することがいかに苦しみに繋がるか、自分は人生を謳歌したいと望んでいるのだと気がつくことによって築かれていきます。自分のどこが悪いのかという考えを手放し、実際に起きていることを明確に、かつ優しい意識で触れてゆく。そうすることで空想や計画を手放し、寛大な気持ちで「今」という瞬間に起きている出来事を受け止めることができるのです。

喜びも苦しみも受け止める両翼は、この無常なる人生をあるがままに敬い大切にできる、懐の深さを私たちに与えてくれるのです。

思い込みの苦悶への直面

私はヨーガと瞑想を習いはじめた当初は、受け入れの精神がスピリチュアルな人生の中心部に位置しているのだとはわかっていませんでした。自分のことを常にダメだと思う気持ちが、自分を自由で平穏な気持ちから遠ざけていることには薄々感づいていましたが、私の精神をぼろぼろにする苦い経験を通して、ようやく長年の癖と条件付けから目覚めることになったのです。私に起きた出来事は滅多にないようなことですが、しかし私が経験した内面のドラマは非常に共感できると、多くの人が私に教えてくれました。

大学卒業後に入団したスピリチュアルなコミュニティでの生活は私が二〇代後半になる頃には既に八年が経過していました。ヨーガと瞑想のクラスを定期的に教えながら、臨床心理学の博士号を取得するために学校に通い、クライアントさんとのカウンセリングも常勤で行っていました。結果としてストレスに悩まされながら「外界」と団体生活の二つの世界の間を行き来していたのです。たまに師からは、おまえは団体生活への心構えができていないと非難されることもありました。薄く広がったような生活を続ける自分に罪悪感を抱きながらも、私にとっては両方の世界が同様に大事で、どちらかを手放すことなど考えられなかったのです。

私は何年か前に師の提案で同じスピリチュアル団体に属している男性と結婚していました。私たちは当初から子供を授かることを夢に見ていたので、私の妊娠が判明すると自分の人生がどんなに忙しいかもしばし忘れて、夢が現実になったと大喜びしたものです。セラピーの仕事から一ヶ月のお休みを取り、精神養育をするのに絶好のタイミングだろうと私たちは話し合い、その休暇中に、師が南カリフォルニアで開催するヨーガと瞑想リトリートに参加することにしたのです。

リトリート開始から二週間後、私は激しい出血に見舞われます。友人に付き添ってもらいながら訪れた近くの病院で、私の母になるという夢は流産という形で散ったのでした。赤ちゃんを失った悲嘆に暮れ、病院のベッドに横たわりながらなぜこんなことが起きたのかという疑問の念に襲われます。激しいヨーガと猛暑がからだに良くなかったのだろうか？　リトリートの宿泊施設に帰り、報告と気がかりを伝えるメッセージを師の留守番電話に残しましたが、返答はありませんでした。

その後二日間私はベッドで休養しながら嘆き、祈り続けます。三日目に、自分を奮起させるつもりで私の師が毎日行っている集会での講話を聞きに行くことにしました。家族のような存在の仲間たちに囲まれていたかったのです。

暑い砂漠の夜、何百人もの仲間たちが師の到着を待ちながら巨大なオープンテントの下に座り静かに瞑想していました。師の車が到着するのを見ると、全員が起立し信仰の歌を歌いはじめます。彼はローブを着た取り巻きたちを後ろにつけ、テントに入り、夕陽と同じ色のオレンジとピンクのクッションが用意された前方に座ります。歌は途絶え、皆着席し、丁寧に準備された食べ物が乗っているお盆からクッキーと葡萄を食べる師を静かに見つめていました。師は彼の言葉を待ちわびながら見上げている顔の海を見渡します。突然、師は私を見据えているのだと気づきビクッとしました。沈黙を破った師は、何年も前に師の教えに従う決心をした際に授かったサンスクリット語の名前で私を呼びます。立ち上がりなさい、という彼の声が私の耳に響きます。

こういった集会中に時折生徒を名指しして言葉をかけることがあったので、私を心配して声をかけてくださっているのだろうと思いました。ところが、師は何の前置きもなく厳しい声で、赤ちゃんを亡くしたのは仕事への野心が強すぎる、自己中心的なおまえのせいである、と宣言したのです。まるでお腹を蹴られたかのように内臓がねじれるようなショックを受け、凍ったように呆然と立ち尽くす私に、師は、お前はセックスがしたいだけで本当は子供など欲しくなかったのだろうと、口汚く罵り続けます。これは悪夢に違いない。私は彼から私生活に対して個人的に注意を受けたことはありましたが、こんなに卑劣なかたちで、怒りと軽蔑に満ちた非難を受けたことはありませんでした。

私は屈辱に煮えたぎりながら、腰を下ろしました。過去何年かこの師に対する自分の疑惑の念は膨らんではいたものの、この事件で彼への信用は完全に裏切られたのです。深く生々しい穴のような傷にのみ込まれるような思いと震えるからだで、バックグラウンドで長々と続く師の講話を理解することなく聞き続けました。

講話が終了し師が車で走り去ると、言葉に困りながらも数人の友人がハグしてくれました。師がこんな形で教えたのは何かスピリチュアルな理由があるからに違いない、師が間違っているわけはない、でも何かおかしい……友人たちの目は困惑に満ちていました。慰めをありがたい気持ちで受け止めながらも、私はどこかに消えてしまいたい気持ちでいっぱいでした。そんな私の頭に昔読んだ負傷した若い兵士の話がよぎります。彼は戦場から帰還したものの、裏切り者だという噂に耐えきれず、町から消え去ったのでした。足を引きずり他人からの視線と同情心を感じながら、食糧と着るものが入った小さいリュックを背負い町から去っていった兵士。そんな彼と同様に、私は屈辱感と一人になりたいという気持ちで周囲の視線を避けながら、その場から逃げ出そうとしていたのです。周囲の人たちは哀れんでいるか批判しているかのどちらかだと決めつけ、一刻も早く一人きりになりたかったのです。こんなに惨めなとき、誰が他人と一緒に居られるでしょうか?

私は涙に溢れる目でジョシュアツリー（砂漠に生える木）が輪になって生えている静かな聖域を見つけ、硬いむき出しの地面に座り何時間も泣き続けました。なぜこんなことが起きてしまったのだろう? 赤ちゃんをなくしたのは私の責任だと咎める師、彼が言うように本当に私のせいなのだろうか? いや、彼は間違っている。そう全身で感じたものの、私がこんなにも傷ついていると知りながらなぜ師は私を痛切に非難したのだろう。私が留守番電話に残したメッセージを彼の教えへの批判だと受け止めたのだろうか？

もしかして私の猜疑感を感じ取ったのかもしれない。でもなぜあんなに悪意に満ちた意地悪な言い方をしたのだろう。私は師が言うようにひどい人間なのだろうか？

恐怖と悲嘆で心は砕け、私は自分自身と世の中から完全に切り離されたように感じていました。自分は正しいスピリチュアルな道を歩んでいるのだろうか？　あんな師に何の疑いもなく献身するグループにどうしてこのまま属していられるだろう？　この道から離れたら結婚生活はどうなってしまうだろう？　スピリチュアルな家族、この生き方を失っても私は大丈夫だろうか？

周りの世界が私にのしかかってくると、お決まりの絶望感に見舞われ、師の言葉が再び私をどん底に突き落とします。自分は所詮、根本的にダメな人間なのだと私の頭の中の声がだめ押しします。私はこれまでいつも自分の価値を証明しようと生きてきました。自分がティーンエージャーの頃、夕餉の食卓で説得力のある議論を弁護士の父に褒められると、自分を誇らしく思いホッとしたことを思い出しました。自分はこのパターンを師や権威のある人たちとの人間関係に当てはめ続けてきたのだと気がつき、心が沈んだのでした。ベッドに横たわりながらジントニックを片手にミステリー小説を読む母を思い出すたび、うつ病と不安感にさいなまれた彼女の記憶が怒涛のように押し寄せます。強くしっかりした人間だと思われたい私の強い願望は、母と同じような問題を抱えていることを隠したいからなのだろうか？という疑問にも苛まれました。自分は本当に優しい人間なのだろうか？　自分は単に感謝されて、認められたいから患者さんや友人を助けるフリをしているのではないだろうか？　博士号の取得、模範的なヨーギ（ヨーガを練習する人）や「いい人」になること……。自分の努力のすべてはこの欠陥だらけで自信がない人間という物語と完璧にフィットし、自分のどこをとってみても純粋で信頼できるところはありませんでした。

私は悲痛と絶望の思いで自分が「愛する人」と名付け、幾度も助けを求めたことのある、目に見えない存在感に助けを求めました。この無条件な愛の意識は私にとって常に癒しの場だったのです。この愛に満ちた意識に溶け込もうと「大事な人よ」と呟くと、何かが起こりはじめます。自分はそれほど一人ぼっちで途方にくれてはいないと、かすかに感じはじめたのです。苦しみで煮えたぎる釜にどっぷり浸かっていた自分自身の内面と周りに、柔らかい空間が広がっていき、狭まった世界が広がっていくような感覚を覚えました。

そして私は夜通し、心の傷の痛みとこの広がり続ける解放感との間を行ったり来たりしたのです。自分を咎める声が大きくなっても、この優しい存在感を思い出せばそんな非難の声を信じることなく冷静に耳を傾けることができました。自分勝手に振る舞ったり、自分を良く見せようというふりをしたことを思い出しても、その考えに囚われずに心の痛みをあるがままに感じることができたのです。心の痛みを抵抗せず受け止めると、すべてが柔らかく滑らかになっていきました。

すると頭の中で新たな声が聞こえます。師が言うようなダメな自分でも、そんな**自分のすべてを受け止めたい**、努力と自信のなさから「エゴに囚われて」いても、自分を温かく敬いたい、もう自分を咎めるのはやめたい。自己中心的で批判的な面もすべて無条件に受け止めたい。絶え間ない自己監視と自己批判にストップをかけたかったのです。

まるで自分自身をあやすように「あるがままの自分を受け止め、愛せますように」という祈りを自然に呟いている自分がいました。自分の内側に打ち寄せる人生の波すべて、そして「お前はダメだ」という声さえ、否定する必要のない自分の一部であり、この偽りのない深い思いやりを汚すことはなかったのです。

ラディカル・アクセプタンスへの道を切り開く苦しみ

ある年、母はニューヨーク州にある女子大学バーナードカレッジの卒業生として、生涯の功績が認められ、その年に卒業する後輩たちに贈るスピーチをすることになりました。七五歳の誕生日を目前に控えたある日、インタビュー係の生徒さんから母宛ての電話がかかってきました。この若いリポーターは、母が率いるアルコール依存症に苦しむ人たちへの援助をする大きな非営利団体活動に対する賛辞の念から話を始めました。母は後に皮肉な口調で「その子に『この分野で仕事をするきっかけはなんでしたか?』と聞かれたわ」と私に言いました。「真面目そうなその子に『バーバラ、わたし酔っ払って転がり込んだのよ』と言ってやったわ」

母は私が小さい頃、アルコールで感情の痛みを麻痺させながら過ごしていた時期がありました。募る不安感と惨めさの中で彼女は、人生の意味と生きがいを家族への愛のみに見出していたのです。しかし私が一六歳になる頃には母の周りの人たちすべてが彼女の飲酒グセを心配しているという事実を無視し続けることができなくなります。否定したり、陰でこっそり飲み続けたり、他人をちやほやしたりする言い訳が通用しなくなり、彼女の人生はドン底に陥り、手に負えない状態となったのです。

アルコール依存症の問題を援助する団体、アルコホーリクス・アノニマス（ＡＡ）の一二ステッププログラムは「底打ち体験」をターニングポイントとして依存からの回復が始まるのだと教えます。母はＡＡのサポートを通して、アルコール依存症という病気を患っていることを認め、それに対処することができました。自分に対する羞恥心や自信のなさという苦しみに直面し、それを受け入れることで、人生の意味を再発見していったのです。長年におよぶ回復の道中で、彼女の中でいまだに息づく「存在感の薄い、目立たない幼い女の子」というアイデンティティを超えていったのです。そして彼女は他人との信頼関係は他人を喜ばせようとする彼女の努力のみで成り立つものではないということを理解したのでした。今の彼女の仕事や人間関係は、他人を本気で心の底から思いやる気持ちに基づいていますが、彼女が長年の思い込みから目覚めるにはまず、自分の心の痛みを避けずに受け入れなければなりませんでした。

詩人のルーミーは心の傷と目覚めの関係を明確に見極め「包帯の巻いてある傷から、目をそらしてはならない。そこから心に光がさすのだから」という言葉を残しました。私たちは自分の心の傷を否定したり避けることなく直面することで、人間のもろさに対して優しい気持ちになり、この意識こそが心に叡智と思いやりの光を注ぐのです。

人生における辛い経験はこうして私たちの心を開き、物事の本質を見抜くスピリチュアルな洞察に繋がるチャンスとなり得るのです。人生においてすべてがうまくいかない時期を経験していない人はほとんどいません。こんなときは静かな湾に停泊させておいたボートが荒海にさまようかのように、今までの生き方のすべてを疑問に思うことでしょう。しかし台風がおさまるにつれて、台風一過の雲ひとつない青空のように人生を新しい目で見ることができるのです。

私は年月を重ねるに連れ、あの砂漠での出来事を師の裏切りと捉えず、自分がいかに自分自身を裏切っていたかに気がつく格好のチャンスだったのだと見なすようになりました。私の普段の自己防衛の策略は、あの師の攻撃によって破壊され、私はどん底に陥りました。そして耐え難い痛みへと落ちることで、長年信じ続けてきた自分の価値のなさに対する苦しみが露わになったのです。この思い込みの根っこは、「自分は不完全な人間である」という恐れであり、私はそんな自分の価値を証明しようと長年無駄に時間を費やしてきていたのです。私はホワイト・タイガーのモヒニのように自分の頭の中で作り上げた檻の中で人生を謳歌できないまま生きていました。自分の感情や欠点を認める怖さをすべて受け入れることが唯一の自由への道となったのです。包帯の巻いてある傷口に注意を払うことで（避け続けてきた痛みを受け止めることで）私は自分自身と人生を信頼しはじめたのでした。

ラディカル・アクセプタンスへのありがちな誤解

ラディカル・アクセプタンスの、「あるがままにすべてを受け入れる」というアイディアは、問題を受け止めず知らぬふりをする現代の風潮とは、全く逆をいくアイディアですから、理解し難いかもしれません。「ラディカル・アクセプタンスの訓練をしているのだから仕事を放ったらかしたり、家庭の中で感じの悪い無神経なことをしても非難しないでくれ」というように自分を甘やかしたり諦めたりする態度のように聞こえるかもしれません。あるいは、よくない行動を鵜呑みにする言い訳にすぎないのではと思われるかもしれません。ラディカル・アクセプタンスは非常にパワフルな練習ですので、誤解のないように、コンセプトをより詳しく見ていきたいと思います。

ラディカル・アクセプタンスは諦めではない。ラディカル・アクセプタンスの最大の誤解は、自分をありのままに受け入れてしまえば、人間として成長し変化し続ける動機を失ってしまうのではないかということです。受け入れは「私はこういう人間だから、嫌だったら付き合わないでいいよ」というふうに、よくない癖への開き直りではないかと誤解される恐れもあります。もしくは向上心があっても「自分はこうだし一生変わらない」と諦める等、「どこかダメな自分」から成長するのを完全に諦めることを勧める方法だと見なされるかもしれません。しかし心理学者のカール・ロジャースの「自分をありのままに受け入れることでしか、自分を変えることができないのは不思議な矛盾だ」という名言からもわかるように、私たちの最も深い部分に眠る本来の力は、思い込みから目覚め、花開く力です。自分が体験していることに対してラディカル・アクセプタンスで向き合えば、抜本的で長続きする真の変化に繋がることを私は幾度も目の当たりにしてきました。この本には一見すると手に負えないような状況や、深く根付いた癖がラディカル・アクセプタンスによってどのように変化していくのかという例を多数挙げてあります。

ラディカル・アクセプタンスは自分の限界をもって自分を定義することでも、人生に背を向ける言い訳でもない。例えばあなたは、本当にやりたい仕事があっても資格や経験を持っていないからと、自分を説得しその仕事に応募することすらしないかもしれません。今まで恋愛関係で一度もうまくいったことがないからきっと自分は恋愛に向いてないのだと決めつけて、独身生活を選び続けるかも知れません。確かにこうした自己評価に何らかの真実はあるかもしれませんが、ラディカル・アクセプタンスとは、不安感と思い込みで人生を限ることではなく、自己能力と自己の限界を明確かつ優しい心を持って見極めるということなのです。

身体の障害をとってみても同様です。交通事故で下半身麻痺になり一生歩けないと通告されたら、それを受け入れて諦めるしかないのでしょうか？　幸せで満足のゆく人生を歩む可能性を諦めなければならないのでしょうか？　ラディカル・アクセプタンスとは自分の足で歩く自由を失った悲劇を無視しろということではありません。むしろ自分の感情と反応をしっかりと尊重しつつ、自分の体の限界が仕事、性生活、子育て、日々の生活にどんな影響をおよぼすかを正直に査定するのです。しかしラディカル・アクセプタンスは人間には無限の可能性と果てしない想像力があるのだという大変重要な事実を思い出させてくれる力もあります。これからの人生がどう変化していくかわからないという現実を受け止めることで、希望に心を開き、活力と強い意志をもって人生を進んでいくことができるのです。乗馬の事故で首から下が麻痺した俳優のクリストファー・リーブのように、「治療に専念しつつも」豊かな人間関係を維持し、どんな経験からも学習し、成長しようと全身全霊で立ち向かうことができるのです。実際リーブ氏はこの努力のおかげで脊髄損傷者には不可能だと言われ続けてきたレベルの回復を見せました。実際に起きていることをラディカル・アクセプタンスで明確に、優しく受け止めれば、どんな環境においても想像力を屈指して自由に生き、愛することができるのだと発見できるのです。

ラディカル・アクセプタンスは身勝手とは違う。ラディカル・アクセプタンスは「私はこの強い性欲や欲望を満たすことで、受け止める」という意味ではありません。欲求を否定したり抑圧しないことは大切ですが、同時に欲望の裏に潜む動機や自分の行動がどのような影響を与えるかに、しっかりと気がつくことも大変重要です。例えばあなたがニコチン依存症だとしましょう。ラディカル・アクセプタンスはタバコが吸いたいと思う度に吸ってもよい、という許可ではありません。「もう一本だけ」という気持ちの根底にある渇望と緊張感を明確に思いやりの気持ちで見つめることなのです。タバコはストレス解消になると自分を確信させている思い込みに気づき、身体の落ち着きのなさ、口に蔓延するタバコの味の記憶も受け入れる。タバコの箱にある警告サインを無視することなく、喫煙は体に悪いと認める。あえてもう一本吸うのであれば、言い訳や罪悪感に身を浸さずそんな気持ちに気がつきマインドフルに受け入れる。喫煙のプロセスを、ラディカル・アクセプタンスを通して気づきと優しさで捉えることによって、より賢明な選択肢が生まれるのです。

ラディカル・アクセプタンスはあなたを受け身にすることはない。環境活動家の友人は、環境の悪化を受け止めてしまっては改善する活動を続けられない、と最近私に言いました。夫から身体的虐待を受けたセラピーの患者さんは、夫の行動を**受け止めてしまえば**、自分への尊厳がなくなると言いました。生徒さんはよく私にこう挑戦してきます。ラディカル・アクセプタンスはヒトラーの大虐殺や人種差別、戦争、飢餓の存在を単に受け止めることではないのか？

ラディカル・アクセプタンスは世の中の苦しみに背を向けることではないのか？　と。残虐行為に憤慨したり、環境汚染の酷さに失望感を覚えれば、当然自分は何かしなければという気持ちに突き動かされるでしょう。自分や他人の行動が他人を傷つけているのであれば、変えよう、変わろうと思うのも当然なことです。この胸を突き動かす強い思いは私たちをスピリチュアルな道に導いたり、癒しを求めたり、どの政党を後押しするかの選択、貴重な時間を誰と過ごすか、どのようなプロジェクトに取り組むかや、子育ての方針などに影響をおよぼすことでしょう。しかし、結果への執着や失敗の恐れからとる行動と、ラディカル・アクセプタンスからとる行動や決断には違いがあるのです。

ラディカル・アクセプタンスは、自分が今という瞬間に体験していることへの気づきを、賢明な行動への第一歩とします。反射的な行動を取る前に、地球環境汚染への悲しみ、野生生物の喪失に対する怒り、理不尽に扱われたことに対する恥、他人にどう思われているかへの不安感、自分の無神経さに対する罪悪感をしっかりと感じ、受け止めるのです。どんな状況下にあっても、今自分が実際に経験していることに気づくことが、ラディカル・アクセプタンスの根本的なベースなのです。そしてこのベースの中で私たちは健全な行動への基盤となる純粋な気づきと思いやりを育んでゆくのです。

迫害、失脚、投獄された上に粗野な扱いを受けたインドのガンディー、ミャンマーのアウンサンスーチー、南アフリカのネルソン・マンデラ等、沢山の畏敬される社会活動家たちはラディカル・アクセプタンスを活動の基本としました。彼らは怒りに任せた条件反射が、いかにさらなる苦しみに繋がる可能性があるかを明確に理解し、他人への福祉という志をマインドフルに保ち続けたのです。自らの困難を否定したり、それに反応したりせずに受け止めた結果、彼らは自己憐憫や恨みを持たずに平和と正義への道を勝ち取ったのでした。その他にも多数の人々がラディカル・アクセプタンスのパワーを中心としたモデルを用いて、苦難に立ち向かっているのです。

ラディカル・アクセプタンスは「自我」を認めることではない。仏教を習っている生徒さんたちに自己の受け止めや自分を愛するという話をすると、このコンセプトは仏教における「アナッター＝無我」とどう関係があるのか、という質問をたまに受けます。自分を受け入れるというアイディアは「自我」があるという間違った考えを認めることになるのではないか、と。「自分」という意識は、行動を起こす「自分」、傷つく「自分」、人生をコントロールする「自分」という、単なるメンタルな概念にすぎないとブッダは説きました。「自分を受け止める」とは「ダメな自分」「良い自分」という「考え」を受け止めよ、ということではありません。精神と五感を通して「自分」が差し迫って感じている経験を受け止めよ、ということなのです。欲望や恐れ、評価や計画し続ける馴染み深い私たちの思考は個人特有のものではなく、人生という流れの一部なのだと認識できれば、自分は不完全で劣った存在であるという思考と一体化するという落とし穴に陥ることはないのです。

私は生徒さんたちにラディカル・アクセプタンス（Radical Acceptance）の「radical」はラテン語の「radix」、「根に帰る、基本に戻る」という言葉から由来しているのだとよくお話しします。ラディカル・アクセプタンスは私たちの根っこ、本質、そして源へ導いてくれます。無条件に優しく今を意識しながら生きれば、自分は無価値で孤独であるという思い込みは消え去ってゆくのです。波のように立っては消えてゆく感情や思考を受け止めることで、私たちの本来の姿は限りない海のように広がる愛と目覚めであると気がつくことでしょう。

ブッダの歩んだ道：ラディカル・アクセプタンスという自由の発見

心理学者カール・ユングは**完璧**を探し求め階段を登り続けるという伝統的な考え方と違い、スピリチュアルな道とは自己の**完全性**を紐解いてゆくものだと述べます。感情の波を制覇し、生まれつき不純な自分を消し去るのではなく、完璧からは程遠く、厄介であると同時にミステリアスで活気に満ちた人生を、正面からありのまま受け止めるのです。無条件で受け止める態度を育てていくことで、愚かで不十分な自分を批判と疑いの目で見るという自分自身との闘いに終止符を打ち、偽りなく生き生きと自由に人生を生きる術を学ぶのです。

私は砂漠の聖地の中で経験した包容感のおかげで、劇的に自分自身への信頼感を深めることができましたが、この経験が自分の一部となるまでには時間がかかりました。あの事件後、東海岸にある「実家」のアシュラムに戻った私は、幾分物事がより明確に見えるようになったと感じたものの、この集団生活に終止符を打つにはそれから約二年もかかったのでした。メンバーである男性、女性、子供たちは私の家族同様で、このコミュニティから去るということはこの大事な繋がりを失うことだったからです。

アシュラムとの関わりから次第に身を引いてゆくと、そこでの生活がいかに完璧主義傾向にあり、欠点を隠そうとする自分の性格を確固としたものにしてきたかがますます明確に見えてきました。自分を疑う気持ちが少なくなったために、以前は認めたくなかったこのコミュニティの根本的な問題を、見て見ぬふりをすることもできなくなりました。私は既にこの組織生活に失望していた夫とともに、遂に脱退する決意を固めたのでした。師に脱退の報告をすると、彼の教えとこのスピリチュアルな道から離れれば私は生涯不妊症に見舞われるであろう、と警告を受けたのです。ところが運命のいたずらでしょう、脱退を決めた数日後に私の再妊娠が発覚したのでした。息子ナラヤンの誕生を幸せな気持ちで待ちわび、脱退への決意を疑うことは一度もなかったものの、大家族を失ったような寂しさは私の心の中に何年も残ったのでした。

今思えばブッダの教えがなぜこの苦難に満ちた変化の時期を支えてくれたかがよくわかります。アシュラムへの興味を失っていった私はさまざまなスピリチュアリティの本を読みはじめ、特に仏教に惹かれていました。そしてブッダの時代に使われていたパーリ語で「あるがままに見る（明確に見る）」という意味のヴィパッサナーと呼ばれるマインドフル瞑想を試しはじめたのでした。その教えは自分の抱えていた苦しみを認め、その苦しみから目覚める道を示してくれたのです。

アシュラムでの瞑想は、呼吸やサンスクリットのフレーズを唱えながら集中し、平穏でエネルギーに満ちた歓喜の気持ちを啓発するのが目的でした。確かに効果的な練習ではありましたが、この瞑想法は自分の感情が非常に揺らいでいるときは一時しのぎでしかないと感じたのでした。自分の内側で感じていることをあるがままに認めるというよりも、それを操り、コントロールしようとしていたのです。一方、仏教のマインドフルネス瞑想はこの常に変化する気持ち、体験の流れをオープンに見つめ、それが自分の中を通り過ぎてゆくのを見守ればよいのだと教えてくれたのでした。辛辣な自己批判が浮かんできても、これは単に過ぎ去ってゆく思考なのだと理解できたのです。自己批判は根強く私につきまといましたが、**この思考は真実ではないという気づきは驚くほど解放的でした**。

慈愛と思いやりの瞑想は私が自信を失ったり寂しい想いから抜け出せないとき、あの砂漠の聖域で経験したなんとも温かく優しい気持ちを呼び起こしてくれました。私は心の痛みを取り除く努力をやめ、自分の苦しみへの気遣いを学びはじめたのです。これらの瞑想は練習を始めた当初から、自分の真の姿であろう、愛に満ち広々とした受け止めの意識へと、私を導いたのでした。

数年間一人で瞑想を続けた後、マサチューセッツ州にあるインサイト・メディテーション・ソサエティで初の沈黙瞑想リトリートに参加することにしました。そこで私は自分の心のふるさとに帰ってきたのだと直感したのでした。ある夜の講話の終わりに聞いた講師の言葉が未だに深く胸に刻み込まれています。それは私が長年苦しんできた苦しみの中核を突く言葉でした。その言葉とは、**受け入れの境界線は、苦しみからの解放の境界線と同じである**というものでした。その後の沈黙の間、自分が人生をどれだけ保守的に生きてきたかという思いが私の頭をよぎります。自分とは違う人たち、怖そうな人たち、私への要求ばかりが強い人たち、その人たちすべてを心から締め出すために自分が築き上げた精神的な壁、自分の身体の不快感や恐怖感、孤独感への嫌悪にも気がつきました。他人を傷つけ、批判し、執着し利己的である自分への情け容赦ない態度、それらすべてでも見えたのでした。

講師とほとんどの生徒さんたちが瞑想ホールを後にする中、私はこの平安な静けさの中に身を置いていました。境界線をすべてなくして人生をありのままに生きるとはどういうことなのか理解したかったのです。リラックスしながら心を開くと、私の心と頭は自分のすべての痛みや欠点への切ない思いでいっぱいになりました。些細な自己批判から羞恥心の苦痛に至るまで、あらゆる人生との討論が、いかに真のふるさとである愛と気づきの意識から自分を遠ざけているかに気がついたのです。

それ以来幾度も、特に緊張感や自己批判をしているとき、私は立ち止まり**「人生を受け入れれば、この瞬間をあるがままに受け入れればどうなるだろう?」**と自問し続けてきました。頭の中でどんな思考が再生されていても、あるがままの経験を受け入れようという志は自分の意識を深め、心を和らげてくれるのです。自分の中を通り過ぎてゆく波をより親密に理解することによって、頭の中の声は小さくなり、体の緊張感は和らいでいきます。初心に戻り人生をあるがままに受け止める度に、あの生き生きとした**「帰ってきた」**という気持ちを経験し、常に変化する感覚の流れに再び身をまかせることができるのです。この「あるがままにする」という行為は、人生という奇跡を謳歌する入り口なのです。作家のストーム・ジェイムソンはこう言います。

「いま、この瞬間にあなたに寄り添っている世界のみが唯一の世界だ。あなたが生きているのは、いまこの一分だけ。唯一の生きる道は、毎分を、繰り返すことのできない奇跡として受け入れることだ」

ラディカル・アクセプタンスは誰でも習得することができます。明確な認識力と、思いやりの態度は私たちが生まれ持った両翼なのです。しかし思い込みに囚われやすい私たちの心と精神を目覚めさせるには、真摯な決意と効果的な練習を積み重ねていくことが必要です。この本の中にある教えと瞑想は、真の平和と自由を求め続けてきた人たちを何世紀にも渡り導いてきた、偉大なる精神的な遺産の一部なのです。ラディカル・アクセプタンスという聖なる道は、自分を完璧にしようとする努力の道ではなく、自分を愛するすべを完璧にする道のりなのです。

実践

ヴィパッサナー瞑想（マインドフルネス）

―ガイド瞑想―

仏教ではマインドフルネスを開拓する練習をヴィパッサナーと呼びます。ブッダが生きていた時代に使われていた言語、パーリ語で「明確に見る」「洞察」という意味があります。簡単な練習方法を次に説明していきます。慣れるまでご自分でこのガイドを録音するか、誰かに読んでもらうとよいでしょう。

＊＊＊

まず背筋が伸びている状態で、かつ硬すぎず、リラックスした姿勢で集中感を促すように座ります。目を閉じて両手を休めます。体全体を意識的にスキャンしながら、明らかに緊張していると感じる部分をほぐしていきましょう。

私たちはすぐ思考に囚われる傾向があるのでヴィパッサナーは呼吸に集中を向けることから始まります。呼吸を錨（アンカー）としてそれに意識を集中させることで、心を落ち着け、自分の中で常に変化していく生命の流れを感じることができるでしょう。

何度か、大きく、深呼吸し、そして自然な呼吸に戻しましょう。自分の呼吸が体のどこで一番感じやすいかに気がついてみましょう。鼻から出たり入ったりする空気、または呼吸を鼻腔や唇の上に感じるかもしれません。それとも呼吸するたびにふくらんだり、縮んだりする、胸やお腹の動きから呼吸を感じるかもしれません。体の中で一番呼吸を感じることができる場所、どれかひとつに注意を払いましょう。

呼吸をコントロールしたり、呼吸に囚われたり、こだわったりする必要はありません。「正しい呼吸法」というものはありません。リラックスした意識で、呼吸がどのように体の中で変化していくか、体感してみましょう。

すると自分の意識が、自然に思考に移行していくことに気がつくでしょう。思考は敵ではありませんし、瞑想中に頭を空っぽにする必要もありません。雑念や思考を認識しながら、それに囚われないようになる練習をしているのです。思考に気がついたら頭の中で優しく、「考えてる、考えてる」とメモし、評価せず、再び呼吸に優しく意識を戻してみましょう。呼吸をホームベースとして、今ここにいる自分を感じてみましょう。車が通る音、寒さ、暖かさ、空腹感などに気がつくかもしれませんが、今という瞬間から意識をそらさずに、それらを背景で起こっていることとしてとらえてみましょう。

何か強い感覚に意識が囚われるようでしたら、呼吸の代わりに、その感覚自体をマインドフルネスの対象としてしてみましょう。熱や悪寒、うずき、痛み、よじれ、さしこみ、など色々な感覚を体に感じるかもしれません。柔らかく、広々とした意識で、感覚をあるがままに感じてみましょう。気持ちよい感覚ですか？それとも不愉快な感覚ですか？ その感覚に集中するに従って、感覚は強くなりますか？ それとも消えてゆきますか？ 感覚の変化に気がついてみましょう。感覚が弱まってきたら、再び、呼吸のマインドフルネスに戻してみましょう。不快感が強すぎて、バランスよく穏やかに意識を集中できない場合は、その感覚から離れて再び呼吸に集中してみましょう。

同じように、恐怖感、悲しみ、幸福感、興奮、悲嘆などの強い感情にマインドフルな意識を向けることもできます。一つひとつの感情を優しく、澄んだ意識で、囚われることなく、押しやることなく、見つめてみましょう。この感情は自分の体の中でどのように感じますか？ どこに一番強く感じますか？ 動いていますか、止まっていますか？　どんな大きさですか？　気持ちが落ち着かなく、鮮明ですか？　反復して、ぼんやりしていますか？　心は硬く感じますか？　それとも解放感がありますか？　こうして注意を向けることで感情はどう変化しますか？　強くなったり弱くなったりしますか？　それとも完全に違う感情に変わっていきますか？　怒りから悲しみへ変化しますか？　幸せから平和な気持ちへ変化しますか？　感情に囚われることがなくなったら、再び意識を呼吸に戻しましょう。感情が強すぎて圧倒されてしまいそうだったり、どこに意識を向けてよいかわからない場合は、リラックスして呼吸に意識を戻しましょう。

＊＊＊

マインドフルネスの練習中に起こる感覚、感情や思考は、特に重要ではありません。心を落ち着けて、いかなる経験にも意識を向けるのだという意欲こそが、ラディカル・アクセプタンスの種を植えることとなるのです。ときが経つにつれて瞑想中であれ、日常の生活の中であれ、通り過ぎてゆく経験に対して明確かつ優しい気持ちで接する能力が備わってゆくでしょう。

The Sacred Pause:
Resting Under
the Bodhi Tree

第3章

聖なる「間」：菩提樹の下で休む

もう充分　たくさんの
コトバは　いらない
コトバはなくても
このいぶきだけで　いい
いぶきがなくても
すわっているだけで　いい
いままで
拒み続けてきた　この人生を
なんども　なんども
受け止め続ける
いままで

デイヴィッド・ホワイト

一九五〇年代、アメリカ空軍のトップパイロットたちは、生死をかけて前人未到の高度での飛行を試みるという任務を与えられました。地球の大気を離れれば離れるほど、通常の空気力学は通用しないという実に恐ろしい事実が判明。作家のトム・ウルフは「飛行機はまるでツルツルの板の上を茶碗がクルクルと滑るように回転しながら急速に落下していった」とその様子を『ザ・ライト・スタッフ』の中で綴りました。

この問題に直面した初期のパイロットたちは、飛行機を安定させようと命がけで軌道修正を重ねます。しかし必死に問題を解決しようとすればするほど、飛行機はコントロールを失い、彼らは「どうしたらいいんだ！」と地上管制に叫びながら死に向かって墜落していったのです。

同様の悲劇が幾度か繰り返された後、チャック・イエーガーというパイロットが思いもよらない解決法を発見します。イエーガーの飛行機がコントロールを失いはじめると、操縦席にいた彼はその激しい揺れで頭部を強打してコックピット内で気絶してしまったのです。無意識のまま地上に向かって墜落していくイエーガー。一一キロほど落下したところで飛行機は通常のナビゲーションができる地球の大気圏に突入、そこでイエーガーは意識を取り戻し、飛行機を安定させ無事に着陸させることができたのでした。こうして彼は操縦桿から手を離し**何もしない**という、窮地から脱する唯一の解決方法を見出したのです。この解決法はウルフがいうように「唯一の選択肢」で、長年の訓練や生存本能に完全に相反する解決法でしたが、見事に成功したのです。

私たちの人生においてもコントロール不可能で、いままでの策略が全く効かない状況に直面する機会は幾度もあります。そんなときは誰もが取り乱し、必死に状況をコントロールしようとするものです。子供の成績が急に下がったため、その子供を脅し続けて成績の向上を図ったり、誰かにきつい言葉を言われとっさに言い返したり、自分の殻に引きこもったり。仕事場でのミスを必死に隠したり埋め合わせしようとする。感情的になりそうな論争の場で何を言うか、ヤキモキしながら頭の中でリハーサルし戦略を練る。失敗を怖れれば怖れるほど、心と身体は錯乱状態に陥り、考え事や心配事をしたり、お喋りしたり、何かを直してみたり、引っ掻いたり、調整したり、電話したり、おやつを食べたり、捨てたり、買ったり、鏡を見たり……日々絶え間なく色々なことで毎日を埋めようとするのです。

しかしこんな多忙の渦中で意図的に操縦桿から手を離したらどうなるでしょう？　チャック・イエーガーは気絶することで、コントロールしようという強迫観念を一時的に遮断することができました。もし、私たちが慌ただしく動き続けることや頭をいっぱいにすることを意図的にストップし、ほんの数分でも自分の内側に起きていることに意識を向けたら、どうなるでしょう？

ラディカル・アクセプタンスへの第一歩は、意識して「間」を取ることを習うこと。「間」は活動を停止して、一時的にゴールへ突き進むのをやめ、取り乱すパイロットたちのように「次に何をしたらいいんだ？」と考え続けるのをやめることです。この「間」はほとんどの活動中に取れますし、一瞬でも数時間でも、もしくは人生の節目の間中、ずっと続くこともあります。現在の活動を一時中断して座って瞑想してもよいでしょう。瞑想の最中にも、考えに囚われている自分にふと気がつき、意識を呼吸に戻すこともできます。日常生活から離れて休暇を取ったり、自然の中で過ごしたり、長期有給休暇を取ったり、誰かの話を聞いているときに、次に自分が何を言うかを頭の中で考えるのをやめて、真摯に相手の話を聞くこともできるのです。感動したり嬉しかったり悲しかったりするときに、その感情を心に染み込ませてみる……。「間」を取るとは、考えたり、歩いたり、予定を立てたり、心配したり、食べたりといった活動とからだをストップし、意識のすべてを今という瞬間に向けることなのです。今、試してみましょう。この本を読むのをやめて、「何もしない」で、単に座り、今何を感じているかに意識を向けてみてください。

「間」は本来永久に続くものではありません。間を取った後、よりはっきりとした自己意識で物事を選択する能力を高めて、活動を再開するのです。例えば、チョコレートを食べようとする直前に「間」を置いてみるとしましょう。すると、甘い味に対する興奮や期待感、その背景で感じる罪悪感に気がつくかもしれません。「間」を取った後、チョコレートをじっくりと味わって食べることもできますし、食べるのをやめてジョギングに行こうと決めるかもしれません。「間」の最中には、次に何が起きるかはわかりません。しかし欲求や恐れへの条件反射にほんの一瞬でもブレーキをかけることができれば、「間」を取る前には思いもつかなかったような新しい独創的な反応を選択できる可能性が生まれるのです。

もちろん、間をおくのに適切でない状況もあります。交通量の多い道に子供が飛び出そうとしたら、間をおく暇などありません。誰かが殴りかかってきたら、立ち尽くしその瞬間を味わっていることなどできません――とっさに自分を守る術を見いだすでしょう。飛行機に乗り遅れそうなときは、早足で搭乗口へと向かうでしょう。しかし毎日、追い立てられるように人生を生きたり、常に物事をコントロールしようとする行動のほとんどは、何か悪いことが起きるのではないか、何か足りないのではないか、という漠然とした不安感から生まれるもので、生き残りへの助けにはなりませんし、まして健全な行動の基盤にはなり得ません。死へとまっしぐらに落ちていったパイロットたちのように、実際に生死に関わる恐怖感に見舞われるような状況下においても、生き残ろうと必死になってとっさに取る行動は、大抵賢明な行動ではありませんし、無駄に終わることが多いのです。

操縦桿から手を離して「間」を取るということは、自分の動因である欲望と恐れに、はっきりと気がつく機会を作ること。普段は無意識に考えている「何か足りない、間違っているという」思いが、どれだけ自分の将来への行動に影響を与えているかに、「間」を取っている最中に気がつくのです。すると自分に起こることを常にコントロールしようと無駄な努力を続けるか、それとも自分の脆さをラディカル・アクセプタンスの叡智で受け止めるかという、基本的な反応に対しての選択肢が出てくるのです。

私は砂漠の聖地で経験した「間」の中で、自分がいかに思い込みと苦しみにどっぷりと浸かっているかを理解しはじめました。あの場ですぐに次の行動に移らずに時間を取ったことで、長年避け続けてきた自分の恐れと恥に直面できたのです。実際、間を取り、苦しんでいる気持ちをあるがままに受け止めることでしか、思い込みの支配力から解放されることはなかったでしょう。

今は「間」を取っている場合ではないというときこそ、大抵の場合、「間」が一番必要な瞬間なのです。怒りの頂点にいるとき、悲しみや欲望に潰されそうなときは、立ち止まり「間」を取ろうという気持ちにはとてもなれないことでしょう。高高度の飛行中に操縦桿から手を離すのは、自分が求める結果や本能と相反する行動に見えることでしょう。間を置くことはまるで自分が宇宙を真っ逆さまに落下して何が起きるかわからないような感覚と似ているかもしれません。怒りや悲しみ、欲望にのみ込まれてしまうのでは、と不安になるかもしれません。しかし実際に今起きていることを感じなければ、ラディカル・アクセプタンスに到達するのは不可能なのです。

禅の師で執筆家でもあるシャーロット・浄光・ベックはスピリチュアルな生き方の「秘訣」とは「……一生をかけて隠れてきた場所に戻り、屈辱感や敗北感、見捨てられた、不公平だという気持ちがあっても、その『今』という瞬間に体が感じていることに意識を置きつづけ、そこに留まることである」と言います。**聖なる「間」を取るワザを通し、隠れたり、自分の経験から逃げることにストップをかける能力を鍛えるのです。**そして自分は生まれ持った知性、賢明な心、いかなる経験にも心を開く力を備えているのだと信じはじめるのです。「間」という空間の中でまるで夢から目を覚ますように私たちの思い込みは消え去り、ラディカル・アクセプタンスが可能となるのです。

逃避は思い込みを一層強くする

自分の影を恐れて逃げようとした男の伝統的な民話があります。男は、影を置き去りにできれば自分に幸せが訪れると信じきっていました。しかしどんなに速く走っても影がついてくることに悩み、より速く、遠くへと走り続けたのでした。そんな彼はある日ついに疲労でばたりと倒れて死んでしまいます。日陰を見つけて腰を休めていれば、彼の影は消え去ったことでしょう。

私たちの個人的な影は、自分が受け入れられない部分です。私たちは若いうちから、どの人格には価値があり、どれが良くないかを家族や社会のルールを通して習います。誰しも人から愛されたい、受け入れられたいという気持ちがあるので、他人に魅力的に映るような人格をまとい社会の一員となっていくのです。しかし怒りや欲求、恐れという「タブー」とされる感情がどこかで顔を出す度に、周りにいる大事な人から軽く叱られたり、無視されたり、トラウマを受けるほど拒絶されたりと、あるレベルで皆傷つき押しのけられるのです。

自分の中には他人から嫌がられる感情が存在するのだという、ごく当たり前な事実を無視し続けることによって、この影は心の奥でパワーを蓄えていきます。子供の頃のような純粋な喜びを葬り、忘れさり、からだがガチガチになるまで怒りを無視し続ける。そして不安感を、絶え間ない自己批判と自責で覆う。影の根には自分をダメだと思う気持ちから生じる羞恥感があるのです。

欠陥だらけで他人から愛される資格はないという思いが深ければ深いほど、私たちは自分の影から逃げようと必死になります。**しかし自分が恐れることから逃げようとすればするほど、内なる影は一層力を増していくのです。**自分の一部を否定するのは、自分は価値のない人間である、という信念を再確認するようなもの。「こんなに怒ってはダメだ」という思いの奥には「怒る自分はダメな自分」という思いが潜んでいるのです。自分のダメだと思う部分から逃げ出そうとするのは、流砂から逃れようとする努力に似ていて、もがけばもがくほどどんどん沈んでいきます。自分の影の部分を避けようとする行為こそが、不十分で恐れている自分というアイデンティティを固めていくのです。

ローラは私の心理セラピーのクライアントさんとして訪ねて来ました。自分の影から隠れようとする彼女の癖は、結婚生活を破綻寸前に追い込んでいたのです。彼女は夫のフィル曰く「僕の些細な間違いでぶっ飛ぶ地雷」のような存在になっていたのです。フィルは出会った当初は繊細さとドラマチックさを兼ね備えたローラの性格に惹かれていました。看護師として働くローラの患者さんたちのように、彼の幸せを気にかけ、癒しを醸し出す彼女に愛情を持ったのです。そしてローラは楽しく頭の切れるフィルに惹かれました。ところが彼女は結婚数ヶ月後から、頭の切れるフィルの皮肉は自分への侮辱だと感じるようになったのでした。彼がローラの運転の仕方、食器の片付け方に口を出す度に彼女は傷つき、屈辱を覚え、自分はなぜこんなにお粗末な人間なのだろうと落ち込むのでした。フィルからの批判は彼女の中で怒りとしてたまり、激怒となって突如爆発、自分の恥を認められない彼女の防御反応は主にフィルに対する怒りとして表れていたのです。

そんな彼らの結婚生活から愛情は消え失せ、お互いに話すこともままならなくなったフィルとローラ。弁護士という仕事柄フィルは論争に長けていて、すべての責任はローラにあるように話を持っていくのでした。彼が自分自身を弁護する度にローラは声を荒げてその場から撤退する、というパターンだったのです。私を訪ねてくる頃には彼女は「彼は

『ミスター冷静者』だから話し会う意味はない、どうせいつも私が悪者になるのだから」という結論に辿り着いていたのでした。

事実セラピー初日の前夜、このパターンを象徴するような事件が起きていました。ローラはその日病院の上司と喧嘩になり、カッとなってその場で辞職してしまったのです。その晩の食卓でそのいきさつを聞くフィルは苛立っているようで、会話の途中にもかかわらずかかってきた電話に応え、書斎に消えてしまいます。ローラは彼の後を追い、書斎の入り口で電話が終わるのを待っていましたが、フィルは電話を切った途端にテレビをつけたのでした。彼女は「あなたって**私の**ニュース以外だったら興味があるのね」と皮肉な声でフィルを批判すると、彼は苛立ちを隠さず「今の電話はネーサンから、大事な番組があるからニュースを見ろっていう電話だったんだよ。大体お前はなんで俺がいつもお前のことをないがしろにしていると思うんだよ？　そんな態度だったら、お前の上司だってお前にやめてもらって万々歳だろうよ」と言い放ったのです。ローラは真っ赤な顔でフィルを睨み「**あなただって**私が出ていけばいいと思ってるんでしょう？　はっきり言えばいいじゃないの！　そうでしょう？」と叫び、近くにあった法律書をテレビに向け投げつけ「私がいなけりゃいいんでしょう？　いなくなるわよ！」と今度はフィルの頭のそばに本を投げつけたのです。その夜、二人は再び別々の寝室で一晩を過ごしたのでした。

ローラは気の短い批判的な母親から自分を守りながら育ちました。一緒に楽しい時を過ごしていたかと思う矢先、なぜ自分の部屋の掃除をしない、その前髪は似合わない、と母親の小言が始まります。ローラは一〇代になるとホルモンと体の変化に伴い、自分の怒りと心の痛みを隠すことはできなくなりました。母親に服の選択や姿勢の悪さ、友人の悪口や頭が悪いからろくな大学に進学できないなどと批判されるたびに母親を大声で罵り、友人の家に泊まりに行くことを繰り返したのです。実際、彼女は母親からの「ロクでもない娘」というひっきりなしの批判を避けるため、できるだけ実家から離れて過ごしたのでした。母親との喧嘩が始まると、ローラは自分の怒りの激しさに自分でも驚いたと言います。まるで、チャンスを待って相手を殺そうとする魔物が彼女の中に潜んでいるかのように感じたのでした。ローラが実家を出る頃には自己防衛のために暴言を吐くという行動は当たり前になっていたのです。

ローラは最初の何回かのセラピーセッションの中で、いかに自分が友人や家族、仕事場など大半の人間関係の中で防戦的で、傷つきやすいかを語ってくれました。彼女の人生において人間関係の問題はつきものだったのです。誰かに批判されたと思うと、その人を避けるか、ときにはその関係が修復不可能になるほど怒りに任せて相手を侮辱していたのです。仕事を辞職した日、上司に呼びつけられたローラは彼女と同僚の看護師の敵対意識の問題について鋭く質問されました。あからさまな敵対心で自己防御に回るローラ。上司がそんな彼女に落ち着きなさい、正直に話し合いましょうと提案すると、ローラはこんな職場は辞めてやると宣言して出て行ったのでした。

ローラはどんな状況下でも「自分はダメだ」という生々しい感情が呼び起こされるたびに、自分を守ることしかできなかった幼少期に逆戻りしてしまうのでした。不安を感じたり、幼少期に負った心の傷に触れられると、誰しもその頃に習った思い込みへとあっという間に逆戻りしてしまいます。まるで自分の思考や感情、言葉や行動に選択肢がないかのように、今までずっとやってきた方法で、生々しい自分の心の痛みから自分を守ろうと「自動反応」モードに入ってしまうのです。

心の傷からの逃避行動が苦しみをさらに深めることは、依存症を見てもわかります。逃避戦略は自分はダメな人間だという思いを強め、癒しを最も必要としている自分の部分から注意をそらしてしまうのです。著名な精神科医カール・ユングの重要な洞察に、**我々の精神の中で向き合ったことも、感じたこともない部分は神経症と苦しみの源となる**というものがあります。ローラの怒りは彼女の真の心の痛みと羞恥心を隠すための手段でしたが、この「護身」は自身の怒りをコントロールできない彼女が自分をさらに恥じる原因となっていたのでした。ローラは自分を恥じれば恥じるほど、それを隠すために他人を攻撃するという危険なサイクルに陥っていたのです。私たちは常に避けようとする恐れや羞恥心に直面し、それを認めることによって次第に思い込みから目覚め、置かれた状況下で真の平和と幸福を見出すような対応ができるようになるのです。

逃げるのをやめる：人生の「今」という瞬間を味わう

のちにブッダとなるゴータマ・シッダールタはヒマラヤの山の麓にある王国を支配していた裕福な王様の息子でした。ブッダが誕生すると王様の指南役の仙人たちはシッダールタは出家して聖者になるか、偉大な支配者になるか、どちらかの運命であると予言したのでした。彼にどうしても王位を継承させたいシッダールタの父親は、彼が世の苦しみを見ればスピリチュアルな道に入り出家してしまうと分かっていたので、シッダールタを美と富、ありとあらゆる気晴らしで囲み、優しく、見た目のよい従者しか仕えさせないという徹底ぶりでした。

息子に世の苦しみを見せないという王様の策謀は、もちろん失敗に終わります。伝承によれば、シッダールタは二九歳のときに御者のチャンナと一緒に王宮の外を見る旅に出かける決心をします。息子の決断を変えられないと悟った王様はすべての道を綺麗にし、病人と貧乏人を隠すべしという命令を臣民に出します。ところが、これはシッダールタを目覚めさせる絶好の機会と見なした神々は違うプランを練っていたのです。病人や老人、死体を装いシッダールタの目の前に現れた神々。そして人生に苦しみはつきものであると理解したシッダールタ。今までの人生観は跡形もなく崩れ去り、豪華な王宮、両親、妻と子供を捨て、人間は苦しみをどのように乗り越えて幸福と自由を得るのかを追求する旅に出たのでした。夜の闇に紛れながら出発した彼は、心と魂を解放する探求の道を歩みはじめました。

私たちのほとんどは苦しみのない宮殿の内側に自分を隔離しようと、何年もの努力を重ねて生き続けます。幸福感を永続させるために娯楽と安堵感を追求するのです。しかしどんなに幸せでも、離婚や愛する人の死、重病など、誰にでも人生の危機は訪れます。私たちはこの辛さを避け状況をコントロールするために、心と身体が真に必要としていることを否定したり無視し続けて、強烈な感情から身を引いてしまうのです。

シッダールタは長い間王宮で快楽に魅了された暮らしを続けてきたので、まず人生の快楽を否定することが自由への道だと信じます。苦行を修行の道とするグループの一員となり、食べ物や睡眠を断ち、厳しいヨーガの規律に従う禁欲生活を始めたのでした。そんな生活を数年続けたシッダールタは衰弱して病にかかりますが、彼が探し求める魂の解放には一向に近づいていませんでした。苦行者としての生活に別れを告げたシッダールタは、川のほとりに瀕死の状態で辿り着き「違う悟りへの道が必ずどこかにあるはずだ！」と嘆きながら目を閉じたのでした。すると夢の中である記憶が蘇ってきます。

毎年恒例の耕作はじめを祝う春の祭事。シッダールタの乳母たちは畑の端に育つフトモモの木陰で彼を休ませます。涼しい木陰に座る幼子は、額に汗をかきながら畑仕事に精を出す男たち、大きなスキを引いている牛たちを見つめます。刈られた草、耕されたばかりの土壌で死んでいく虫と散らばる虫の卵……。生きとし生けるものすべてが味わわなければならない苦しみに、なんとも言えない哀しみを覚えるシッダールタ。この思いやりの胸の痛みは彼の心を深く開きます。頭上に広がる鮮やかな青い空、自由に飛び回る小鳥たち、リンゴの花の甘い芳香に満ちた空気。この神秘的な人生の流れは、無限の喜びと哀しみをすべて包み込む包容力に満ちていると悟ったシッダールタの心は、安らぎに満ちていたのでした。

この経験を思い出したシッダールタは今までとは全く違う悟りへの道を理解したのでした。なんの修行も積んだことのない幼子が、こうしてごく自然に自由を味わえるならば、この心境は人間が生まれつき持っているものに違いない。もがくのをやめて、幼少時代のように人生を優しさと大きな心で、あるがままに受け止めれば目覚めることができるのではないか、と。

彼のこの意義ある幼少時の体験は一体どういった条件のもとで可能になったのでしょうか？　人生の中で、まるで突然覚醒したように、物事が明確に見えた瞬間を思い出してみてください。静寂に身を置きながら、一人で時間を過ごしていませんでしたか？　普段の忙しさから離れ、まるで「時間というコンセプトの外側」にある、広大で鮮明な空間に足を踏み入れたような感覚です。シッダールタにあっては、あのときお喋りをする乳母たちに囲まれていたり他の子供たちと遊んでいれば、周囲に注意を払うことも、意義深い体験を味わうこともなかったでしょう。フトモモの木の下にいた彼は楽しみにふけていたわけでも、この世にある苦しみを押しのけようとしていたわけでもありません。間を取り、リラックスして立ち止まることで、彼の内面に既に存在する内なる自由と自然な覚醒を経験することができたのです。

シッダールタはこの幼少時の体験に触発され、永遠の自由への究極の探求を始めます。川で身を清めた後、村の娘さんから頂いた甘いご飯を食し、得も言われぬ夢に満ちた眠りにつきます。すっかり元気になって目を覚ましたシッダールタはピッパラ樹（菩提樹）の木陰に再び一人で座り、悟りを得るまで不動の姿勢を取る決意をしたのでした。

菩提樹の下に座るブッダのイメージは、人生の中で立ち止まることがいかに大切であるかを表す偉大な神話的シンボルのひとつです。シッダールタは自分の経験の中で楽しいことのみを追求することも、辛いことから逃げることもなく、常に移り変わる人生の流れを受け止める準備ができていたのです。この執着することも避けることもない態度は、後に「中道」と呼ばれ、間を取ることによって覚醒する意識を指します。この「間」の中で私たちもシッダールタのように自分が避け続け、無視し続けてきた部分を含む人生に起きることすべてを受け入れる準備ができるのです。

将来のブッダ、シッダールタが菩提樹の下で目覚めるべしと決心すると、彼はマーラという人間が生まれつき持つ影の部分を象徴する魔王と真っ向から顔を合わせることになります。マーラ mära はサンスクリット語で「煩悩」という意味です。これは私たちを欲望と恐れによってがんじがらめにし、仏性を覆い隠す夢うつつの状態の無知を意味します。伝説によればマーラは激しい嵐、官能的な美女たち、怒る魔物、大軍隊とさまざまな姿で現れたと言います。シッダールタを誘惑しようと現れた女たち。彼は身体と心に欲望の激しい誘惑を感じつつも、それにとらわれることなく、押しやることもなく、微動だにしませんでした。マーラが凶暴な爪と牙をむいた悪魔に身を変えシッダールタを攻撃しようとすると、彼は勇敢にも自分の中に起こる恐怖心に心を開き、逃げもせず反撃にも出ることはなかったのです。彼は自分に起きていることに条件反射で対応せず、明確な意識を向けることで私たちを苦しめ続ける、「苦しむ自分」がいるという妄想を見透かしたのでした。

シッダールタは一晩中マーラの軍隊から雨のように降る貪欲と憎しみの矢の攻撃を受け続けましたが、彼の優しく寛容な心の前に、矢は花びらと化し、シッダールタの足元に舞い落ちたのでした。ときが経つにつれ香り高い花びらは積もり、シッダールタはより平穏に澄んでいきました。

マーラは暁の頃、お前が自由の座に座る権利を証明せよ、とシッダールタに最大の挑戦を挑みます。ブッダとなるシッダールタは地面に手を置き、慈悲の心で何千回もの輪廻転生を繰り返してきたブッダを見守ってきた地球を証人として呼びます。すると肯定の証として地は大きく揺れ、暗雲と閃光が空を覆います。マーラは恐怖におののき逃走し、それとともにすべての煩悩は霧消したのでした。そして夜明けの空に残るキラキラと光るダイヤモンドのような星空が地平線に消えてゆく中、シッダールタは遂に悟りを得たのでした。愛と輝きに満ちた意識、それこそが自分の真の姿であると悟った彼はブッダ、「目覚めた者」となったのです。

私たちのラディカル・アクセプタンスの練習は菩提樹の下で休み、「間」を取ることから始まります。ブッダがマーラとの出会いにあるがままに立ち向かったように、私たちも立ち止まり、瞬間瞬間に起きている人生をあるがままに体験できるのです。こうしてベトナム出身の禅僧ティク・ナット・ハンが言ったように私たちは「人生との約束を守る」のです。

マーラの目の前で「間」を取る

ローラはセラピーを続けていくうちに、火傷を負わせるようなきつい言葉を吐く自分の母親を「ドラゴン」と呼ぶようになりました。あるときセラピーで母親のことを話し終えてから、ローラと私はイメージトレーニングを試してみることにしました。本物のドラゴンと戦っているシーンを想像するローラ。地を這いずりながら、石の裏や木に登り枝の間に隠れている自分自身の様子が見えます。どう猛な爬虫類のドラゴンは、彼女がどこに隠れても見つけ出します。目を合わせるのを避けながら火炎の息から逃げ続けるために悪戦苦闘するローラ。このドラマにどっぷりと浸かっている彼女は逃げようとする努力で疲労困憊し、自分は反撃に出るには小さすぎると言います。そんな彼女に私は「あなたはどうしたいの?」と問いかけました。

「走るのをやめて、諦めたい」
「諦めるとどうなるの？」
「わからないわ。死ぬかもしれない。すごく痛い思いをすると思う」
「何がそんなに痛いの？」

すると彼女は数分黙って座り、こう答えます。「私にはもう母親はいないということ……、母は本当にドラゴンで、私を愛してくれる人なんかいない……、私はどうせ愛される価値のない人間だってわかることが……」このドラゴンがいつかは本物の母親、彼女を愛おしく思う母親に変わるのだという希望にしがみついているのだと気がついたローラは涙に暮れます。真実に焼かれ、自分は愛される価値のないダメな人間なのだという痛みを認めるよりも、逃げているほうが楽だったのです。しかし、希望の光は消え、ローラは生涯逃げ続けてきた感情に直面することになったのでした。

精神的な忙しさ、エンドレスに次から次へと行動するのを止《や》めなければ、実際に経験している「今」に気がつくのは不可能です。大抵の人たちはローラのように降る矢を避ける術はよく知っています。しかし菩提樹の下でマーラの矢を待つのは恐ろしく、勇気と固い決意が必要です。自分の人生を台無しにしているパターンからローラが抜け出すためには、この勇気と固い決意が不可欠だったのです。私は、「あなたはドラゴンを本当に目の当たりにしたことがあるの？」という質問でそのセッションを終えました。彼女はドラゴンに襲われているときに、反撃もせず、逃げもしないでまっすぐにその目を見据えたことがあるのでしょうか？

私はその次のセラピーセッションで、ローラに内面の強さを頼りにしてドラゴンと対面する「立ち止まりのワザ」があることを伝えました。怒りや恐怖感がこみ上げてきたら、外面的な行動をすべてストップして、単に自分の内側に起きている感情や感覚に意識を向けることができるのです。辛い状況下で怒りに任せて怒鳴ったりその場から逃げ出す代わりに、そこで間をとりストップをかけることができれば、そのうち必ずあなたの持つ潜在能力がもっと賢明な対応の仕方を教えてくれるはずよと、私は彼女に伝えました。そして私たちはセラピーの中でこの「間」を取る練習を一緒に始めたのでした。

まず彼女に目を閉じてもらい、病院で起こったことをできるだけはっきりと思い出してもらうことから始めます。上司が職場での対人関係の問題はローラの責任だとほのめかしたとき、一体どんな気持ちになったのか。感情がかけめぐる中でストップして間を取り、反応しない、言い返さないと想像するとどうなるかしら、と彼女に尋ねます。すると彼女は口をギュッと結び、顎は微かに震えはじめます。身体を強張らせた彼女に私は、「深呼吸をしても大丈夫よ」と囁きます。「ローラ、今何を考えているの？」と尋ねると、彼女はためらわず「あの女、本当に最低な女だわ。なんで私のせいだと思ったの？　何が起こったかも知らないくせに！」と言い放ちます。しばしの沈黙のあと苦々しくこう付け足しました。「あの女、私の母親と同じよ。全部私のせいにする……いつも私が間違ってるって思わせるのよ」

身体に何が起きているかわかる？　と尋ねると「顔が熱い……胸の中にすごく圧迫感を感じる、まるで爆発しそうだわ」と言います。私は彼女に、時間をかけてその感覚に意識を向け続けることはできるか尋ねました。するとローラは突然「こんなの不公平だわ。どうしろっていうのよ？　他人から屈辱を受けても黙って座ってろっていうの？」と言い放ち、そして開いた彼女の目には涙が湧きあがります。「タラ、私、誰かに批判されるとどうにもならないのよ。気が狂ったみたいに……**絶対に**戦わなきゃって思うの。戦わないで間なんか取ってたら私、ボロボロになって壊れちゃう」彼女は手で顔を覆い、「私自分が恥ずかしい。こんな自分はイヤだわ」と泣きじゃくったのでした。

初めて「間」を取る練習を始めると、何年も自分の行動に影響してきた生々しい感情にのみ込まれてしまうような感覚に襲われることもあるでしょう。ですからゆっくりと徐々に、できれば他の人からのサポートの下でこのプロセスに慣れていくことが大事です。ローラがセラピーで行ったように、最近の出来事や起こりがちな状況を想像しながらの練習は効果的ですが、あまりにも緊迫した状況にのみ込まれてしまいそうな感覚に襲われるようでしたら、プロセスを「中断」して静かで安全な場所に心を戻すことが大切です。深呼吸をして、意識的にからだと心をリラックスしてから始めてもよいでしょう。

ローラは一分にも満たない「間」を取ることから始めました。そして徐々に、彼女が何年も避け続けてきた自分に対する自信のなさに襲われても立ち止まり、その気持ちを観察できるようになったのです。それでも彼女が、この「間」という空間は心の痛みに気づきながらもそれに囚われることなく、自分が安全に避難できる場所であると思えるまで、幾度もセラピーの場で練習しなければなりませんでした。最終的にはこの「間」は彼女が自分自身と正直に親しく接する機会となり、彼女は自分らしさを取り戻したのでした。

不思議なことに、闘牛にもこの「間」を再生の安全地帯と見なすコンセプトがあるのです。牛は闘牛中に自分だけの安全地帯を見つけ、その場所で力を取り戻し再度戦いに臨むと信じられ、この場所と内面の状態は「ケレンシア」と呼ばれています。牛が怒り狂って突進しているあいだは闘牛士がリードしていますが、この牛がケレンシアで再び力を蓄えれば怖いものなし。闘牛士にしてみれば、内なる力にアクセスした牛は非常に危険な生き物となるのです。挑発してきた敵に対して猛突進する度にローラは自分のバランスを失い、恐怖感と恥にさらにのみ込まれる羽目になっていました。ローラの闘牛士、マーラはこうして彼女をコントロールし続けてきたのです。彼女は間を取り、自分自身のケレンシアを見つけることで周りの状況に対して効果的でバランスのとれた対応ができるようになったのでした。

ある日セラピーに来たローラは、何かが根本的に変わったと私に言いました。彼女の兄弟の誕生日ディナーの場。ローラの母親はいつものように、彼女がいつ新しい看護師の職を探しはじめるのかという小言を言いはじめたのです。ローラが答える間もなく母親は身を乗り出し、バカにした鋭い声で「待って、わかった！　新しい仕事がプレゼントみたいに膝の上に落っこちてくるのを待ってるんでしょう?」と言い放ったのです。ローラの沈黙を青信号だと勘違いし、母親はローラを攻撃し続けます。「フィルに一生サポートしてもらおうと思ってるの?」

ドキドキする心臓の中、ローラは間を置き何度か深呼吸しました。まるで刺されたかのように熱い痛みが胸を走り、怒りに任せて叫び返せと、身体中で感じた彼女。しかし彼女は「わからないわ、ママ」とだけ言い、椅子に再び腰掛けたのでした。母親は「でしょうね」と切り返します。ローラからの返事が全く期待外れだったのでしょう、彼女はローラに背を向け彼女の兄と話しはじめたのでした。

次に一体何が起きるかローラには全く予想もつきませんでした。この「間」に身を置き続けた彼女のからだは震え、胸は破裂しそうになります。頭の中でグルグルと「いつも失敗ばかりのローラ」「怒涛の狂人ローラ」という声が回り続けます。しかしこの混乱の中で彼女は「なんて辛いのかしら……でも私はこれを乗り越えられる」という、内なる声の囁きを耳にしたのです。この心の動揺はすでにセラピーの最中に何度も体験していたので、耐えられる、長続きしない、とローラはわかっていました。リラックスするにつれて胸と喉が少しずつ緩んでいくのを感じ、鋭い痛みはなんとも言えない哀しみに姿を変えていきます。こうして次々に繰り広げられていく感情の変化をあるがままに受け止める行為は、まるで彼女の心の奥深くに眠る傷を優しく癒しているかのようでした。

こうして思い込みの罠から解放されたローラに選択の余地が出てきます。家に帰るか、それともそのままパーティーが終わるまで待つか。母親と正面からぶつかり合い、新しい仕事が見つかっていないのはなぜかを説明するか、それとも母親とのやりとりを大目に見るか。母親の行動に対する自分の反応がいかなるものでも、その反応は自分を見つめた上で自分が取る新鮮な反応だったのです。ローラは、間を置き、自らの感情を避けることなく受け止めた自分自身の心の中に残る、優しさと心の温かさに驚きます。母親に目を向けたローラの心に優しさが湧きあがります。彼女は、自信のなさを隠すために拳を固く握り締めながら他人への非難の言葉を吐き続けることしかできないこの女性に、胸の痛みを感じたのでした。パーティーが終わり帰路に着く頃には笑顔で母親の目を見つめ、腕にそっと触れることもできたのでした。

ローラは自分と母親の中にすむドラゴンに正面から立ち向かったのです。彼女は母親の激情的な外見の下に潜む、傷を負った女性を垣間見たのでした。同様に、ローラのドラゴンは恥とダメな人間だという思い込みを持つ彼女自身の脆さを護り続けていたのでした。幾重もの鋭利な鱗の下に覆い隠された、優しく柔らかい自分の心を発見したローラ。詩人ライナー・マリア・リルケは誰しも目の当たりにする私たちのドラゴンへの深い理解をこう語ります。

「人類の始まりと同時に作られた伝説をどうして忘れることができよう。伝説の中のドラゴンは最後には必ずプリンセスに戻る。すべてのドラゴンは我々がたった一度であれ気高い勇気を持って行動するのを待っているプリンセスではなかろうか。我々が恐れるすべてのものの本質の根には、無力で単に愛されたいという思いがあるのではないだろうか」

聖なる間

――賢明な行動への肥沃なる土壌

間を取ることを学んだローラは、その間を取った後にどんな行動をとれば結婚生活の問題を癒すきっかけになるかを考えることにしました。条件反射的に受け答えする癖を直すためには暫く時間が必要なのは承知で、フィルに批判された際にどんなふうに対応できるかをセラピー中に一緒に模索したのです。怒りが爆発しそうなときは間を取り、少し一人になる時間を取ってその後また話そう、とフィルに提案する。そして別の部屋で一体何の思い込みに囚われているのか、どんな感情を持っているのかに意識を向けることができるはず。もしもとっさに反応してしまい喧嘩が始まっても、ほんの少し間を取り喧嘩を中断し、暫くしてから自分の気持ちをフィルに伝えることもできる。フィルの気持ちを尋ねることもできるし、間を置いた後にしばらく静かに彼の手を握ることさえできるとも想像したのでした。

ローラが初めて間を置いた後にフィルに自分の気持ちをあるがままに伝えようとすると、口喧嘩がひどい批判にエスカレートするのに慣れているフィルは「ローラ、俺はもう君のドラマにうんざりだよ。また同じことを繰り返さなきゃいけないの?」と彼女をさえぎりました。ローラの返事を待たずに新聞をつかんで部屋を出ていく彼。その週彼女は「タラ、私だけが頑張っていても無駄じゃないの?」と私に尋ねたのでした。もちろん、結婚生活のやりとりのパターンはローラ一人で変えることはできません。でも変化は彼女から始まるのです。

恋愛関係にあるパートナーの片方だけが間を取り、ラディカル・アクセプタンスを練習しても、両者を辛い難局から救う可能性はあるのです。間を取ることはいつものやり取りのパターンを中断すること。たとえ短時間であっても批判と誤解によるコミュニケーションの急降下が一時停止すれば、問題の背後にある無意識の信念や感情を認識することが可能になります。するとその洞察は自然と賢い選択に繋がるのです。片方のパートナーがきつい言葉を避けたり、相手の話にもう少しだけ耳を傾けたりすれば、相手の自己防衛の壁が下がり少しリラックスするかもしれません。間を取ることで手遅れな人間関係を救えるとは限りませんが、大抵の場合は何らかの解決への手助けになるのです。

この「間」はローラとフィルの間に真のコミュニケーションの糸口を見出すことになります。転機は、フィルがまるまる一週間の休暇は取れないとローラに伝えたことから訪れました。あっという間にいつものような口喧嘩が始まったものの、ハッと我に帰ったローラは間を取ることを思い出したのです。そしてゆっくりと落ち着いた声で「私、またいつもの不安感を感じているわ。あなたは本当は私と一緒にいたくないんじゃないかって。こういうふうに感じるときはあなたが私を本当に気にかけているって証拠が欲しくなるの」

最初、フィルはイライラしてこう言いました。「ローラ、僕は常に繊細な君に気をつかって接していないと君がキレると思っているんだ。君の怒りの人質になるのはもうウンザリだ」。しかしこの彼の言葉は宙に浮かんだまま。そしてローラが自己防衛に出ないとわかると、フィルの中で何かが変化したように見えます。彼はしばらくすると落ち着いた口調で「君の要求に応じてすぐ優しくはなれないんだよ。君を安心させたり、批判的なコメントを取り消せと言われると、君に踊らされてる気がする。でも、ローラ、正直言って君に意地悪な自分に嫌気がさすんだよ」。彼の最後のコメントはローラが想像もしていなかったものでした。フィルに怒りをぶつける自分をどんなに恥ずかしく思うか、何とか伝えることができたローラ。彼女は長い沈黙を破り「フィル、私たちお互いからこんなに離れちゃって……、辛かったわ」と付け加えたのでした。その夜、二人は結婚関係の向上のためにカウンセラーを一緒に訪れることを決意したのでした。

フィルとローラは徐々に遊び心に満ちた温かい愛情を取り戻します。フィルに対する怒りの束縛から解放されたローラの中に再び官能性が目覚め、夫婦生活も再び順調になったのでした。ローラは「間」のパワーのおかげで結婚生活が一新したのだと言います。彼女が間を取ることによって、フィルにもゆっくりと自分の気持ちを見つめ、受け止める余裕が生まれたのです。この間を取ることから生じたオープンな言葉や行動はお互いへの優しさと信用に繋がっていったのでした。

貴重な自由の瞬間

私たちは幾度も間を取る練習をすることでラディカル・アクセプタンスを学びます。怒りに任せた言葉が口から出そうな瞬間にそれをストップする。不安を感じているときにその気持ちを隠そうとテレビをつけたり、電話したりその不安感に囚われたりせずに、その不快感と不安感と一緒に座るのです。この「間」という空間の中で私たちは頭で考えすぎたり行動に走ることをやめ、自分のからだ、心と頭の中で実際に起きていることと親しくなっていくのです。

ストップして間を取ることは普段の生活とは相反する馴染みの薄いテクニックだと感じるかもしれません。しかし実際には例えばシャワーを浴びているとき、歩いているとき、運転しているときなど私たちはさまざまな場面で心配事を忘れ去り、その瞬間に生きるということを自然に体験しているのです。新緑の美しさに足を止めたり、スーパーマーケットで見た赤ちゃんの眩ゆいばかりの顔を見つめる一瞬。ずっと解けなかった難問を解いた瞬間に体と頭がリラックスして出るため息。長い一日の終わりにベッドに横になって頭が空っぽになるとき……。

こういったごく自然な「間」だけではなく、普段の生活の中で意図的に「間」を作ることも可能です。私はよく車から降りる際に少し間をおいて自分がその瞬間に何を感じているかチェックします。電話を切った後にすぐに次のことに移らずデスクに座ったまま呼吸をし、耳を澄ますこともあります。家の掃除中に立ち止まり、バックグラウンドミュージックとしてかけた音楽に耳を傾けたりもします。山頂でも、地下鉄の中でも、人と一緒にいるときや一人で瞑想しているときでも、いつでも「間」を作ることは可能なのです。

前述したタイの高僧プッタタートは自然に、または意図的に取る「間」を「一時的な涅槃（ニルバーナ）」と呼びました。煩悩に囚われずに、あるがままの経験を拒否しない瞬間は自由の瞬間。プッタタートはこの「間」という自由の瞬間がなければ「……生物は死に絶えるか、気が狂うかのどちらかだ。我々が生き残れるのはこの自然に起きるヒンヤリとして、ゆっくりな、完全なる空間に身を置く機会があるからである。実際、この間は恐れと欲望の炎より長続きするのだ。この『間』こそが我々を支えてくれているのだ」と説きました。

この「間」は人生経験をより一層意義深いものとします。「どうしたらそんなに上手に音の調子を操ることができるのですか?」と質問された有名なピアニストのアルトゥール・ルービンシュタインは情熱的に「音の調子を操る腕は他の人たちと変わらないけど、僕は『間』を知っている。『間』の中にこそ美が存在するんだ」と即答しました。楽譜にある休符のように、「間」の純粋な静けさは前面の明瞭さと新鮮さを引き出す背景を生み出し、間を取ることで生まれる瞬間はまるで澄んだ音のように私たちの純粋さ、完全さ、そして真実を反映するのです。「間」はラディカル・アクセプタンスへの入り口。間の真ん中で私たちは常に流動的で見逃しがちな人生の瞬間に意識を向ける空間を作るのです。私たちはこの菩提樹の下で休むことで自分の心と意識は本来自由なものであると理解することができるのです。逃げるのではなく、ブッダのように今ここにある瞬間に、意識を戻し続けるのだと心から誓うだけでよいのです。

実践

聖なる間
―ガイド内観―

「聖なる間」は私たちを今という瞬間に再び結びつけてくれます。特に取り憑かれたように頑張り続け、先のことばかりに囚われているときに間を置くことで、今ここにある瞬間のみでしか感じられない人生の神秘や生命力を味わうことができるでしょう。

＊＊＊

「読書やコンピューターでの仕事、掃除や食事等、ゴールを意識する活動の合間に一秒か二秒、間を置いてみましょう。行動にストップをかけ、楽に座り、目を閉じます。何回か深呼吸し、息を吐く度に次に何をしようかという思いや、心配を同時に吐き出し、身体の硬い部分をリラックスさせます。

この「間」という空間に身を置くと何を感じますか？　身体の中のどのような感覚に気がつきますか？　頭の中にある考えから離れようとすると不安になったり落ち着かない気分になりますか？　中断した活動に戻らなければと思いますか？　今この一瞬だけでも自分の内側で感じていることを何であれあるがままにさせておくことができますか？

＊＊＊

この「聖なる間」は一時間毎に数秒休んだり、何か新しい活動を始めるときや終える際に間を置くことで日常生活の中に織り込むことができます。この「間」は座っていても、立っていても、横になっていても取ることができます。散歩中でも、運転中でも目を開けたまま感覚を研ぎ澄まし、自分の内面で間を取ることもできるのです。考えがどうもまとまらない、行き詰まっていると思った瞬間に間を取りリラックスすることで、今という瞬間に自分が感じていることに意識を向け、人生を新たに始めることができるのです。

歯磨き、電話をかける、車から降りる、お茶を飲む、コンピューターの電源を入れる等々、毎日繰り返す行動のひとつを選び、その選んだ行動を取る直前に間を取るのだと一週間自分に約束してみましょう。その都度数秒間の「間」を取り、リラックスして自分の中で何が起きているかに意識を向けてみてください。間を取った後、次の行動に移る際、何か変化を感じるかに注意を払ってみましょう。

Unconditional
Friendliness:
The Spirit of
Radical Acceptance

第4章

無条件な優しさ：ラディカル・アクセプタンスの心髄

人生は　まるでゲストハウスのよう
毎朝　新しいお客さんが到着する
喜び　絶望　悪意　不意に訪れる
つかの間の　気づき
すべてを歓迎して　もてなせ！
悪意　恥　恨みたちにも
笑顔でドアを開け　招き入れよ
誰が訪れてきても
感謝の気持ちで迎えるのだ
誰もが　かなたから送られてきた
案内人なのだから

ルーミー

七〇歳になるジェイコブはアルツハイマーとの闘病の真っ只中にいました。臨床心理学者として働き、二〇年以上の瞑想経験を持つ彼は、病による自分の身体の衰えを十分承知していました。彼の頭は時折真っ白になり、数分の間言葉を思い出すこともままならず、自分がどこにいるかもわからない状態に陥ることもありました。何かをしている途中で記憶があやふやになり、食事や着替え、お風呂や外出等の基本的なことをこなすにも助けが必要だったのです。

そんな彼は奥さんの手を借りながら私の一〇日間沈黙瞑想リトリートに参加したのでした。私と彼はリトリート開始数日後に直接面談する機会がありました。この面談は生徒さんが講師と一対一でリトリートでの状態の確認と瞑想へのガイダンスを受ける機会です。ジェイコブと私は彼のリトリートでの経験や、家ではどんなことが起こっているのかについて話したのでした。ジェイコブは、自分の病気を興味、哀しみ、感謝そしてユーモアをもって受け止めているといいます。彼の精神力の強さに驚き、どうしたらこの難病を彼のような態度で受け止めることができるのか尋ねると彼は**「どこも悪い気がしないのさ**。悲しみと恐れはあるけれど、現実的な人生という感じがするんだ」と答えました。そして診断後まもなく起きたある出来事を私に語ってくれたのでした。

ジェイコブは時折地元のグループに対して仏教の教えの講演を行っていたのですが、あるとき一〇〇人を超える観衆への講演に招聘されました。彼は愛する仏教の教えをシェアできることに興奮しながらイベント会場に到着します。登壇して着席した彼は、期待に満ちた観衆の顔に目を向けます。すると突然頭が真っ白になり、なぜ自分がこの場にいるか、何の話をすればよいのかが全く思い出せなくなってしまったのです。理解できるのは自分の胸の激しい鼓動と困惑に襲われているということだけ。彼は手を胸の前で合わせ自分に何が起こっているのかを声に出して言いはじめます。「怖い、恥ずかしい、混乱、失敗している気分、非力感、震え、死にそうな感じ、沈んでいく、途方に暮れている」。ジェイコブは少し下を向き座り続け、その後数分間自分が経験していることを声に出し続けたのでした。次第に心が落ち着き、からだがリラックスしてくると、それも声に出して描写します。そして遂に顔を上げゆっくりと観衆を見回し、謝ったのです。

大勢の観衆の目には涙が溢れていました。「こんなふうに教えてくれた人には出会ったことがない。あなたの存在そのものが深い教えです」とある生徒さんは言いました。自分自身が経験していることを隠そうとしてさらに動揺する代わりに、彼は日頃の訓練の成果と勇気をふりしぼり、自分が体験していることをありのまま声に出し言い表し、そして最も特筆すべきことに、自分の経験に敬意を示したのでした。ジェイコブは自分の恐怖感と困惑感を根本的に敵対視せず、**それを間違いと見なさなかったのです**。

ラディカル・アクセプタンスとはジェイコブのように間を置き、そして自分の中で感じているすべてのことを無条件の優しさで受け止める練習です。嫉妬心や怒りを敵対視することなく、いかなる気持ちをも認め、優しい心で受け止める。何が起きていようと、それは単に「現実」で、間違いではないのです。ラディカル・アクセプタンスの心髄はこの無条件な優しさといえるでしょう。

私のお気に入りのブッダの物語にこの目覚めた優しい心を象徴するものがあります。ブッダが悟りを開いた朝マーラは取り乱して逃げ去りましたが、退散したのも束の間、マーラはブッダがインドで大変尊敬される存在になった後も彼の元に度々現れたのでした。ブッダに災難が起きないようにと常に見守る忠実な付添人アーナンダは「悪者」マーラがまたしても現れました、と怯えながらブッダに報告します。するとブッダはマーラを無視することも、追い返すこともなく「マーラ、お前がそこにいるのはわかっている」と落ち着いた声でマーラの存在を受け入れ、そのマーラを来賓としてお茶に招くのでした。ブッダはマーラが心地よく座れるようにとクッションを用意し、ちゃぶ台にお茶を二人分用意してからようやくマーラと一緒に座ります。マーラは暫くとどまりそして帰ってゆくのですが、ブッダの心はマーラの存在によって乱されることは全くなかったのでした。

私たちもマーラが不安感や恐怖感として訪れたとき「マーラ、お前が見えるよ」と受け止め、すべての人間の心には欲望と恐れが存在するのだとはっきりと認識することができます。これらの感情や悩ましい経験を温かく思いやりの心で受け止めることは、マーラを恐れて追いやるのではなくブッダのように彼にお茶を差し出す行為なのです。**真実を認め、その真実を思いやりの気持ちで受け止める**。これは正にジェイコブが自身の困惑に頭を下げることで示した勇気と無条件の優しさです。この心の目覚めは自分の傷と恐れに直面し、それを優しく抱擁する度に表現されるのです。

私たちの中には都合のよいときにしか近づいてこない友人のように、自分の足りない部分を無視したり避けたりする癖が強く根付いています。良い友人関係の特徴は理解と思いやりです。自分の内面に対しても同様の態度で接することを学ぶことができます。チベット仏教の尼僧として名高いアメリカ人のペマ・チョドロンは、精神的訓練は「自分自身そして人生と、もっとも深いレベルで親しくなるための練習である」と言います。自分が感じていることに抗わず心を開き、マーラをお茶に誘うことで私たちは自分自身と親しくなることができるのです。

「マーラ、そこにいるのはわかっているよ」：問いかけとラベリング

私の良き友人カールはビジネスの失敗を通して八ヶ月間におよぶマーラとの痛々しい出会いを経験しました。一流のアイビーリーグ経営管理学修士号を持つ彼は、何年も身を粉にして働き、自分で立ち上げたソフトウエアの会社を成功に導きます。長年一緒に働いてきた二人の共同経営者たちがオンラインのニッチ市場で大きな利益を得るチャンスがあるというアイディアを持ち込んでくると、カールは株式資本と資産を換金しそのチャンスに飛びついたのです。しかしこの小売ウェブサイトビジネスは初めの三年間こそ二〇〇〇万ドル以上の利益を上げたものの、開業四年目に起きた株式市場の急落とともに倒産に追い込まれてしまいます。四五歳で既婚、二人の幼い子供と莫大なローンを抱えたカールは破産を申し立てたのでした。

市場の浮き沈みで多数のビジネスがつぶれたのはわかっていたものの、カールは事業の大失敗はすべて自分のせいだと感じていました。なぜ自分だけが経済崩壊やインターネット関連企業のリスクの高さに気がつかなかったのか？　欲に目が眩んだのだろうか？　一体、誰がこんな自分に敬意を抱くことができるだろう？　ドン底に落ちた彼には自分の妻や友人からの愛情さえも信じることができなかったのです。

自分が慎重に築き上げてきた人生が崩壊すると、私たちはカールのように自分は出来損ない人間だ、こうすればよかった、誰も気にかけてくれない、と自責の念で自分を拷問し、より深いネガティブな思い込みに陥ります。自分を批

判することに気を取られ、自分の感情の生々しい痛みにも気がつかないのです。そんな思い込みから抜け出すには自分が実際に何を感じているかにしっかりと注意を向けなければなりません。

感覚を麻痺させる思い込みから目を覚ますマインドフルネスの手段のひとつに「問いかけ」という方法があります。自分が何を感じているか自分自身に問いかけることによって、そこに意識を向けるのです。からだをゆっくりとスキャンしながら、特に喉、腹部や胃のあたりに注意を払い「自分の中で何が起きているのだろう」「何が自分の注意を引こうとしているのだろう」「自分の中で何が受け止めてほしいと望んでいるのだろう」などと問いかけ、心、からだ、思考の声に真摯ないたわりの気持ちと関心の念を向けるのです。

この問いかけは「自分はなぜ悲しいのだろう」という、さらなる思考を掻き立てるような感情の分析ではありません。現在の状況をひも解くために思い込みの根底に何があるかを掘り下げていく西洋心理学のアプローチとは違い、問いかけの目的は今この瞬間、一体自分が何を感じているのかに目覚めることです。問いかけることで、ここがいけない、間違っているのだというような非難や思考があらわになるかもしれませんが、この問いかけは、今感じている感情と感覚に焦点を当てるのです。

例えば私が、繰り返し仕事の邪魔をする息子ナラヤンを厳しく怒鳴りつけるダメな母親だと自分を感じているとしましょう。そこで間を取り「自分の中で何が受け止めてほしいと望んでいるのか」と自問すると、自己批判、疲労と不安感の表面の下に存在する何かを感じることができます。胃は硬く、顔はこわばっている……。これは私がお馴染みの恐怖感の表れです。その恐怖感と一緒に座ると、すべてをやりこなすエネルギーがなく、失敗を恐れている自分がいることに気がつきます。私の心を頑なにしたこの恐怖心こそが、私が注意を払わなければならない部分なのです。マーラの存在に気がついた瞬間に、恐怖のパワーは弱まり、それと同時に自己批判も薄れていきます。ストレスを感じながら常に必死にもがく不完全な自分、という自分の頭の中で作り上げたアイデンティティに囚われることもあまりなくなってゆくのです。私の心配事がなくなるわけではないかもしれませんが、ナラヤンが懲りずに再度私のところに来れば、彼を苛立ちではなく愛情で受け止める可能性のほうが高いことでしょう。

この問いかけは、偽りない無条件な優しい気持ちで取り組むことが大事です。ほんの少しでも嫌悪感を抱きながら「自分の中で何が注意を引こうとしているのだろう」と問いかければ、自己批判を深めるのみです。困っている友人に優しく思いやりを持って接するように、自分自身に対して優しく問いかけることができるようになるには、練習が必要かもしれません。

ある日私はカールの様子を見に彼を訪ねることにしました。彼は細い体で背を丸くして椅子に座り、皮肉な口調で話し続けました。私はその話にしばらく耳を傾け、過去の失敗への悲痛と、将来への心配に完全に囚われている彼にそっと尋ねてみました。「カール、今あなたの中で何が起きているの？ あなたの中で何が注意を引こうとしているの？」と。彼は少し驚いた表情で私を見上げましたが「俺は完全な負け犬だよ」ときっぱりと言い切ります。そして彼はいかに自分が身体と心をむしばむ不安感――ぐるぐると駆け回る思考、冷や汗、心臓を握られるような感覚――に苦しんでいるかを話し続けます。「タラ、休まる暇がないんだよ。毎晩のように目が覚める。からだがガチガチで、こうしている今でも胃がねじれる思いだ」彼はしばらく話し続けると、「話を聞いてくれてありがとう。声に出して言うと少し楽になるね」と言いました。

ラベリングまたは「気づき」は、カールのように自分を見失っている際の対応策として用いられる伝統的なマインドフルネスの練習のひとつです。自分が気がつくことを頭の中でラベル貼り（ラベリング）していくのは、問いかけと似ていて、自分の中で移り変わる思考や感情、そして感覚を優しい思いやりの気持ちで気がつく役目を果たします。例えば、私は自分が講演の壇上に上がる前に緊張して気持ちが落ち着かない時、少し間を取り何が起きているのか、自分の中で何が注意を払ってほしいと感じているのかと自問することがよくあります。そして自分が気がついたことを頭の中でそっと「怖い、怖い、硬い、硬い」と囁くのです。自分の講演がつまらなかったらどうしよう、受けが悪かったらどうしようと心配している自分に気がつけば「失敗するという思い込み、拒絶の恐れ」そして「批判、批判」と気がつくことをすべてラベリングし続けるのです。表面下にある恐れを無視し、気がつかないふりをしながら講演すれば不自然で誠意のこもらない話し方をすることになってしまいます。緊張感をラベリングするというごくシンプルな行為が、私の意識をおおらかにしてくれるのです。緊張感自体はなくならないかもしれませんが、ラベリングによって育まれた思いやりとクリアな意識は自分に落ち着きをもたらしてくれるのです。

このラベリングのプロセスは問いかけと同様に、自分の内面で起きていることに無条件な優しさを伝える機会です。恐怖感を感じる際に「恐怖め！　してやったり！」とその感情を攻撃してしまえば精神的な緊張感はさらに増すのみです。感じていることをラベリングするのは不快な思いを見破ることでもなければ、それを消し去ろうという努力でもありません。これはむしろ「マーラ、そこにいるのはわかっているよ」と優しくソフトに伝える方法なのです。このラディカル・アクセプタンスの態度が、恐れ、傷つきやすい自分の内面の部分に対して「出てきてもよいのだ」という安心感を与えるのです。

伝統を重んじる文化ではラベリングは癒しに非常に重要な役割を果たすと考えられています。病の原因である霊魂がどんなにパワフルであってもシャーマン（祈祷師）がその霊魂をラベリングすることができればその霊魂は抑圧され、被害者をコントロールできなくなりそれが癒しに繋がると信じられています。同様に西洋心理学でも無意識の中に隠れ、ラベリングされていない部分は私たちの人生をコントロールするといわれています。マーラが現れたときにその力をラベリングできればそれに囚われたり翻弄されたりすることはなくなるのです。恐れではなく好意をもってマーラの力に接する行為自体こそが、マーラのパワーを弱めるのです。

問いかけとラベリングの練習は自分の苦しみを認める練習でもあります。思考に囚われていれば、自分が実際に感じているすべてのことを無視することになりかねません。私も自分の心を閉ざすような感情や思考に気がつかずに、自分に対して批判的にイライラしながら数日過ごすことがあります。そんなときにストップして間を取り何が起きているかに目を向けると、不安感と自己不信の苦しみにすっかり囚われていた自分に気がつくのです。

私はこれまで、自分がどれだけの苦しみを抱えているかに気がつくという決定的な転機の門の前に立つ、多数のクライアントや生徒さんたちと仕事をしてきました。この節目は自己憐憫でもなく人生への不平でもありません。自分の問題の多さに集中することとも違います。むしろ自分の苦しみの度合いを見つめ感じることで、自分の心と再度繋がることなのです。

カールを訪れた日、私はこのプロセスを目の当たりにしました。自分は不安の強力な手に掴まれていると描写した彼に、私は私には何が見えたかを伝えます。「カール、あなたの経験している苦しみをもし自分が味わったら本当に辛いと思うわ……、誰が味わっても辛い苦しみだと思う。あなたの身体は不安感でいっぱいだし、失敗と恥にさいなまれて家族といても心休まることもない……。あなたが途方もない苦しみの中にいるのがよくわかるわ、さぞ辛いことでしょう」すると自分の苦しみの深さを認めはじめたカールの目に涙が浮かびます。「そうなんだ。本当に辛い」と静かに呟いた彼の頬には、数ヶ月ぶりに初めて流す涙がこぼれ落ちたのでした。

自分の苦しみに気がつけば自己批判は剝がれ落ち、自分に対して優しく接することができる解放感へと繋がります。涙の乾いたカールの顔の表情は柔らかく、身体はリラックスしていました。「失敗への怒りにのみ込まれて……、成功するのが自分にとってどんなに大切だったか、そしてこの失敗がどんなに辛いことかを完全に無視していたよ」という彼の声から苦々しさは消え去っていたのでした。

自分自身に対して友人に対するような無条件の優しさを示すのは自分の苦しみを否定するのを止めることです。まるで自分の隣に座る自分自身に問いかけ、耳を傾け、そして自分が経験していることをラベリングしていくことで、マーラをはっきりと見つめる私たちの心は、自分の目の前にある苦しみに対して優しく開いてゆくのです。

マーラをお茶に招く：「はい」と言う練習

私は数年前に参加した一週間のヴィパッサナーリトリート中、否定的な気持ちに浸りきったことがあります。講師たちはお喋りすぎ、寒く曇りがちな天気にがっかり、周りで瞑想している人たちは無神経に私の方向にくしゃみをしてくるし、周りのことすべてに嫌悪感で反応し、しかも私は煩わしい鼻腔炎を患っていたのでした。何もかもうまくいかない、特に自分の気分は最低。この嫌悪感に嫌気がさした私はすべてに抵抗する代わりに、すべてに同意しようと決心したのです。そして自分の意識の中に起こることすべてを「はい」と静かに迎えはじめたのです。足の痛みに「はい」、責める気持ちに「はい」、くしゃみ、苛立ち、灰色の空に「はい」。

初めはこの「はい」は嫌々で機械的、口先だけのものでしたが、それでも言う度に自分の中で何かがリラックスするのが感じられました。ほどなく、少し遊び心で自分はブッダのようにマーラをお茶に招いているのだから、自分の感情を受け止めるだけではなく積極的に歓迎してみようと決心してみました。「はい」と言う声のトーンを和らげ、フレンドリーにしてみると自分の大げさな反応がバカバカしく思え、たまに笑顔も漏れてきたのです。心と身体がどんどん軽くなり、開いていくのを感じました。鼻腔炎の辛さでさえ軽くなっていったのです。「ノー」と言う暗雲は不機嫌さと苛立ちをすべて包み込む広大な「はい」と言う空にとって代わります。批判的なコメントは浮かび続けましたが、「はい」と言うとそれも通り過ぎていったのでした。こんな奇策は長続きしないという思いが頭をよぎると、それに対して「はい」と言うとそんな思いも消えていきました。抵抗もせず、囚われることもない自分。ムードや感覚、思考はすべてラディカル・アクセプタンスというフレンドリーな空の中を移動してゆきます。私は無条件に人生と同意することから生まれる内なる自由を感じていました。マーラをお茶に招いていたのです。

ラディカル・アクセプタンスの精神は感情の痛みに逆らうことなく「はい」と受け止めることで花開きます。霊媒者として守護天使エマニュエルの教えを伝える本を執筆したパット・ロドギャストは「『はい』と言いながら重圧感と歩めばよいのだ。哀しみに『はい』、囁く切なさに『はい』。恐れに『はい』。愛とは壁やフェンスを取り除きドアの鍵を開けて『はい』と言うこと。単に今という瞬間に『はい』と言えば天国への道が開けるのだ」と綴りました。自分の脆さや恐怖感、欲望や動揺を意識して感じるのだと同意する瞬間から、自分の人生を無条件に優しい心で包み込むことになるのです。

この「はい」という練習を生徒さんたちに紹介すると、難色を示したり、困惑を招くことがよくあります。これは厳しい人生の現実を隠す薄っぺらい「前向き思考」の一環ではないのか？　すべての経験に対して「はい」というのは不可能に決まっているではないか、誰かを傷つけたいとき、ひどいうつ病に苦しんでいるときはどうするのか？　「はい」

と言えばそんな状態をかえって煽ることになるのではないか？

「はい」というのは怒りを肯定するわけでも、感情に浸りきることでもありません。悪意を行動に移すことに「はい」と言うわけでもないのです。誰かに虐待されたり自分に危険が降りかかるような環境にいるときは自分の将来を守るために適切な境界線を引き「ノー」というべきです。しかしそんな状況下でさえも自分の中に湧き上がる恐怖感、怒りや痛みに「はい」ということは可能です。これは考えや感情が自分の中で自然に湧き、そして過ぎ去るのを待つという受け入れの練習なのです。

「自己嫌悪で満たされているのに、優しく受け止めようと努力するのは自分の本当の気持ちを隠していることになりませんか？」という質問を生徒さんからたまに受けることがあります。これはいい質問です。私たちは強い嫌悪感や批判的な気持ちを持ちながら他人に親切を装うことができます。ですから自己嫌悪を感じている際の課題は、「自分を憎んでいる気持ちに対して親切に接することができるか」ということです。自分の感じていることをハッキリと見つめ、つぶされるような否定感に対しても「はい」と言えるでしょうか？　そんなことはできないというのなら、親切になるつもりだという意図を持つだけでも構わないのです。

「はい」と言うのは不快な感情を消し去り気分をよくするためのテクニックだと勘違いすることもあるかもしれませんが、「はい」と言うのは自分が経験していることをコントロールする術ではなく、人生をあるがままに受け止める手助けなのです。リトリート中に私が体験したように「はい」は、必ずしも軽く幸せな気持ちを生み出すとは限りません。例えば哀しみを「はい」と肯定すればその悲しみはより深い嘆きに変わる可能性もあるでしょう。しかしこの「はい」がいかなる結果に繋がろうと、今という瞬間に存在するすべてのことに同意することで、それが何事であろうとも表現する場、そして自分の中から過ぎ去ってゆくことができる場を提供するのです。

しかし私はいつも生徒さんたちに注意して言うことがあります。それは自分の内側で感じていることすべてに「はい」というのは、ときには賢い選択ではないということ。この「はい」という肯定の言葉はトラウマ経験者が過去に経験した凄まじい恐怖感を再び引き起こしてしまうかもしれません。自分の体験をバランスよく無条件の優しさで受け止められるような状態ではなく、それを肯定しようとする試みがかえって逆効果となり、恐怖感にのみ込まれてしまいそうな気分になることもあるかもしれません。そんなときは友人に助けを求めたり、激しい運動で身体を動かしたり、処方薬に頼ったりして、まずその恐怖感を緩和することが大切です。そして当面はきつすぎると思うことには「ノー」と言い、自分のバランスを保てるようなことに対してのみ「はい」というのが自分に対しての最大の思いやりと言えるでしょう。

内面で起きていることに対して「はい」というメッセージを送る方法は沢山あります。辛い感情に対して「大丈夫だよ」「こんにちは」と囁いてみたり、頭の中でメッセージを送ったり、「はい」という気持ちをジェスチャーやイメージで示すこともできます。私の友人は頭の中で、自分に起きていることに対して手を合わせお辞儀をしている姿を想像すると言います。不安感や怒り、罪悪感に苛まされているときに、その感情に対して敬いの気持ちでお辞儀している自分を想像するのです。私は自分の中で感じていることに対して受け止めといたわりのメッセージを送る意味を込めて、自分の胸にそっと手を置くこともあります。

ティク・ナット・ハンはこの「はい」の練習を「笑顔のヨーガ」と呼び、瞑想中でも赤信号を待っているときでもとにかく一日の中で幾度もほほ笑むべきだ、と勧めます。ティク・ナット・ハンは「口元に表れる小さな笑顔のつぼみは意識を高め、魔法のように精神を鎮めてくれる……、あなたの笑顔は自分と周りの人たちに幸せをもたらすのです」と綴ります。笑顔のパワーが私たちをオープンでリラックスした人間にすることは、近代科学でも証明済みです。笑顔の筋肉はストレスに対する自律神経の反応である闘争・逃走・すくみ反応をリラックスさせるメッセージを脳に送るのです。笑顔は、すべての体験を恐れずに無条件な優しさで受け入れる「はい」というメッセージそのものです。

ティク・ナット・ハンの訪れたサンフランシスコ禅センターの生徒さんたちは皆厳しい精神鍛錬に全身全霊を捧げるような真面目な方々でした。滞在終盤にティク・ナット・ハンから最後の指導を授かろうと集合した生徒さんたちに彼は微笑を浮かべて「皆さん、朝はもう少し遅めに起きて……もう少し笑うべきですよ」と指導したのでした。

人生に対して「はい」と言う

この「はい」の練習は私たちが今経験していることのみにではなく、人生そのものに対しても当てはめることができます。友情、育児、自分の外見、性格、仕事、そしてスピリチュアルな道への歩み……すべてに対して「はい」と言えるのです。しかしながらいつも完璧を目指して生きる傾向が強い私たち。一歩下がって「自分のパフォーマンス」を客観的に見てみると、マーラの影が現れ自分の人生はどうもうまく言っていないと感じることがしばしばあります。

禅の師でもあるエド・ブラウンは料理の腕にも長けていて、サンフランシスコにある有名なグリーンズという自然食料理レストランの創業者でもあります。そんな彼がコックの卵時代にタサハラ禅マウンテンセンターで働いていた際に直面したある問題があります。それはどんなレシピや材料のバリエーションを試しても、スコーンがうまくできない、というものでした。幼い頃から大好きでよく作ったインスタントのピルズベリー・スコーンビスケットというブランドによって「到達できない基準」が彼の中で既に定まっていたのです。

僕はある日ついに我に返ったのです。一体何に比べて「だめ」なんだ？　そうか！　僕は缶に入ったピルズベリー・スコーンビスケットを再現しようとしていたんだ！　遂に無意識に比較していた標準に惑わされることなく自分のスコーンを味わう瞬間がきたのです。小麦とバターの風味の残るサクサクとした食感。「明るく、気取らず、リアル」（リルケのソネットのように）。僕のスコーンは生き生きとして、存在感と活気に満ち、どんな思い出よりもはるかに満足のいく出来栄えでした。

自分の人生に全く問題はないのだという気づきの瞬間は衝撃的で解放的な瞬間でもあります。完璧にパッケージングされ製造された製品と比較するから何かが欠けていると感じるのです。ボウルも汚さず、散らかった感情、落ち込むことも怒ることもないスコーン――人生――を作るのはなんてもどかしいことでしょう。

それに比べて今という瞬間をゆっくりと味わうということは、なんという複雑で計り知れない多様性に満ちていることでしょう……。

完璧には程遠くややこしい自分の人生すべてに「はい」というのは、素晴らしく大胆で解放感のある行為です。そんな境地に辿り着けるかもしれない、というかすかなチャンスでさえ喜びのもとになるのです。今まで完璧な「ピルズベリー・スコーンビスケット」を焼くことにエネルギーを費やしてきたのであれば、完璧主義の癖がすぐに直ることはないでしょう。不信感や疑いの気持ちに襲われれば人生を無条件で受け止めるなどとんでもない、と思うかもしれません。人生の苦難に引きずられてもその都度這い上がることができるようになるには練習が必要です。しかしエドが指摘したように、「今どきのスコーン」という思い込みから生まれた「完璧標準」と自分を比較するのをやめることで、今自分が生きている人生に対して誇りを持ち、感謝し、存分に味わい、楽しむことができるのです。人生はこうあるべきというアイディアを捨て去ることで心の底からイエス、はい、自分の人生はこれでよいのだ、と思えるようになるのです。

実践

「はい」のパワー

―ガイド瞑想―

静かに座り、目を閉じて何回か深呼吸をしてみましょう。最近起きたことで怒りや恐れ、悲しみを引き起こす出来事を思い起こしてみてください。パートナーとの喧嘩、愛する人を亡くしたこと、子供との衝突、慢性の病、人を傷つけた自分の行為への後悔……。その場で何を感じたのかしっかりと思い出すことができればできるほど、心と身体全体に感じる感情にアクセスすることができるでしょう。あなたはこの出来事の何に対して一番感情的になるのでしょうか？　ある出来事のワンシーンを頭に思い浮かべ、交わした会話に耳を傾け、この出来事が自分をどのように反映するか、自分の将来にどのような影響を与えると思っているのか、自分の持つ信念に気がついてみましょう。特に胃、胸と喉がどんなふうに感じているかに注意を払ってみましょう。

自分が体験していることを拒否するとどのように感じるのか身をもって経験するために、まず自分の中で「ノー、ダメ」と言ってみましょう。思い出した出来事に関連する痛みに対して、心の中で「ダメ」と言い続けるのです。恐れ、怒り、恥や悲しみに伴う不快感に対して「ダメ」。自分が経験していることに対して「ダメ」というメッセージが伝わるように、否定的で押しのけるエネルギーを言葉に込めましょう。「ダメ」と言い続けるあなたの身体はどう感じますか？　硬く、重いでしょうか？「ダメ」と言うと、その辛い感情に何が起きますか？　あなたの心は？「ダメ」と言い続けながら数時間、数週間、数ヶ月人生を生き続けるとどのような結果に繋がるか想像してみましょう。

　それでは何度か深呼吸をし、ゆっくりと目を開くか、からだを少し動かしてリラックスしながらこの思いを手放しましょう。そしてまた再び先ほど思い出した辛い出来事、会話、イメージ、信念、それにまつわる感情をもう一度思い出してみましょう。今度は自分が菩提樹の下に座りマーラをお茶に招いているブッダだと想像してみましょう。「はい」という肯定の思いを、自分が経験していることに送り続けます。体験していることに対して、「はい」と賛同し続けるのです。感情を「はい」という環境の中に浮かせてみましょう。思い出している出来事に伴う恐怖感や怒り、この練習に対して否定的な「ダメ」という気持ちが浮かんできても構いません。これを「はい」というより大きな感覚で受け止めてみましょう。痛みに「はい」、その痛みが消えてしまえばよいのにと思う自分に対して「はい」。どんな思考や感情が浮き上がってきても「はい」と優しく言い続けてみましょう。「はい」と言い続けるとどう感じますか？　自分の中で柔らかく、何かが動いて開いていくような感覚がありますか？

　心が広くなるような感覚がありますか？　「はい」というと不快な気持ちはさらに強くなりますか、それとも和らぎますか？　あなたの心には何が起きますか？　数時間、数週間、数ヶ月にわたって「はい」という精神で、避けて通れない人生のつらく悲しい出来事に接し続けるとどうなるでしょう？

　思考を手放して落ち着いて、はっきりとした意識の中に身を置きながら、感覚、感情、音やイメージ、意識の中に湧き上がるあらゆることに対して、優しく「はい」と受け止めるのだという心持ちでしばらく座り続けてみましょう。

自分に何が起きているかを頭の中でラベリングするプロセスは、注意力を深め、辛い感情や強烈な感覚を明確なる癒しの存在感で受け止める準備となります。

困難に直面しながら現実をラベリングする
――ガイド瞑想――

＊　＊　＊

楽に座り、目を閉じて何回か深呼吸しましょう。今あなたは人生の中で何か複雑な状況に直面していますか？　対人関係や金銭問題、仕事場でのストレスなどに集中してみましょう。自分に「自分はこの状況に対してどう感じているのだろう」と問いかけ、受け入れの意識で身体の感覚に意識を向けてみましょう。特に喉、胸と胃のあたりに注意を払います。硬さや、プレッシャー、熱がありますか？　あなたが感じていることを言葉で表せますか？　悲しい、落ち着かない、不安、こわい……。頭の中で類語辞典を探すように、「正しい一言」を探す必要は全くありません。頭の中に言葉が浮かぶ度に、それに気がつき、ソフトに頭の中で繰り返すだけ。混沌とした感情を一言で表すことはできないかもしれません。そんなときは主に感じる感情をひとつ二つラベリングしてみてもよいでしょう。しかしこれは感じていることを的確に表現するエクササイズではなく、今この瞬間に感じている感覚に注意を向け続ける練習なのです。

自分が経験していることを認識したあと、身体の感覚に特に注意を払いながら「これは本当だろうか？　この言葉は自分が感じていることを本当に表現しているだろうか？　違うとしたら、他にどんな言葉があるだろう？」と自問してみましょう。頭の中で今自分が経験していることを認識し続けながら、身体の感覚に注意を払い続けてみましょう。

雑念に気を取られてしまっていると気がついたならば「予定を立てている、こだわっている、空想にふけっている」と優しく認識し、再び意識を自分のからだに戻しましょう。そして強い感情や感覚に気がつくたびにそれを認識し、ラベリングしてみましょう。

感じていることにラベルを貼る努力は五％程度。九五％の意識は実際に何を感じているかに向けることを心がけましょう。ソフトに軽い気持ちでラベリングできれば、自分の中に優しく受け入れる雰囲気を醸し出すことができるはずです。

＊　＊　＊

笑顔で人生を包み込む

―ガイド瞑想―

思いやり深いブッダは写真や彫像の中でよく一万の喜びと一万の悲しみを包み込むような微笑をたたえて表現されています。笑顔の精神で瞑想すれば我々本来の心のかたちである、無条件な優しさを呼び起こすことができるでしょう。

＊　＊　＊

楽に座り目を閉じ、自然な呼吸とともにリラックスしましょう。明らかに硬い身体の部分から緊張を溶かしていきます。周囲の音と空間に意識をおきながら、心で微笑みをイメージしてみましょう。穏やかで優しく、ゆっくりと開いた感覚が微笑みというアイディアとともに湧き上がってくることに気がついてみましょう。その笑みが心を満たし周りのスペースに広がってゆくのを感じてみましょう。

そして両目の端に笑みを浮かべるとどんな感覚が生まれるか感じてみましょう。額をスムースに、目の周りの筋肉をソフトにリラックスさせてみましょう。まるで目が温かい水の中にゆっくりと浮いているように感じてみましょう。しばらく目の周りを柔らかく、リラックスさせ続けてみましょう。リラックスした明るさを感じることができますか？

そして今度はブッダのように偽りのない微笑を口元に浮かべ、顔の筋肉をその微笑みでリラックスさせていきましょう。顎《あご》をリラックスして緩め、舌の先で軽く上顎を触れてみましょう。目も笑い……口元も笑っていることを感じてみましょう。

その微笑みのイメージを喉元に動かすと何が起きるか感じてみましょう。柔らかく開けてくる感覚があるかもしれません。喉が固く閉じているような感覚があれば、その硬さを笑顔で包み込んでみましょう。両目の端、口元、そして喉に再び微笑みを浮かべてみましょう。

今度はその微笑みがゆっくりと胸のあたりに降りていきます。心臓のあたりに微笑みの形と感覚が広がってゆくのを想像してみましょう。胸に感じるいかなる感覚も、微笑みの優しさと広さの中に浮かせてみましょう。リラックスし続けながら胸の微笑みが波のように肩、腕、胴体と足をつたって身体全体を緩めていくのを感じてみましょう。微笑みの波動と広がりをおへそ、性器、背骨の付け根で感じることができますか？

微笑みから生まれた、優しく広々とした意識の中に身を置いてみましょう。考えや感覚、感情が生まれるたびにそれが無条件の優しさに包まれているのを感じることができますか？　意識がそれたり、体が緊張してきたと感じたらゆっくりと穏やかな気持ちで頭、目そして口元と心にもう一度微笑みを浮かべてみましょう。

＊　＊　＊

練習を重ねていくことで、微笑みはいつでもシンプルでパワフルに心を開くきっかけになると気づくことでしょう。ここまで説明した「微笑みのプラクティス」をすべてたどらなくても、いつでも思い出すたびにブッダの微笑を浮かべるとどんな気持ちになるかシンプルに試してみてもよいでしょう。

Coming Home to Our Body: The Ground of Radical Acceptance

第５章

身体への里帰り：ラディカル・アクセプタンスの基礎

練習し育み続けることで、気高い志向、平和、マインドフルネスと明確な理解、先見と知識、幸せな人生、そして叡智の極みと目覚めに繋がる唯一の道がある。それは何か？　それは身体に集中するマインドフルネスの練習である。

ブッダ「サティパターナ・スッタ」

（『大念処経』）より

息子ナラヤンが中学二年になり半年が経った頃、私とナラヤンの関係は行き詰まってしまいました。彼の成績は下降する一方でゲームや宿題、電話の使用時間や就寝時間のルール、とにかく毎日色々なことでケンカしあっていたのです。私が彼の行動を監視し、注意をしたり叱ったりすればするほど、ナラヤンは私を無視し、自己防衛し、不機嫌になったのでした。彼が自制するのを期待して少しでも自由を与えると、待ってましたとばかりにその機会に飛びつき、逆効果。ナラヤンの部屋は友人たちがいつも集まる深夜のゲームセンターと化していました。彼の友人はほとんどが優等生で、いい子たちだったので悪影響こそ心配はしていませんでしたが、それが余計に私のナラヤンへの苛立ちを高めたのです。

私の怒りは日常生活のすべてに染み込みます。友人の家に遊びに行ったナラヤンを迎えにいって彼が数分遅れるだけで車で待ちながらイライラし、彼が犬にエサをあげることや猫のトイレを綺麗にするのを忘れれば、なんて無責任なのと飛びつくように責め、ピザをオーダーしてくれと頼まれると「あなたの部屋片付いてないわよ。なんでそんな子にピザなんかオーダーしなきゃいけないの?」と意地悪に言い返したのでした。

正否のアイディアに完全に浸りきり、ナラヤンがルールを破るたびに怒りに任せてズカズカと彼の部屋に入る私。要求と脅しを繰り返せば繰り返すほどお互いから遠ざかってしまったのでした。私のしつけは全く効果がなかったのです。

ある晩、眠れずベッドに横たわりながら、歳月の流れの速さ、彼はもう間もなく自立してこの家を出ていってしまうのだという現実に思いを馳せていました。彼の一〇代をどれだけの怒りと誤解に費やして、私たちが過ごしてきたかに気がついた私の心は、痛み、揺れ動いたのでした。今までと違う態度で彼に接しなければいけない。普段は行動に出る前に間を取ることに慣れている私が、ここ数週間怒りに飲まれて間を取る大事さを忘れてしまっていました。間を取ることで自分の心がもう少し広く優しくなりますように、という願いを込めて次にナラヤンとぶつかりそうになったら必ず間を取る、と私は心に誓ったのでした。

翌晩、宿題を始める約束の時間から三〇分ほど経った頃に彼の部屋の前に行ってみました。閉じたドアからナラヤンのお気に入りのゲーム、「エバークエスト」のかすかな音が聴こえます。画面に釘付けになりコントローラーを忙しく操作している彼を想像する私の中で怒りが募ります。彼はまた約束を破って何時間もゲームで遊んでいたのだとわかり、大きな石をあのゲーム画面に投げつけてやるという空想をいつものように抱きます。

怒りに任せた行動に出る代わりに私はドアの外で待ちました。こうして間を取ると、身体の中の自分の感情と感覚に気がつきはじめます。怒りは胸と喉に募る圧迫感となり、肩と手は緊張し、歯も食いしばっていました。心臓の鼓動は早く、顔が熱い。これを感じるのは何とも不快で、怒りに任せて彼の部屋に入り込むほうがよっぽど簡単でした。

人生の辛い場面をコントロールしようと人を責めたり無視したりする戦略のすべては、このような生々しく辛い感情に気がつくのを避けるための戦略と言えます。「間」の最中に、自分を見失い反射的に行動したり思考に囚われたりせずに、自分の身体の感覚に気がつく。そしてこんなときこそ心と身体の密接な関係がはっきりと見えてくるのです。怒りは身体を緊張させ、爆発しそうな圧迫感として胸に現れます。恐怖感は胃の硬さ、胸と喉が締め付けられるような感覚として現れるかもしれません。羞恥心は顔を赤く染め、背を丸め消えてしまいたいという感覚として感じることでしょう。身体に感じる感覚は人生をダイレクトに体験することのできるゼロ地点なのです。

あの夜、ナラヤンの部屋のドアの外に立ち止まりながら自分の身体に感じる感覚を「あるがまま」に見つめていると、その感覚はゆっくりと変化しはじめたのでした。怒りとして爆発したがっていた胸の圧迫感は、まるで心臓を掴むような深い痛みに変わっていきました。「私、何かが怖いんだわ」と気がつくと同時に「ナラヤンが人生で失敗し、満足できない不幸せな人生を送るのが怖い。彼がテレビやゲームにはまり込んでいるのはすべて私の責任。健康的な人生を歩めるように彼を上手に導いてインスピレーションをあげられなかったのは私のせいだわ」という言葉が頭に浮かんだのです。

自分は不十分な親だというお馴染みの思いが自分の頭の中を満たしていくのがわかります。いつもならこの思い込みに囚われるところですが、今回は自分の身体の感覚に注意を向け続けるのだと、固く決意していたのです。胸を刺すような恥に注意を払おうとすると、別の声が聞こえます。「私はルールを決めて彼をよい方向に導こうと努力したのに、聞く耳をもたないのはナラヤンだわ。私がこんな思いをするのはあの子のせいだわ」するとまるで怒涛のような熱とエネルギーが腕を伝い、ナラヤンの部屋に押し入りそうになりましたが、かろうじて自分の身体のなかで高ぶる感情に注意を向けることができたのです。

　すると身体が沈むような感覚と心臓に重くのしかかる痛みを感じはじめます。この痛みが強まるにつれ私の目に涙が浮かんできました。あの子が悪い、私が悪いという責任の押し付けは消え去り、私たちの間に何が起きたのかに私は気がつきはじめたのでした。暴力的なビデオゲームや映画に惹かれる男性ホルモンに満ちたナラヤンと、そんな彼に対する私の嫌悪感は私たちの間に深い溝をつくりました。この膨らむ悲しみに心を開くと、責める気持ちや彼が人生で失敗するのではという思いが弱くなっていくのを感じます。そんな思いに代わり、心と頭には柔らかさが広がり、私は、一番大事なことは彼を愛することなのだと理解したのです。ドアの向こう側に何が待ち受けているかはわかりませんでしたが、この気づきと柔らかくオープンなエネルギーをナラヤンとのやり取りに取り入れたい、受け止めの心で彼と向かい合いたいと思いました。

　ドアをノックするとボソッと「いいよ」という声が聞こえます。私はゆっくりと彼の部屋に入りました。彼はまだコンピューターのスクリーンに釘付けでしたが、私がただ無言で彼を見つめながら立っているのに気がつくと後ろめたそうに「ママ、今やめようと思ってたんだ、今何時？」と顔を上げます。彼の腕時計が棚の上に置かれているのを見ながら時間を彼に伝えます。そしてまた沈黙。彼は不思議そうに「怒ってるの？　ごめん、こんなに時間が経っているのに気がつかなかったんだ。でも宿題今すぐするよ。そんなに沢山ないし」と言います。

　私は椅子を動かし彼のそばに座ります。「いいのよ、でもあなたと話したいわ」勉強のことや約束を守るという話の内容はいつもと変わりませんでした。しかし**私自身**の気持ちは普段と全く違っていたのです。私は自分の呼吸、姿勢そして自分の手がどこにあるかをはっきりと意識しながら話します。彼の注意がそれたように見えると自分の顔がこわばるのを感じます。彼の言葉に耳を傾けると、ゲームをマスターするのが彼にとってどんなに大切か、疲れてもいないのに時間だからといって消灯されるのがどんなに納得がいかないかという彼の「言い分」に共感することができたのです。自分の身体に意識を置き続けることでナラヤンに集中し、彼の意見を尊重することができたのでした。彼の頭のてっぺんにキスをして彼の部屋を後にする私と彼との間には温かい気持ちが流れていたのでした。

ラディカル・アクセプタンスを私たちの生活に当てはめるのは、自分の身体の感覚に気がつくというたって基本的なレベルから始まります。ヘンリー・デイヴィッド・ソローは「己の人生の流れに最も近い流れのそばに身を置くべし」と言いました。私は自分の身体の感覚に意識をおくことで、自分の無意識の反応の根源を発見していたのです。悲しみと恐れの感覚を避けていた自分。しかしその感覚をマインドフルに受け止めることで、怒りと思考への囚われは弱まっていったのでした。

身体の感覚をしっかりと認識できれば、**私たちの苦しみを永続させる原因である身体の無意識な反応から自分を解放し、思い込みから目覚める**ことができるのです。囚われたりあらがうことなく、ラディカル・アクセプタンスで身体に生じる感覚を受け止めることで、私たちは自分を孤立させるような考えからの解放の道を歩みはじめるのです。そして人生のすべての喜びと生きがいを完全に味わうことができるのです。身体のマインドフルネス（カーヤヌパッサナー）は魂の目覚めと幸福につながるというブッダの約束は、まさにこのことだったのです。

身体の感覚に敏感になる練習

私たちが気がついていてもいなくても、人生は身体を通して経験するものです。しかし大半の人たちは世の中を思考というレンズのみを通して経験し、身体の感覚で感じるチャンスの大半を逃してしまっています。強い風を肌に感じても、雨が屋根に降る音や、香り高い空気に気がついても、その経験を存分に味わうことは稀です。大抵の場合は今何が起きているかとか、次に何をしなければいけないかという自分の中の対話が、経験を覆ってしまっているのです。友達を抱きしめて迎えるときでさえ、何秒くらいこうしていればよいのか、抱きしめた後は何を言おうかという思考で、実際に経験している感覚は半減し、他人を抱きしめて迎えるという行為をしっかりと消化することなく、形だけの行動を取っているのです。

週末のワークショップに参加したあるお年寄りの男性は「首から上だけで生きている」と自分を描写しました。私たちのほとんどは身体の感覚から完全に離れ、思考のみで生きています。身体と頭は切っても切れない関係にあるということでさえ理解に苦しむ人もいるのです。あるとき女子刑務所で瞑想のクラスを教えた際に、ある受刑者は痛みがあったり激怒しているときしか自分の身体に気がつかない、と言いました。激しい痛みや、セックスのように極めて気持ちのよい強い刺激を感じているとき以外の身体の感覚は曖昧で、それに気がつくのは非常に難しいものです。今という瞬間に起きていることの一部にしか注意が向いていない――これが思考に囚われているときの特徴なのです。

作家であり現代の精神的指導者であるハミード・アリは身体を自覚できなければ完全に生きているとは言えない、と釘をさします。

あなたが本当にここにいるかどうか、自分に正直に問いかけてみてください。自分の身体の中にいますか？ それとも身体の一部の感覚しか意識していませんか？ 「身体の中にいますか？」というのは「身体のすべての部分に意識がいっていますか？」という意味です。私はあなたが自分の足を感じているのか、それとも自分には足があるという抽象的な感覚しかないかを知りたいのです。足を感じていますか、それともあなたの足は歩くための道具ですか？ お腹の中を感じますか、それとも自分にはお腹があるのだとボンヤリ感じるだけでしょうか？ お腹は食べ物のためだけにあるものですか？

手を本当に感じていますか、それとも遠くから動かしているだけでしょうか？ 自分の身体を満たす細胞を感じますか？ 身体の中にいないのであれば今経験していることにどんな意味があるのでしょう？ 将来のために準備をしているのでしょうか？ 「これがうまくいけばもっと余裕ができて、今を堪能できる」と自分自身に言い聞かせているのですか？ 今を堪能していないのなら、一体いつになったらその準備ができるのでしょう？

私の身体は感覚の大宇宙であると気がついたのは大学二年のときに試した初心者ヨーガのクラスのときでした。クラスの終盤、足を組み、手を自然に腿か足に置いて静かに床に座りましょうと、先生が指導します。呼吸は、私たちの意識を自然に頭から身体に移してくれるルートとなるので、何度か深呼吸をしましょうと続けます。

そして彼女は身体の生き生きとした感覚を探求してみましょうと指示します。「意識をすべて手に集中し、手をリラックスして柔らかくしてみましょう、手を**内側から**感じてみましょう」。指一本一本をゆっくりと丁寧に内側から感じ、それぞれの手のひら、手の甲、そして手首も内側から感じるようにと私たちをガイドする彼女。私は自分の手の中がピリピリと振動しているような感覚、そして脈を打っている箇所、手から発する熱に気がつきました。リラックスしながら手の感覚を味わっていると、手の形が溶けてなくなっていくような感覚に襲われます。まるで夜空に動き続ける光の点のように、動き続けるエネルギーだけを感じたのでした。この活気のある生き生きとした感覚は自分が無意識なときでも起きているのだ、とハッと気がつきます。自分は人生で重要なことを沢山見逃してきていたのです。

先生は、この生き生きとした感覚を身体全体に感じてみましょうと続けます。私は自分の肩のコリに気がつき、その固さに意識を向けることでコリがあっという間にほぐれていくのを感じます。ピリピリとした温かみが自分の腕を伝って広がってゆくのも感じることができました。硬い胃のあたりに意識を向けると、そこも柔らかくほぐれていったのでした。胸と足の間をエネルギーが流れ、この身体全体が呼吸する生命エネルギーなのだと理解したのです。疑いの余地もないほど自分の人生が広がり、あっという間にまばゆく輝き出したことに対する、なんとも言えない感謝の気持ちが湧き起こります。そのときは気がつきませんでしたが、この先生こそが初めて私に瞑想を教えてくれたのでした。

どのようなタイプの瞑想でも大半は私がヨーガのクラスで足を組んで座ったようにまず姿勢を正し、身体を安定させることから始まります。振動、鼓動、圧力、熱、光、味、イメージや音など、静かになると自分の内面で変化し続ける経験の流れを、より感じやすくなるのです。

しかしながら瞑想をしようと目を閉じるとすぐに気がつくのは、この微妙な内面の世界は興奮感や緊張感、イライラや怒り等の感情、頭の中で絶え間なく続くコメント、批判、記憶や将来の心配やプランで覆われているのだということです。

ブッダは私たちの中で常に無意識に続く感情や頭の反応を「滝」に例えました。この無意識の反応は強い水の力のように、今という瞬間の自分が感じていることを流し去ってしまうからです。ブッダと西洋心理学は、ともにこのプロセスをこう説明します。私たちの頭は経験することすべてを好ましい、不快、中立と評価する。興味をくすぐるような思考や痺れるような感覚は好ましい。異臭やびっくりするような大きい音は不快。自分の呼吸に気がつくのは中立的な経験。好ましい感覚が生じれば、反射的に興奮と切望の思いでその経験を長引かせようと画策する。不快な感覚が生じれば身は縮み、不安と恐怖、苛立ちを感じながら好ましい感覚を感じたときと同じようにいかにそれを避けるかという作戦を練るのです。中立的な経験はつまらないので、注意をより刺激の強いことに向けよというシグナルとなる場合が多いのです。

他人や状況、思考に対する私たちの反応のすべては、実際には**身体に生じる感覚に対する反応**なのです。誰かの不適切な行動にすっかり気を取られて爆発しそうな苛立ちを感じるのは、自分の内面で起こる不快な感覚に反応しているからなのです。同様に誰かに心を惹かれて憧れと空想で頭がいっぱいになるのは、好ましい感覚に反応しているからなのです。思考、感情、行動という渦巻く無意識な反応は、すべて身体の感覚への反応から生じています。ですからこの内なる感覚を認識していなければ、自分の存在、明確な意識、心、すべてから切り離され、私たちの人生は無意識な反応という滝の流れの中に失われてしまうのです。

この感覚の喪失から目覚めるために、ブッダは「身体を中心としたマインドフルネス」を推奨しました。身体の感覚は感情や思考と本質的に密接に結びついており、意識のプロセスの基本そのものなのです。ブッダはこれをマインドフルネスの第一の基本と呼びました。好ましい感覚や不快な感覚はあっという間に感情と思考の連鎖反応の引き金となるので、マインドフルの練習の中心は思考が浮かんでいると認識すると同時に、身体の感覚に何度も意識を戻すことなのです。例えば腰のあたりの不快感に気がつくと「この痛みはいつまで続くのだろう、どうしたら痛みが消えるだろう」という心配の声が自分の中に聞こえるかもしれません。もしくは心地よくリラックスし、心が開いた気持ちのよい感覚を経験すれば「どうやってこういう気持ちになれたのだろう、もう一度再現できればよいのに」としきりに思うかもしれません。そういった自分の思考を観察し、手放し、思考の下に眠る身体の感覚に意識を向ける、これがマインドフルネスの練習なのです。

身体の感覚にマインドフルに気がつくことができなければ無意識の連鎖反応を断つことはできません。ヴィパッサナー瞑想の教師であるS・N・ゴエンカは頭を通り過ぎてゆく思考にのみ注意を払えば「心が深いところで反応し続ける。**思考は、必ず身体の感覚として現れるという基本を見逃してはいけない**」と警告します。

ブッダの教えた基本的な瞑想法は、この常に変化していく感覚に囚われず、それを変えようとしたり、拒否したりせずにマインドフルに見つめるという方法でした。しかしブッダはこれは感覚を遠くから傍観者のようにマインドフルに見つめることではなく、身体に感じていることを直接に感じることであると説きました。例えば手を自分の身体の外側に存在する「物」として捉えずに、手に感じるエネルギーをいつでも気をつけて察知する、**身体を内側から感じることができるように練習していくのです。**

私たちは感覚をじかに味わうことなく、「背中に痛みがある」という観念として捉えることがあります。自分の頭の中にある「身体」という概念から背中という部位を描写するのです。しかし「背中」とはいったい何でしょうか？　身体の部位という概念を忘れて、その場所の内側に意識を持っていくと、何が起きるでしょう？　同様に、痛みから「痛み」というラベルを剥がすと、いったい何が起きるでしょうか？

痛みに対してマインドフルに意識を向ければ、そのあるがままの痛みの瞬間瞬間の経験を発見することができます。例えば、限られた体の部分に圧迫感や疼きを集中して感じるかもしれません。さらに集中して意識を向けてみれば熱感や硬さ、ズキズキして、刺したり引っ張られたり、ねじれたりする感覚に気がつくかもしれません。そしてその感覚は一点に強く感じるのではなく、広がり弱くなっていくかもしれません。こうして注意を払い続けると、感覚は浮かび上がり、顕著になり、そして他の感覚と混ざり、消えてはまた他の場所に現れることに気がつくかもしれません。

私たちが経験することは常に流動しているのだという気づきは、マインドフルに感覚を見ていく上での最も重要で独特な気づきのひとつです。確固として変化しない自分の経験は一切なく、感覚はむしろ終始変化し続け、現れては消え、その強さも、質感も場所もすべて変わっていくと理解する。肉体が経験している感覚の細部に注意を払うと、この感覚は一瞬たりともじっとしていないものだとわかるのです。最初はこの事実に違和感や恐怖感を覚えるかもしれません。

自分の考えを手放すたびに、自分に起きることには根拠も方向性もなく、隠れたり逃げたりすることはできないということに気づきます。瞑想のリトリートに来たある生徒さんは「感覚だけに数秒以上意識を向けていると、どうも不安になります。背後から襲われるんじゃないかという気持ちにもなる。何か大事な考えごとを忘れているのではないかとも思うんです」と言いました。思考や判断、計画という普段の警戒心を維持しなければ、自分に悪いことが起きるのではないかと思うのはごく自然な反応です。しかしこの習慣こそが私たちを人生との闘いにおとしいれ続けるのです。何事にも取りすがることができないと気づいたときに初めて、私たちは自分の経験をコントロールしようという努力から解放されはじめるのです。

感覚は常に変化し、動いています。その自然な展開と変化に抗ったり、しがみつこうともがいたり、打ち勝とうと体を硬くしたり、考えに囚われたりするのは、まるで川の流れをせき止めてその流れを変えようとするのと同じことです。好ましいことを経験しているときはこの川の流れに逆らおうとはしませんが、感情的または肉体的な苦痛を感じるときは、縮みこみ、逃げようとする。この事実に気がつきラディカル・アクセプタンスを通して痛みの対処方法を学ぶことは、最もやりがいのある、解放感につながる練習のひとつだと言えるでしょう。

痛みに恐怖感で反応する：「どこか悪いのでは」

私は初めて妊娠がわかったとき、薬を使わず助産師の助けを借りて自宅で出産しようと夫と決めました。出産はごく自然な過程であると思っていましたし、妊娠中特に問題もなかったので、病院よりも馴染み深く温かみのある自宅で出産したいと思ったのです。出産にできるだけしっかりと意識を持ちながら立ち会いたい。出産の痛みは強烈であろうとわかってはいましたが、普段のヨーガと瞑想の練習が「流れに身をまかせる」助けになるはずだという確信がありました。

陣痛が始まると、私の準備は整っていました。陣痛の痛みに抗えばより辛くなるとわかっていたので、その痛みとともにリラックスし、呼吸し、こらえることなく声を出し、自分の身体に備わる知恵に身を委ねたのです。すべての動物のように何も考えずに痛みを自然な過程として乗り越えながら自分の内側で起こるドラマに直感的に応え続けます。すると突然何かが変化します。赤ちゃんの頭が見えはじめると痛みが急激に激しくなったのです。呼吸をしながら乗り越えることもできないような痛み。こんなに痛むのは絶対に何かがおかしいからだという思考が頭をよぎると、全身が緊張し、ゆっくりとした深呼吸は、速く浅い、パニック状態の息に変わります。自信も、痛みの波に乗るのだという決意も消え去っていたのです。

私たちが「痛み」と呼ぶ不快な感覚は進化の構造のあらゆる面と同様に、サバイバルに欠かせない賢い備えの一部です。痛みは、「注意を払え」、「身体に気をつけよ」、という私たちの身体からの呼びかけなのです。マサチューセッツ大学のストレス低減クリニックで世界的に有名なジョン・カバットージン博士は、慢性および急性の痛みに苦しむ患者にマインドフルネスを教えています。彼はこう書きます。

「身体の病状や痛み、それに対する自分の気持ちは、自分の身体と心に大事なことを告げに来たメッセンジャーと見なすことができる。昔は使者が王様に運んできたメッセージが気に入らないと、その使者を殺すこともできた。これは自分の病状や感情は厄介だからとそれを押し殺すのと同様である。使者を殺したり、そのメッセージを否定して激怒したりするのは癒しをもたらす賢いアプローチとは言えない。（痛みや病状は）身体の自己調整とバランスの回復に繋がるフィードバックシステムの輪の一部である。この輪を完成するのに不可欠な繋がりを無視したり、断ち切ったりするのは絶対にやめたほうがいい。症状が出てきたときの真の課題は、身体のメッセージに心から耳を傾けることができるか、身体と心を完全に連結できるかである」

この身体からのメッセージはときには即答を要します。燃えさかる火で火傷を負わないように自分の手を引っ込める反応。頭痛や脱力感を感じたら何か食べる。急性の胸の痛みと息切れがあれば一一九番で救急車を呼ぶ。またある痛みは傷の悪化を避けるために動き回らず休んで、という痛みの声なのです。陣痛の痛みは出産というハードな経験に本能的に集中する力を私たちの中に呼び起こします。死期の迫る動物が一人になる場所を探し求めるように、死の床での痛みは静けさと平和に満ちる内なる聖域へと私たちを導いてくれるかもしれません。恐怖心に惑うことなく痛みを受け止めることができれば、その使者のメッセージに耳を傾け整然と答えることができるのです。

しかし私が出産のときに経験したように、強烈な痛みは、分娩のように一見自然で当たり前なプロセスの一環であっても、人を不安にさせることには変わりありません。痛みに恐れで反応した私は、何か悪いことが起こっているのではないかという感情と思い込みを、この不快な感覚に付け足したのでした。私の身体と心はラディカル・アクセプタンスを実行することなく、痛みに抵抗し戦い続けたのです。

痛みに対する不安感は人間の自然な反応ですが、私たちの社会では痛みはダメ、間違っていると解釈する傾向が顕著です。私たちは自分の身体を信用せず、まるで自然界を人間の意志に従わせようとするように、身体もコントロールしようとするのです。そしていかなる手段でも痛みを取り除くことが大切だと思い込み、痛み止めを使うのです。これは出産、生理、風邪や病気、老化や死などすべての痛みに当てはまります。痛みは自然現象ではなく、敵であるという思い込みが社会全体に蔓延しているのです。痛みは殺すべき使者であり、受け入れるべきものではないと。

私はあの強烈な分娩のとき、痛みと真っ向から対決していました。痛みへの抵抗心や恐怖感を見慣れている私の助産師さんは、「安心して大丈夫……、この痛みは普通なことよ」とすかさず私を力づけます。彼女が同じ言葉を何回か繰り返すと、そのメッセージがようやく私に沁みこんでいきます。身が焼けるような痛み、爆発しそうな苦痛、引き裂かれるような痛みと極度の疲労の合間に、深呼吸をしてリラックスせねばと思い出すことができたのです。**これは単なる**

痛み、何も悪いことではない、私はこの痛みに心を開き受け入れることができるのだ、と。

生きることには痛みはつきもの、ときには激痛を経験することもあるでしょう。痛みの終わりに健康な新生児を抱く喜びが常に待っているわけでもありません。痛みと一生をともにしなければならないこともあります。怪我をして身体が不自由になったり、死に繋がることもあります。痛みと死は非常に密接な関係にありますから、痛みを感じる度に「どこかおかしい」と思うのは当然のことですし、恐怖感に襲われ本能的に痛みをコントロールしたり取り除こうとするのも当然です。

けれど私が出産の際に気がついたように、痛みは必ずしも苦しみに繋がるわけではありません。ブッダは苦しみの原因は自分が経験していることに抗ったり、執着したり、現実を無視して人生がこうなってほしいと思うことにあると説きました。また**「痛みを避けることはできないが、苦しむ必要はない」**とはよくいわれるところです。痛みを明確な意識とプレゼンスで迎えれば、痛みは単に痛みにすぎないとわかるでしょう。痛みに無意識に反応せず、マインドフルに受け止めることができれば、自分は痛みに苦しむ犠牲者だと身を縮こませることもありません。痛みの感覚を恐れ、この痛みは「ダメ」だと認識することで、間違った思い込みが始まるのです。ブッダが説いたように、このいたって基本的なレベルの人生経験に執着したり抵抗すれば、滝のようなとめどない条件反射が始まります。恐怖感というそれこそが不快な感覚は痛みを悪化させ、元々の痛みだけではなく、恐怖感の苦しみからも逃れたいと私たちをもがかせるのです。実際に痛みの一番不快な感覚は、大抵の場合痛みに対する恐怖感なのです。「自分の経験している感覚を単に純粋な**感覚として**捉えれば、その感覚に対して**そのときに**抱く感情や考えは無駄で、しかも必要以上に状況を悪化させる行動であるとわかるであろう」とジョン・カバットージンは言います。身体の感覚をなにか恐れるべきものと捉えれば、痛みは単に痛みではなく、そこから遠ざかるべき何か間違った悪いものとなってしまうのです。

恐怖はしばしば複雑な思い込みに膨れあがります。私は四年間慢性疾患に苦しんでいた時期があります。その経験の中で一番辛かったのは、病を患う自分は「きちんと」自分の身体を管理する能力がないという思いでした。倦怠感や消化不良が起きる度に頭の中は「何かがすごく悪いんだわ……、深刻な病を患っているのかもしれない」というような思い込みと解釈で溢れます。いかに自分のせいでこうなったのかと考え「抵抗力が落ちているわ。睡眠時間を割いて頑張りすぎたんだわ……、紅茶の飲みすぎが胃の酸度に影響したのかもしれない」とくよくよと思い悩んだのです。疲労の波と胃けいれんに伴い、自分の弱さと羞恥心を感じ、痛みはダメなこと、この痛みは自分のせいで、自分の人格的欠陥を示唆するものだと感じていたのでした。

痛みへの思い込みにどっぷりと浸かり込んでしまうと、その痛みを常に変化し続ける感覚の流れとして経験することができなくなってしまいます。それどころか痛みの周りにある筋肉はこわばり、痛みを敵対視することでこの痛みは際限なく続く不動の塊と化していくのです。痛みへの抵抗は新たな症状や苦痛の層を築き上げることになりかねません。痛みへの批判と心配で筋肉が強張り、それが私の疲労感を悪化させたのかもしれません。自分の身体の感覚から離れ、痛みに対する恐れに満ちた思い込みを信じることで私たちは身体の中に痛みを拘束してしまうのです。

鋭い痛みを感じると、恐怖感は一気に高まり、この「何かおかしい」という思いは、とっさに私たちを痛みとの闘いに駆り立てます。私の友人は椎間板の一部が突出して脊髄を刺激し、激烈な痛みに襲われていた時期がありました。「誰かが僕の左足にガソリンをかけて火をつけたような痛み」だと彼は言いました。ほかのことは何もできないほどの容赦ない痛み。彼はあらゆる術を尽くしてその痛みの激しさから逃れようとしました。ひところは二種類の強い睡眠薬、ステロイド剤、抗炎症薬と、もう二種類の筋肉弛緩剤、鎮静剤を同時に服用していたのです。薬を飲めばしばらく意識を失いますが、目が覚めると次に薬を飲むまで痛みで苦悶し続けたのでした。「痛みには面白い性質がある」と彼は私に手紙を書きました。「痛みが強ければ強いほど周りの世界が見えなくなる。痛みが深刻だと痛みと自分のデリケートな勝負の世界に閉じ込められてしまうんだ」

身体の痛みをラディカル・アクセプタンスで受け入れず、最初から恐れと抵抗感で反応してしまえば、その結果として続く無意識の連鎖反応は私たちの精神をすり減らしていくのです。何かおかしい、と信じる瞬間に私たちの世界観は狭まり、痛みとの戦いに我を失ってしまうのです。この過程は感情的な痛みでも同じで、私たちは孤独感や哀しみ、怒りという不快な感覚に抵抗しようとします。感情的な痛みでも、肉体的な痛みでもそれに対して恐怖心で反応すれば自分を見失い、思い込みに苦しむことになるのです。

トラウマを残すような痛みであれば、そのインパクトが長期的に精神に残ることもあります。トラウマの被害者は痛みに怯えきって、その痛みから完全に身を引くことで身体と心の意識的な繋がりを絶ってしまうのです。これは心理学では「解離」と呼ばれています。ほぼすべての人間はある程度身体から切り離されていますが、危険は絶えずつきまとうのだと思い込みながら生き続ければ、身体感覚を取り戻す道のりは遠く繊細なプロセスになることでしょう。

トラウマ的恐怖：身体からの解離

ロザリーは幼少の頃父親にひどく虐待されていました。父親は酔うたびに彼女の下着の中に手を入れてきたり、夜に彼女のベッドに入り込んできてはクライマックスに達するまで彼の身体をこすりつけてきたのでした。抵抗すれば殴られ、もっとひどい仕打ちをすると脅かされます。逃げて隠れようとすれば父親は激怒し、追いかけて来ては情け容赦なく彼女を殴り続けたのでした。両親の離婚する一年前に二回、彼女は父親に強制的に性交を強いられもしました。このような深刻なトラウマは彼女の精神と肉体に一生残る傷跡を残します。そんなロザリーが私を訪れて来たのは彼女が三五歳のとき。未婚で拒食症気味でした。既に色々なセラピーを経験していた彼女は断食ダイエットを繰り返し、定期的に起きる不安発作にさいなまれていました。彼女の身体は細く、固く強張り、あらゆる知人への不信感を抱いていたのです。

彼女は自分に好意を抱いている人たちは自分を利用したいだけと思い込んでいました。ある友人はパーティーに一人で行くのが嫌だという理由だけで自分と付き合っているのよ、と言います。もう一人の魅力的で男性にモテる女友達はロザリーと一緒にいればその友人の「優越感が高まる」から友達なのだ、とも。ロザリーはデートの相手を見つけるのに困ることはありませんでしたが、その関係は長続きせず、関係が下り坂になりそうだという兆候を察知した途端に、振られる屈辱を恐れてその人と別れるのでした。長年の知り合いとも距離を置いて付き合い、不安発作に苦しんでいるときでさえ「すべてがうまくいっている」ように振る舞うか、しばらくの間、友人のサークルから姿を消すことを繰り返していたのです。

ロザリーが他人と時間を過ごせるのはほとんどの場合、大麻を吸ってハイになっているときだけ。大麻を吸えばしばらく物事がうまくいっているかのように見えたのですが、毎晩ハイにならなければ夜通し眠れないようになってしまった、と私に言います。大麻や睡眠薬を飲まなければ、夜中に悪夢で目が覚めると。その悪夢は、暗い場所に隠れているロザリーが野獣のような狂人にいましも見つかる寸前というもので、いつも同じものだったのです。

神経心理学ではトラウマを引き起こすような虐待は人間の生理機能、神経および脳内物質に永続的な影響を与えると説きます。人間は記憶形成の通常のプロセスの過程として、新しい状況を過去に形成されたまとまりのある世界観と比較して判断します。しかしトラウマを負うと、急激な痛みや激しい刺激がこの通常の認知過程をショートさせてしまうのです。トラウマの患者さんは通常の人のように新しい体験と自分の世界観を照らし合わせて学ぶことができないため、身体感覚と視覚という原始的な形の記憶形成に逆戻りするのです。身体の中で未消化のまま閉じ込められているトラウマは、ランダムに意識の中に表面化します。トラウマを持つ人は、危険な状況から何年経っても、トラウマ経験があたかも今実際に起こり続けているかのようにその出来事を思い出す可能性もあるのです。

未解決の傷は私たちの身体に備わる自己防衛本能を常に警戒態勢におき、苦痛な記憶が突如蘇ったときだけでなく、一見危険のないような状況下でも身体が記憶している驚くほどの痛みと恐怖が活性化されることもあるのです。パートナーが苛立って声を荒げただけで過去の傷、身体の中にすむ恐怖や激昂がすべて紐解かれることもあります。実際に危険に面しているかどうかには全く関係なく、この危険な苦痛から逃れなければならないという、抑えきれない衝動に襲われるのです。

トラウマの犠牲者はこの極端な苦痛を乗り越えるために身体から解離し、身体の感覚を麻痺させるのです。まるで自分の体から離脱して、人生を遠くから経験しているような「非現実感」を覚える人もいます。ありとあらゆる手段を駆使して、自分の身体の中に感じる生々しい痛みと恐怖から自分を切り離そうとするのです。攻撃的な行動に出たり、うつや困惑感でこわばり、自殺願望を持ったり、気を失うまでアルコールを摂取したりすることも、過食や薬物使用に走ったり、強迫観念に取り憑かれることもあります。それでも苦痛と恐怖は消え去るどころか、背後で待ち伏せして時折、突然その人を乗っ取るのです。

解離は確かに保護的な役割を果たしますが、同時に苦しみを生みます。自分の身体を置き去りにするのは、まるでふるさとを後にするようなもの。痛みを拒否し、身体という人間の存在の基本から自分を切り離せば孤独感や不安感、羞恥心といった不健全な感情を経験することになるのです。スイスの心理学者アリス・ミラーは身体の中で起きていることを避けることは不可能で、それに注意を払うか、もしくは結果的に苦しむかどちらかであると言います。

「私たちの幼少期の真実は体の中に記録されている。それを抑制することはできるが、決して修正することはできない。自分の知性を欺いたり、感情を操ったり、思考を混乱させたり、身体を薬で騙すことは可能だ。しかし未だ清い魂を持つ子供が妥協や言い訳を許さないように、身体は必ずいつしか自分に請求書を送りつけてくるのだ。そして真実を避け続けることをやめない限り私たちを悩ませ続けるのだ」

セラピーをはじめると、ロザリーの身体が彼女に請求書を送ってきているのは明らかでした。はじめの数回のセッションは彼女の人生を吐露することに費やされます。しかし頭のよい彼女は自分の問題やそれについての原因などを明確に話すことはできましたが、まるで他人の人生を語っているような口調だったのです。私たちが会話しているときは身体の感覚には全く気がつかないのだけど、セラピーの場以外ではパニックと激昂にさいなまれることがあり、そんなとき彼女は身体の感覚があまりにも強烈で死にたくなる、と言いました。

身体への恐れを徐々に軽減していくアプローチを取れば、以前のセラピーとは違った結果が得られるはずだと伝えると、彼女はこのアプローチに快諾します。私はロザリーという人間をできる限り理解したいと思いましたし、彼女は私を信用し、私に安心感を持つことが必要だったので、私たちはまずこの基盤を数週間に渡り築き上げていったのでした。彼女の心の準備が整うと、私は無意識の精神世界を探索する旅に一緒に出発してみましょうと提案しました。

旅への出発の日。ロザリーに楽に椅子に座り、目を閉じるように勧めます。そして長く曲がりくねった階段をゆっくり下りていく彼女の前に秘密のドアが現れるという催眠的なイメージで彼女をガイドしていきます。一歩歩む毎に心配事を忘れ、次第にリラックスして興味が湧いてくる、と私は彼女に囁きます。階段の下にたどり着いた彼女の体は微動だにしませんが、まぶたがピクピクとし、顔はほのかに赤くなっています。彼女は、ドアが見えるかしら、と尋ねる私の声に頷きます。このドアの向こうにはあなたの癒しに不可欠な無意識の世界からの大切な贈り物が待っているの、と私は彼女に言います。何が起きても彼女の身は安全で、私が常に一緒にいるから帰りたいと思えばいつでも帰ってくることができる、と彼女に念を押します。そして心の準備ができたらドアを開けてみて、と言いました。

ロザリーの身体が強張ります。「何が見えるの?」と優しく尋ねると、彼女は囁くように「小さい女の子が……。クローゼットに……隠れている……」

その女の子は何から隠れているのかしらと尋ねると、ロザリーはかすかに首を振ります。その子は幾つなのと、しばらく待ってから尋ねると「七歳」と答えます。「父親だわ。この子の父親が彼女を見つけて傷つけようとしているんだわ」とすかさず言います。「この子は今安全よ」と彼女を安心させ、「リラックスして次に何が起きるのかを観察してみましょう、この子を助ける術がわかるかもしれないわ」と彼女に言います。ロザリーの呼吸が少しゆっくりしてきたのがわかったので、今その女の子は何をしているの、と尋ねると「お祈りしているわ。痛すぎてもう我慢できないって」

私は少し間を置いてから「ロザリー、どうしたら彼女の痛みを和らげてあげられるかしら?」と尋ねました。

ロザリーは顔をしかめてこう言います。「一人ぼっちで……、誰も側にいないわ」そしてゆっくりと「この子の面倒を見てくれる誰かが必要だわ」と。

「誰が一番適任かしら?」と尋ねる私。ロザリーは集中し、暫く間を置きます。すると突然、彼女の顔に驚きとおかしそうな表情が浮かびます。「妖精だわ! 妖精があの子と一緒にいる……、クローゼットの中にあの子と一緒にいるの」暫くすると「妖精はキラキラした青い光に囲まれて、金色の魔法の杖を振っているわ」と言います。

「ロザリー、その妖精は何か女の子にメッセージとか言いたいことがあるみたい？」と私。ロザリーは頷き「妖精はこの子を助けてあげられるって言ってるわ。大人になって、もっと強くなってから対処できるようにこの辛い経験を暫く忘れさせてくれるって」

暫く待ち、妖精は一体どうやってそれを実現するのかしら、と彼女に静かに尋ねます。ロザリーの声は慎重で落ち着いていました。「魔法の杖でこの子の身体の色々な部分に触れるって……、そうするとその部分がこのひどい思いをしまっておけるって言ってるわ」彼女は間を取り自分の内なる声に耳を傾け、こう続けます。「身体が束縛されるのは辛いけど、この子の内側に起きることを沈黙して、制御できれば、この子は生き残れるって」

長い沈黙の後、何が起こったのとロザリーに尋ねます。「そうね、妖精が、怒りと恐怖が顔を出さないようにって、お腹に封じ込めたわ。いやらしい気持ちのせいでまたトラブルに巻き込まれないように骨盤と膣に鍵もかけた」ロザリーは震えながら何度か呼吸をします。「他には？」と私は優しく彼女に尋ねます。

話しはじめた彼女の頬に涙が落ちはじめます。「心が壊れる痛みを感じないように肋骨を硬くしないと、って」そして暫くの沈黙の後に少ししっかりした声でこう続けます。「助けを求めたり、怒って叫んだりしないようにこの子の首は要塞のように分厚い円球の壁になるって……」沈黙するロザリーと私は一緒に座り続けたのでした。

「よく頑張ってるわ」と私は彼女に伝え、そして「妖精は他に何か言いたいことがあるかしら？」と優しく尋ねました。ロザリーは頷き「この子はいつか我慢できなくなって、身体が秘密を明かしはじめるって言ってるわ。**自分らしさを取り戻したいと心の底から願っているから**……長い間隠してきたことをすべて手放すだろうって」静かに泣く彼女の肩は涙とともに揺れます。「妖精が、心配しなくていいわって。この子を大切に思う人たちに囲まれながら自分を再発見できるからって」

ぐったりと椅子に座りこむロザリーに、今何が起きているのかしら、と私は尋ねました。「妖精が女の子の肩に手を回してベッドに連れて行っているわ」暫くしてからこう囁き続けます「目が覚めたら何が起きたかは忘れている、でも準備ができたらまた思い出すでしょうって」ロザリーは暫くの沈黙の後、柔らかな声で「妖精が『またそれまで、あなたをいつも愛しているわ』って女の子に伝えたわ」と呟いたのでした。

まるで大切な本の最後のページを読み終わったかのように、ロザリーは私がいつもソファーに置いておくショールに身を包み、体を丸くしてクッションの間に横になります。「横になってもいいかしら?」と呟きます。「少し休みたいの」まるで長いこと感じたことのない真の安らぎを味わっているような彼女の顔は、なんとも穏やかでした。

ロザリーはこの内なる旅を終えてから数週間の内に、まるで繭から蝶が生まれでるように変化していきました。身体の動きですら滑らかに、軽やかになっていったのです。彼女の「妖精物語」を私の瞑想クラスの中で話してもいいかしらと尋ねると、自分の感じている新たな心の安らぎを他の人たちも感じることができれば、と喜んで承諾しました。瞑想クラスでロザリーの話をすると、大勢の人が彼女の話に共感し、涙を流したのでした。彼女のようにいかに彼らも自分の肉体から遠ざかり、エネルギーを抑え、自分を殺しながら生きてきたかに気がついたのです。彼らはロザリーの物語を通して自分の奥深くに眠る傷に直面してこなかった自分を許せる可能性を見出し、人間は耐え難い痛みから本能的に逃げようとする生き物なのだと理解したのでした。

私たちは人生の中で肉体的、精神的な耐え難い痛みから自分を遠ざけることしかできない場面に遭遇することもあることでしょう。しかし癒しへの道は、この痛みの眠る身体の部分と再び繋がることで開けるのです。自由への道に近づくためにはロザリーも、そして私たちも恐怖とともに葬り去られた痛みをラディカル・アクセプタンスで受け止めることが必要なのです。癒しへの旅はどんなに深い傷を負っても、身体と自己の完全性へ導く内なる声に耳を傾けることから始まるのです。

傷を癒す：身体への里帰り

ロザリーは自分に起きた過去の経験をこの「旅」によって消化し、その経験から自分を解放する術を発見したのでした。その後のセラピーセッションのほとんどは彼女が自分の身体の感覚に慣れるためのテクニックを検討することに費やされました。
私がまず最初に彼女に教えたのは「ボディスキャン瞑想」という部位毎に身体を意識しながら、その意識を上下全身に移動させていくという方法でした。脚、胴体、肩、腕、手、首、そして頭。意識している部位にエネルギーと光を吸い込むようにイメージし、息を吐きながら体を完全にリラックスしてみてはどうかと彼女に促します。身体の部位への意識を深めると同時に、そこに何を感じているかに気がつき、その感覚をあるがまま受け止めてみるように促します。

胃と骨盤のあたりにはあまり感覚がないというので、彼女にとって癒しを思い起こさせる色は何色かと尋ねると、彼女はあの妖精を囲んでいたキラキラとした青い色をすぐに思い出します。感覚の薄い部分にその青い色を浴びせて、呼吸をする度にその色が自分の身体の中を流れていくようにイメージしてみましょうと私は勧めます。暫くするとロザリーは緊張の面持ちで「何か動いてる感じがする、少し痺れるような感じ」そして「今はこれで十分だわ」と言いました。彼女は新たに感覚が目覚めてきた部分に長く意識を向け続けることこそできませんでしたが、自分にとっての「危険地帯」に勇気を持って一歩を踏み出した自分の努力を誇りに思うことができたのでした。

彼女は、ある男性との出会いに心躍らせながら次のセッションにやって来ました。しかしその興奮感は次の週までには不安感にとって代わり、彼女の身体は恐怖で硬くなっているように見えました。この男性に本当に好意を抱いているから逃げたくない。「でもこの恐怖感をどうにかできないと絶対に彼から逃げる羽目になるわ、タラ」と言います。彼女は自分の身体に起きる感覚をラディカル・アクセプタンスで受け止めねばならない機会が訪れたとわかっていたのです。

私はロザリーに、間《ま》を取って、身体の中で一体何が見てほしい、受け入れてほしいと尋ねているのかを感じ取ってみてと提案します。これはロザリーが初めて試みることでした。今まではリラックスしながらマインドフルに身体の感覚を感じていただけで、危険はなかったのです。しかし生々しい恐怖感に触れるのは身体に眠る苦痛にじかに触れること。彼女は目を閉じ、じっと動きません。その沈黙が一分ほど続いた後、彼女は自分の手を胃の上に置いて「この中だわ。本当に怖い……吐きそうな気分だわ」と言ったのです。私は彼女を「あなた自身の優しく温かい手に助けてもらいながら不快感に意識を集中してごらんなさい」と励まします。お腹のあたりを内側から感じて、何が起きているかにただ気がつくことができるかしらと問いかけます。

ロザリーは何回か深呼吸してソファに座りなおし、その後数分間彼女の中で何が起きているかラベリングしながら声に出し続けます。お腹の真ん中に感じる痛みと、絞るような固さ、深呼吸とともに上下する胸、胃のしこりが溶けてほぐれていく感覚、胃に広がる震えと落ち着きのなさ、「彼なのかもしれない」という思い、刺すような恐怖感、震え、クローゼットに隠れる孤独な子供のイメージ、「我慢できない」という思い、胸と喉に広がる熱感、喉の詰まり、青い光を吸い込む、喉が柔らかくなる、湧き上がる悲しみ……。ようやく顔を上げた彼女の目は潤んでいました。「こんなに色んなことが自分の中で起きていても、私はあの小さい女の子を抱きしめ続けてるわ」そして暫くしてこう言いました。「私、この痛みを受け止めることができるような気がする、どんな感情とも付き合える気がするわ」と。

この変化する感覚の流れを感じ、受け止めるというプロセスは、仏教心理学と西洋の経験的心理療法、両分野において人が変わることのできるきっかけの中心に位置するものです。身体の感覚と自分の思考で成り立つ感情が、一体身体のどこの部分で息づいているかを感じることができなければ、苦しみに終止符を打つことはできません。じかに肉体に感じる感情に安定した意識を向け続ければ、過去にその感情と関連し、身体に閉じ込められた思考と感覚が「活性化」され、意識の表面に浮かび上がってくるのです。そして過去に受けた何層にもなる傷や恐怖感や怒りは、意識の光に照らし出されて自ずと鎮まりはじめるのです。ロザリーのように身体に閉じ込められていた過去の苦痛を感じ、それを解放できれば、今の時点で感じる感情を優しく、はっきりとした心で迎えることが可能になります。私たちは詩人のルーミーが言うように「痛みの治療法は痛みそのものの中にある」ということに気がつくのです。

ロザリーが痛みを癒す「治療法」を見つけるには彼女がある程度安心し、信用できる環境を作ることが必要でした。あの内なる旅以来、彼女の中には基本的な信頼感が生まれはじめていたのです。ロザリーにとって私との関係はまるで夢に描いたようなもの――私が心から彼女のことを気にかけていると信じ、自分の身体を再発見していく際も、私の援助をあてにすることができたのでした。妖精との出会いは彼女自身の中に眠る叡智、自分を守ろうという本能、そして自分らしさを取り戻したい、はっきりとした意識で人生を歩みたいという切望感を露わにしたのでした。この信用の根をより深めていたのは、リスクを取って身体感覚をマインドフルに感じるという行為だったのです。身体を内側から感じ、自分が最も恐れる感情でさえ受け入れる度に、自分の身体の中でリラックスできる自信は増していったのです。自分に何が起きても**大丈夫**。彼女は痛みとともに過ごすことで治療法を見つけたのでした。

身体の体験にラディカル・アクセプタンスを用いることを習うことは段階的なプロセスです。身体の中に恐怖が蓄積されていれば、ロザリーのように「川の水に足のつま先を入れるように」感覚に触れ、必要があれば一歩下がることからはじめなければなりません。痛みを全く感じないときもあれば、その痛みが酷いときもあるでしょう。自分の身体の中でリラックスできるようにと、歯を食いしばりながら自分の意識を強すぎる肉体や感情の痛みに向け続ける必要はありません。むしろ精神的に疲れていれば休息を取り、自分の意識を他に向けることが思いやりのある大切な行動です。瞑想中であれば痛みや恐怖感に思いやりを向けてもよいでしょうし（第10章参照）意識を呼吸において、身体をできるだけリラックスさせてもよいでしょう。普段の生活の中で圧倒されてしまいそうな苦痛を経験したり記憶が蘇ってしまったときは、音楽を聴いたり、友人とお喋りしたり、本を読むことで意識をそらすこともできます。特に辛い難局に直面しているときは瞑想の講師やセラピスト、ヒーラーからの助けを借りてその辛い体験を思いやりを持って誰かと一緒にやり過ごすことも必要です。ロザリーの妖精が約束したように、時間が経つにつれて、身体の感覚に意識を向けることは自分らしさを取り戻すための通過儀礼となり得るのです。感覚の基礎である身体に優しく意識を向けることで、恐怖に満ちた反射的な感情と思考から自分を解放します。自分の身体をしっかりと意識しながら生きることで、私たちは自分の人生と魂を取り戻していくのです。

人生に身をまかせる

私は長期の慢性疾患を患いはじめて数年した頃、六週間におよぶヴィパッサナー瞑想のリトリートに参加したことがあります。過去にも幾度か長期間の瞑想リトリートに参加したことのある私は、長い一日を沈黙の中で過ごすのを心待ちにしていました。リトリートが行われるニューイングランド地方は秋がとりわけ美しく、そんな中で瞑想できるのだという思いに心は弾みます。病との苦闘の中にあるからこそ、歩行瞑想や座る瞑想のみに費やせる時間を心待ちにしていたのです。私には講師たちの講話と指導から得られるであろう刺激と励ましが必要でした。このリトリートは自分の心と身体をより一層理解し、受け止めることのできる貴重なチャンスだったのです。

最初の数日は何事もなく過ぎていきます。頭は落ち着き、リトリートの毎日のリズムにも難なく慣れました。しかしその週の終わり頃から胃が痛み始め、あまりの疲労感に瞑想ホールに行く気力さえも失せてきたのです。この症状は既に何度も検査していて、医者のおさだまりの診断名の慢性疲労と過敏性腸症候群という診断が下っていました。この時点では不快な症状と共存するしかない、「しょうがないわ、私はこの不快感と一緒にいるためにここにいるのだから」と渋々と考えたのでした。

次の二四時間、私は胃に感じる熱とけいれん、手足の鉛のような重さをラベリングし、そしてそれを受け止める意識で経験することに少し成功したのでした。しかしその後数日たっても症状の改善が見られないと、お馴染みの思い込みに囚われ、恐れと羞恥感、暗い気持ちにおじけ付きはじめます。「私の何かがいけないんだわ……生活の仕方も間違ってる、一生治らないわ」そしてその思考の根底には「一生幸せになれない」という恐怖。このお馴染みの思い込みが私を乗っ取ろうと脅しをかけるのは、自分の意識をさらに深めよというサインなのだと受け止めました。

リトリート二週目のはじめで、清々しい天気の午後に私は森に行き、木漏れ日の当たる場所を見つけました。そして部屋から持参した温かいブランケットに身をくるんで木にもたれて座ったのです。落ち葉に覆われた地面は柔らかくもしっかりとしたクッションのよう。自然の中で座るのはなんとも気持ちがよいものでした。地面、木々、風、青空……、そんなシンプルさが私を寛がせます。自分の本質を見極める、自分の中で流れ変化し続ける感覚を見届けるのだ、と決意していたのです。

明らかに感じる身体の緊張感を緩めた後、全身を簡単にスキャンしてみます。痛みと疼き、沈むような倦怠感に気がついた瞬間に、意識は身体から離れて考えに移行します。「ああ、私まだすごく具合が悪いわ」深刻な病気を患っているのではないかという恐怖感に心が縮むのがわかります。恐怖はまるで太く固く編まれた縄のように私の首と胸を締め付けたのです。深呼吸をして、病の思考に囚われず、この掴まれるような恐怖感を身体に感じてみます。何が起きても「これも」という態度で接するのだと決心しました。すべてを受け止めてみせる、と。

時間が経つにつれてこの不快な感覚をあるがままに感じている自分に気がつきます。喉と胸を押さえつける重み、硬い胃の痛みの感覚をあるがままに感じていたのです。不快な感覚はなくなりませんでしたが、何かがゆっくりと変化していくのを感じます。頭のボンヤリ感と緊張は消え、スッキリと集中し完全に開けているように感じます。意識がより深まっていくと、全身に感じる感覚がまるで動くエネルギーのように感じられます。ピリピリ感、鼓動、振動。心地よい感覚も、不快な感覚も、すべては身体を通して動き続けるエネルギーだったのです。

感覚と思考が現れては消えていくのを見ていると、これは明らかに自分の意思とは関係ない現象なのだとわかってきます。どこからともなく現れてはまたその空間に消えてゆく感覚。この感覚は「自分」が所有しているものではありませんでした。振動、鼓動、ピリピリ感を感じる「自分」もいなければ、不快な感覚に虐げられる「自分」もいません。思考を生み出したり瞑想しようとしている「自分」も見当たらないのです。人生はまるで魔法の展示会のように私の意思とは無関係に起きていたのです。「これも」というおおらかさで自分を通り過ぎていくすべての感覚を受け止めると、個体として感じてきた身体と精神の輪郭はすべて消えてゆきました。感覚、感情、思考はまるで天候のように広大で空っぽな意識の空を通り過ぎていったのでした。

目を開けた私は秋のニューイングランドの美しさに言葉を失います。地面から空高くに向かって伸びる木々、真っ青な青空に映える紅葉。この色彩はまるで鮮烈で華やかな生命の一部が自分の体から溢れ出しているようでした。風の音は現れては消え、葉っぱはヒラヒラと地面に落ち、鳥はすぐそばの小枝から飛び立っていく。まるで私の内側に息づき、たゆたう生命のように、全世界は固くも、限られもせず動き続けていたのでした。そして私は紛れもなくその世界の一部なのだと理解したのです。

次に胃けいれんが起きたとき、私はこの痛みも単に自然界の一部なのだと理解できたのでした。痛みに意識を向け続けると、生じては消えていく痛みと圧迫感は地面の硬さや、枝から舞い落ちる枯葉となんら変わりがないことがわかります。これは単なる痛み…そして地球の感じる痛みなのでした。

精神的概念から解放され、感覚が澄んでいれば、私たちが感じる音や匂い、イメージや振動はあらゆる場所で息吹く生命と私たちを繫げてくれるのです。痛みは**自分**のものではなく、地球の感じる痛み。「自分の」活力ではなく——うつろい、情熱的で神秘的に展開する美しい人生そのものなのです。躍動し続ける感覚の変化をラディカル・アクセプタンスで受け止めることにより、私たちはこの世界と根本的に繫がっているのだ、と理解することができます。私たちは移り変わる人生経験によって定義される「もの」ではなく、「すべてのもの」である偉大なる何かの一部なのです。

北斎研究者のロジャー・キースは北斎という浮世絵師がいかにこの事実を語っているかを、「北斎が言う」という詩をとおして教えてくれます。

北斎は言う
注意深く見よと
彼は言う　注意を払い　そして気づけと
彼は言う　しっかりと見よ　好奇心を持ち続けよと
彼は言う　見ることに終わりはないと
彼は言う　すべてのものは生きている　貝殻　建物　人々　魚　山々　そして木々
木は生きている　水は生きている

すべてのものには　いのちがある
すべてのものは　私たちの中で生きている
自分の中に生きる世界と生きよと　彼は言う

気にかけることが大切である
感じることが大切である
気づくことが大切である
人生を生き抜くことが大切である

見よ　感じよ　人生の手を引くのだ
人生に身を任せよ

私たちはラディカル・アクセプタンスで人生に身を任せ、肉体の感覚に抵抗するのを止めはじめることで、思い込みから目を覚まします。人生の豊かさとミステリーを迎え入れることができるのです。「あるがまま」に一瞬一瞬を受け止めることで、魂のふるさとに帰るのです。一八世紀に生きた臨済宗中興の祖、白隠禅師は「この世こそ桃源郷、この身体こそブッダである」と言いました。桃源郷は今という瞬間に常に存在する悟りの境地のことです。身体を通して人生をラディカル・アクセプタンスで生きれば、移り変わる感覚、感情と思考を見守るブッダ、「目覚めた人」となることができるのです。すべてに命があり、すべては私たちの中に存在しているのです。私たちの本質である無限な広大さは人生に身を委ねることで経験することができるのです。

実践

プレゼンス／存在感を増す

——ガイド瞑想——

ボディスキャン瞑想は存在感を具現することに繋がる貴重な道のりです。

＊　＊　＊

楽に座り、目を閉じ何度か深く、長く深呼吸しましょう。そして呼吸の自然なリズムに身を任せ、身体と心を自然に落ち着かせましょう。

リラックスし、オープンな意識で全身をゆっくり、しっかりとスキャンしていきます。意識を頭のてっぺんに移し、特に何か特別な感覚を探すことなく、実際に何を感じるかに注意を払ってみます。そして意識を下ろしながら、頭の後ろ、頭の両側、耳と耳の間の感覚を感じてみましょう。額、目、鼻、頬、顎と口、すべての感覚を感じてみます。自分のペースでゆっくりと、丁寧にスキャンしていきましょう。

スキャンしている部分を目で追うと緊張感が生まれますので、目で追わないようにしましょう。むしろ内側から身体を感じて、感覚と繋がっていくのです。感覚があまりなかったり、無感覚だったりする部分があるのは全く自然なことです。気楽にリラックスしながら暫くこの感覚のない部分に意識を向けてみましょう。意識が深まるにつれてこの部位を再度スキャンすると、以前は気がつかなかった感覚に気がつくかもしれません。

自然にイメージや思考が頭の中に生じてきます。これらが通り過ぎていくことに気がつき、意識を身体の感覚にゆっくりと戻しましょう。考えを手放し、身体の生き生きとした感覚をあるがままに経験することを心がけてみましょう。

意識を首と喉のあたりに置き、判断せずにあるがままの感覚に気がついてみましょう。そして肩を片方ずつ、内側から感じてみます。次にゆっくりと意識を腕に下ろしながら腕の感覚に注意を払っていきましょう。今度は手に意識を動かしてみます。手をゆったりと楽に休めます。指の一本一本を内側から感じ、手のひら、手の甲に感じる鼓動や振動、圧力や温かさ、冷たさに気がついてみましょう。生きている、自分の身体に意識を戻すのです。

そして今度は胸全体に意識を移してこの部分全体の感覚に気がついてみましょう。意識をゆっくりと胃のあたりに沈ませます。柔らかく、寛容な意識でお腹のあたりの感覚を感じてみましょう。

背中の上部、肩甲骨の間のあたりに意識を向けてみましょう。意識を下に下げながら、背中の真ん中、腰、背骨全体を意識してみましょう。意識を下に下ろし続け、臀部《でんぶ》、生殖器に生じる感覚を感じ取ってみましょう。実際にどんな感覚が起きていますか？　今度は内側から足を感じながら、ゆっくりと意識を下ろし、足と足の指の感覚を探求してみましょう。椅子やクッション、床に触れている身体の部分に感じる重さと温度も感じてみましょう。

そして今度は意識を広げて、身体全体に注意を向けてみましょう。変化し続ける感覚の場として身体を意識するのです。あらゆる細胞、器官を活性化させ、命を与える微妙なエネルギーのフィールドを感じることができますか？　感覚の中に何か動かない固いものがありますか？　感覚のフィールドに中心や境界はありますか？　この感覚を所有する「自己」という固体を見つけることができますか？　一体誰が、何が、自分の中に起きていることに気がついているのでしょう？

全身を意識しながら、何か鋭い感覚に気がつけば、今度はその場所にソフトで柔らかい意識を向けてみます。その感覚を操ったりコントロールしたり、保持しようとしたり、なくそうとしたりしないでください。自分の中で常に躍り続ける感覚を受け止め、自分の生命を内側から感じ取ってみましょう。特に強い感覚がなければ、全身に感じるエネルギーすべてを同時に感じながら受け止め続けましょう。

　思考に気を取られていると気がついたら「思考、思考」と頭の中で優しく囁き、躍動するエネルギーに再度意識を向けます。自分は生きているのだという意識を持ち続け、人生に身をまかせましょう。

＊＊＊

　頭から足、足から頭のスキャンは瞑想中に何度行っても構いません。一度全身をスキャンして、その感覚に暫く身を置き、再度スキャンしてみてもよいでしょう。最初のスキャンはゆっくり、そのあとのスキャンはもう少し早めに行っても構いません。一度だけ全身スキャンを行った後、顕著に刺激を感じる場所に意識を集中し、可能な限り全身の感覚に意識を向けてもよいでしょう。覚醒してリラックスした意識（存在感）を維持するためにはどんな方法が自分に向いているのか、色々と試してみるとよいでしょう。

　日常生活の中でできるだけ頻繁に身体の感覚を意識してみましょう。肩と手、お腹をリラックスすることで簡単に身体と繋がることができます。一日の中で起きる色々な状況に対して、身体がどういった感覚で反応しているかに注意を払うこともできます。怒ると身体に何が起きますか？　ストレスを感じて時間に追われているときは？　誰かに批判されたり侮辱されると？　興奮していたり、幸せなときはどうでしょう？　思考に囚われているときと、実際に感じる身体感覚の違いに特に意識を払ってみましょう。

痛みの究極の受け入れ
―ガイド瞑想―

究極の受け入れの態度は身体の不快な感覚に対する抵抗感を緩め、それに反応しない意識で受け止めることで育んでゆくことができます。今現在身体の痛みに苦しんでいる方に特に有効な瞑想方法です。

＊　＊　＊

座るか、横たわるかして楽な姿勢になりましょう。少し時間を取り、心を落ち着け、自然な呼吸のリズムとともにリラックスしていきます。ゆっくりと身体全体をスキャンしながら、眉間と顎を緩め、肩の力を抜き、手を柔らかくしていきます。身体に不要な緊張感を作らないようにしましょう。

自分の意識が自然に向く、強い痛みを感じる場所はどこでしょう？　受け入れの気持ちで痛む箇所に意識を向けてみます。こうして痛みと一緒にいると何が起きるか感じてみましょう。ほんの少しでも痛みを避けたり、切り離したり、ブロックしたり、痛みから逃げたいという気持ちが自分の中にありますか？　恐怖感はあるでしょうか？　痛みに対する抵抗感によって身体と心が拳を握るように硬くなっていることに気がつくかもしれません。意識を痛みに留まらせ、不快な感覚をあるがままにすることを心がけてみましょう。

痛みに対する反応を和らげ、抵抗の拳を緩め、開いてみましょう。広々として開放的な意識と繋がれば繋がるほど、いかなる感覚とも共存することが可能となり、その感覚が自然に展開するのを見守ることができるでしょう。自分の意識は痛みを囲む柔らかい空間と見なし、不快な感覚をこの柔らかな意識の中に浮かばせてみましょう。

この開放的な意識の中に留まりながら、変化し続ける痛みを感じる部分にもう少し集中してみます。実際に何を感じますか？　ほてり、痛み、ねじれる感覚、ズキズキして裂けるような、それとも刺されるような痛みを感じますか？　痛みはコブのようですか、それとも締め付けられるような感じでしょうか？　押されるようで、重い重圧に潰されるような感じですか？　この不快感は一カ所に集中していますか、それとも広範囲に感じますか？　意識を向けると痛みはどのように変化しますか？　痛みに反応することなく、ソフトな意識で見つめてみましょう。硬い塊のような痛みが自然に動き、変化していくのを受け入れてみましょう。

抵抗心が生じたら再度リラックスし、もう一度広々とした意識を持ってみましょう。痛みのない箇所を含んだ全身を意識します。身体の中には不快な感覚が起きては消え、弱くなったり強まったり、動いて変化していく充分な余地があるオープンな空間があると感じてみましょう。緊張せず、拘束しない。海のような意識の中に宿り、いかなる痛みも寛容な空間の中に浮かべましょう。

＊　＊　＊

痛みが「耐えられない」と感じても自分を非難するのはやめましょう。快適で楽な気持ちになれるように自分自身を大切にするのです。時間とともにたとえ数秒でも痛みをマインドフルに受け止めることができるようになれば、落ち着きの向上に繋がるはずです。痛みに抗うことをやめ、ためらうことなく、痛みをあるがままに受け止めることができるようになるでしょう。

Radical Acceptance of Desire: Awakening to the Source of Longing

第6章

欲望のラディカル・アクセプタンス：切望の源に目覚める

人間はやりたいことばかりやっていても自由にはなれない。真の自分が望む行動のみから自由を得るのだ。自分が本当にやりたいこと。これを知るにはかなりの勇気が必要である。

D・H・ローレンス

恋人たちがお互いを
必死に求めることも
探求者が真実を探すことも
すべての動きは
動くものから始まる
惹かれるたびに海に近づくのだ

ルーミー

高校の国際研究のクラスで初めて仏教を知った私はその教えを直ぐに却下しました。執着への憂慮は暗く見えましたし、楽しみを否定するような宗教は自分の人生とは無関係だと思ったのです。もちろん、万人が苦しみを持っているのはわかりますが、なぜそれにこだわる必要があるのか？　六〇年代後半は快楽主義の信仰と欲望中毒がまかり通っていました。仏教は恋愛関係を諦めよ、友人との付き合いを断て、大麻を吸ってハイになるな、自然の中で冒険することもやめろと言っているように思えたのでした。私は、欲望のない人生なんてつまらないと考えていたのです。

その後何年もしてからようやくブッダは欲望そのものに問題があると説いたのではないのだと気がつきました。欲望は苦しみに繋がるということの意味は、生き物としていたって自然に湧き上がる欲望や要求を持ってはいけないという意味ではない。すべては移り変わるというごく当たり前な事実を無視して、不変を求め、執着する傾向が苦しみを生み出すということなのだと理解できたのでした。私はこの理解に至るまでに何度も転び、思い違いを犯しました。ときには私を暴君のように乗っ取る欲望、またあるときはその力に対し、頑なに顔を歪めながら戦った自分。そして最終的にはパワフルで蔓延する欲望のエネルギーと、賢明な関係を築くのが無条件な愛を見出す道のりであると理解できたのでした。

この無条件な愛の可能性を垣間見たのは、予想通り、欲望の温床である恋愛関係を通してでした。スピリチュアル団体から離れて数年後、私は夫と離婚しました。私たちの結婚生活はヨーガの規律に従う生活を基盤にしていたので、それがなくなると個人としての繋がりは薄くなっていったのです。良い友人としてはやっていけましたが男女としての関係には向かない間柄でした。離婚から間もなく、私は一見まるで理想の男性と思える人に出会います。カジュアルに何度か会う機会を通して自分の中でピンとくるものがあり、私はこの男性に夢中になってしまったのでした。

私はこの出会いの最初の興奮の真っ只中、一週間の冬季瞑想リトリートに参加すべく旅に出ます。仏教の瞑想を練習しはじめてから六年間、幾度となくこの沈黙瞑想リトリートに参加してきた私は、リトリート中に得られる洞察と落ち着きを心待ちにしていたのでした。しかし今回はマインドフルな落ち着きを得るどころか、あっという間に抑えきれない空想の快楽に囚われてしまいます。私は「ヴィパッサナーロマンス」と呼ばれる空想に取り憑かれてしまったのです。

リトリートという沈黙の中で禁欲的に過ごす環境では、ほとんど知らない他人との性的なおとぎ話を頭の中で作り上げることができるのです。このヴィパッサナーロマンスの焦点の大抵はリトリートでともに瞑想している人です。頭の中でその人とデートし、結婚し、家族を持つ。数日の間にその恋愛関係を生き抜くことさえできるのです。私の空想のお相手はリトリートの直前に出会ったあの男性。この業務用とでも呼びたい強度のヴィパッサナーロマンスは、今ここに意識を置くのだという私の取り得る最善の策を、ものともしませんでした。

リラックスして呼吸に意識を向け、身体と心に何を感じているかといつものように注意を試みますが、思考は呼吸を二回するかしないうちにお気に入りのテーマに舞い戻ったのでした。私と彼はお互いに強く惹かれていることを認め合い、ブルーリッジマウンテンへ週末旅行に行く。そして一緒に瞑想し、情熱的なセックスに燃える私たち。山の頂上まで歩き、初春の訪れを味わいながら赤い糸で結ばれた喜びを分かち合うことを想像しました。

そして罪悪感とともに自分がどこにいるのかを思い出すのです。あたりを見回し瞑想ホールの荘厳さ、静けさを迎え入れ、思考と錯覚の中に生きることでいかに苦しみが生まれるか、今という瞬間に意識を置き続けることから生まれる開放感を今一度思い起こすのでした。そんな試みにもかかわらず、あっという間に再び空想の中に自分を失う私。雪の積もるリトリート施設を囲む散歩道を歩きながら自分の思考から抜け出すために、長めの歩行瞑想も試してみました。それでも激しく揺れ動く心。自分の身勝手さと自制心のなさに恥ずかしくなります。一番は、貴重な時間を無駄にしていることに対してイライラしていたのです。このリトリートに参加したのは自分の精神鍛錬のため。それにもかかわらず欲望に囚われ、将来のことばかり考えている自分がいたのでした。

リトリートで時間を過ごしていると、強い欲望から生まれる苦痛をよりはっきりと感じることができますが、私はこの欲望が人生にもたらす影響を既によく理解していました。恋愛関係の初期に相手からの連絡を心待ちにしながら過ごす日々。生徒さんや友人、講師に良い印象を残したいがために自分の知性と精神性を誇示することに時間を費やし、嘘つきのような気持ちで別れを告げるときのバツの悪さ。執筆中の論文に必要な文献論評を終わらせたいあまりに、息子との遊び時間を後回しにし続ける後ろめたさ。心理学者としての承認を受けるための努力、理想の相手と出会いたいという願望、本の企画書を終わらせようと悪戦苦闘すること――こうして将来に生き続けることで自分は一体どれだけの時間を人生で無駄にしてきたのか？　野心を持つべきではなかったというわけではありません。将来に目標を置き続けることで、自分の生きざまが不自然でバランスを失っていると感じたのです。将来への目標で頭がいっぱいなときは緊張のあまり自分の周りにある美を見落とし、気が散って自分の内なる声を聞く暇も、愛する人たちとの時間を楽しむこともできなかったのです。実際に聞こえる音や感情や感覚に十分に注意を払うことのできる機会であるリトリート中でさえ、強迫観念に取り憑かれたように、欲望が「今」という瞬間を味わう妨げとなっていたのでした。

数日後行われた講師とのインタビューが、私の転機となります。自分の精神状態に途方に暮れていると説明すると、彼女は「あなたは欲望という存在をどう受け止めているの?」と私に質問したのです。ハッとしました。私は欲望を敵対視し、戦いに負け続けていたのです。彼女の質問は私の意識をマインドフルネスの核心に戻してくれます。**何が起きていようと、その経験と自分がどんな関係を持っているかが大切なのです**。彼女は、自分自身が経験していることと戦うのをやめて「欲しがる精神」の本質を見極めてみなさい、何が起きても自分を見失うことなくすべてを受け止めることができるはず、と私にアドバイスしました。

大抵の場合欲望は不快ですが、いたって自然な感情であり悪いことではありません。欲は生存本能の一部です。食べること、セックス、仕事等は、すべて繁栄に繋がります。欲望は愛に満ちた意識への気づきと実践のために私たちを精神鍛錬の道や読書、講演会へと導いたりもします。私たちを苦しみに導く可能性のある欲望は、深い悟りへのエネルギーともなり得るのです。自分を失うことがなければ、欲望自体は問題ではありません。

ブッダは**欲望に乗っ取られず、抵抗せず受け止めるべきである**と中道を説きました。ブッダの教えは食べ物やセックス、愛情や自由といったすべての欲望のレベルについて話しています。そしてたわいない好みから抵抗し難い渇望まで、欲望のすべての度合いを含んでいるのです。欲望とともに感じる感覚と思考は、生まれては消えていく現象であると、明確な意識で見ることができれば、欲望にマインドフルに対応していると言えるでしょう。これは容易なことではありませんがラディカル・アクセプタンスである明確で思いやりのある意識を養っていくことで、この自然なエネルギーに対して完全に心を開き、欲望の真っ只中にも自由を見いだすことができるのです。

欲望とは?

ダライ・ラマは彼の講演を「すべての人間は幸せを願う。苦しみを願う人間はいない」という話ではじめることがよくあります。人間の幸福への欲望は、存在への欲望という、最も基本的な願いなのです。この本能は自然世界においてすべてのものがどのように形を成すかにも見うけられます。宇宙の引力と同じ力が原子と分子を化学結合し、太陽系を銀河の中で回し続け、精子と卵子の結合を促し、人が集まるコミュニティを作るのです。学僧のワールポラ・ラーフラはこの原始的本能を「すべての生命……全世界を動かす途轍もない力。最も偉大な力、最も強いエネルギーである」と言います。

人間の幸福の追求は、欲求を満たすことに集中されます。心理学者アブラハム・マズローは生物欲求を基底として、精神的な欲求を最高峰に置くピラミッド状の自己実現論を説きました。安全、食べ物、セックスに対する欲求：感情の認証と絆の欲求：精神を没頭できるもの、創造性を要する活動への欲求：一体感と自己実現への欲求。これら身体、精神と魂すべての欲求を満たすことで、満足感と喜びが生まれる。これらの欲求を否定すれば、物足りなさを覚え、失望感や不燃焼感に苦しむことになる。人間は、生き残り、成功し、充実感を感じられる経験を常に追求しているのです。

問題はこの経験がいくら満足できるものであっても、この満足感は必ず薄れるということです。ブッダはこれを四聖《ししょう》諦《たい》の一番目の真理：人生は本質的に満足のいかないものであるとして説きました。最も一般的な翻訳である「人生は苦である」という教えを高校生のときに初めて耳にした私は、人生は惨めで苦痛の連続にすぎないという意味だと当然のごとく考えました。しかしブッダの説いた苦しみは私の解釈より洗練され深みがあるものだったのです。自分の気持ち、身体、仕事、愛する人たち、この世の中——人生におけるすべてのものは変化し続けていく。結果として私たちはどうも居心地が悪いのです。美しい夕焼け、甘い味、恋人と過ごす密な時間、「自分」と呼ぶ身体と心、すべては現れては消えていき、何にすがることもできません。永遠に続く満足などというものはないので、私たちはつねに刺激や愛する人たちからの安心感、薬物や運動、瞑想等の燃料の注入を必要とするのです。私たちはより良いバージョンの自分になりたい、違うことを経験したいと常に絶え間なく追いやられているのです。

もし私たちの欲望が単純で、間に合わせで満足できるようならば、私たちの取るべき行動はいたって簡単です。喉が乾けば水を飲み、疲れれば眠る。寂しいときは友人と話す。しかし、私たち自身でよくわかっているように、ほとんどの欲望はこんなに単純ではなく、欲求は簡単に満たされることはありません。自分には価値がないという思い込みに囚われたら、私たちの欲望は、欠点への不安を抜本的になだめることに固着します。不可能であるとわかっているにもかかわらずすべてを完璧にこなし、間違いを犯さないように努力をする。仕事、育児、人間関係、健康面、容姿、すべてにおいて「満足感」を感じたい。常に幸せで健康であってほしい、愛情を持って尊敬心で接してほしいと、他人に対しても一定の行動基準を設けるのです。そしてこの無理な欲求は満たされるはずはなく、その結果何か物足りない、何かおかしいという思いに突き動かされ続けるのです。日常的な欲求に消耗し続け、リラックスできない、そして自分の深い切望に気がつくこともできない。私たちは今という瞬間に欠ける満足感を求め、次の瞬間にこそ満足感を得られるだろうと果てしなく前のめりの状態で生きるのです。

欲望（desire）という単語の語源はラテン語の「desidus」で「星から離れる」という意味があります。私はこれを星はすべての生命エネルギーの源で、純粋な意識の表れであると解釈するのが好きです。この活力と目覚めの境地、「星」に属したい、自分の真の姿に帰りたいという思いこそが、私たちが心の奥で常に追い求めているものなのです。しかし私たちは本来無常である「もの」や人にのみ意識を集中し、それを欲する傾向があるために、人生や純粋な意識、愛という私たちの本質から遠ざかり「星から離れる」と感じるのです。自分の真の姿から離れた私たちは、自分は欲望とその欲望をいかに満たすかという存在であると思ってしまうのです。

足りない自分の出現

私のセラピーのクライアントのクリスは、一度も褒められず、「よくやったね」という言葉さえもかけてもらえなかった家庭に育ちました。彼の両親はクリスの聡明さやユーモアを楽しむことも、どんな楽器でもすぐ演奏できるという彼の才能にも気がつくことはありませんでした。クリスは五歳のときに起きたとりわけ辛い経験を思い出します。居間で長いこと話し合っていた両親。仲間はずれにされたようで、両親の気を引こうと、クリスはオモチャ箱から新品のアコーディオンを取り出し両親の前で演奏しはじめます。この妨害に苛立った両親は彼に自分の部屋で遊びなさい、と言います。それでもクリスが演奏し続けると、両親は寝室へ移動してドアを閉めたのです。閉じたドアの前でアコーディオンを弾き続けたクリス。しつけの一環だったのかもしれません。しかしクリスは見捨てられたような屈辱感を覚えたのです。彼はついに床で丸くなり、眠りに落ちたのでした。

彼は私のセラピーに来る前から既に何人ものスピリチュアルな先生に師事してきていました。しかし彼曰く「誰も僕のことをちゃんと見てくれていない」気がして、先生を次から次に変えてきていたのです。新しいユダヤ教の師（ラビ）と過ごしつつも、小さい子供のように不安を感じていたのでした。関心を引こうと教会での社交の集まりでギターを弾いたり、カバラというユダヤ秘教の哲学を習うクラスで自分の知識を見せびらかしたりしていました。彼に常に友好的な態度で応じるラビとことあるごとに会話をしますが、それでもクリスは自分はラビにとって大事な存在だとは思えず、集会を欠席してもラビは気がつきもしないのではないかという思いを拭いきれないのでした。

クリスは特別な存在として目立っていなければ、自分には意味がないと信じていました。仕事場でも友人関係でも、デートの場にもこの「一番」でありたいという欲求は広がり、自分が注目の的でなければ無視され、拒絶されていると感じたのでした。外部からの容認に頼り切る自分はどこかおかしいと感じるクリスがセラピー中にこの事実を認めるのは大変に恥ずかしいことだったのです。彼は自分の欲求の度合いと自信の無さが一生本当の愛を見つける妨げになると恐れていたのです。「これがバレると女性はすぐに逃げていくんです」あからさまな要求や補償を求めるような言動を控えても変化は見られませんでした。「僕の醸し出す雰囲気でしょう」と彼は言います。この満たされていない願望の強さが彼をして魅力のない、拒否されて当然な人間だと思わせていたのです。

セルフイメージ（自分というイメージ）は良い経験や悪い経験に対する自分の反応といういたって基本的なレベルから浮かび上がるものです。私たちはクリスのように、欲求を心臓に感じる興奮感や解放感、そして切望の痛みというように、身体の感覚として感じるのです。その欲求や欲望が満たされないと、身が縮まるような強烈な感覚を覚え、隠れたいと思うような羞恥心と危険なほどの恐怖感に襲われるのです。このような欲求が幾度も繰り返し否定され続けると**自分の欲求は恥と恐れに繋がる**という継続的な関連付けが起こるのです。そしてこの反応によって生じる感情の塊は、身体に封じ込められ「足りない自分」を作り上げるエネルギーの核となってゆくのです。

私たちはこの根強い感情をタイの高僧プッタタートの言うような「**自分の**」「**私の**」というプロセスを通して、自分と同一化していくのです。欲望とともに生ずる興奮と緊張感を感じると「**自分の**」感じる愛情への切望、「**自分の**」思いやりと触れ合いへの欲求と感じ、そして拒絶されれば同じように「**自分の**」恐れと恥として経験するのです。そしてこの思い込み思考は「足りない自分」というイメージをより確固としたものにしていきます。「こんなに欲求の多い自分はどこかおかしい。なぜ自分が欲しいものをすでに手に入れていないのか？　世の中は不公平で自分は貧乏くじを引いたんだ」

肉体的な生存を危ぶむような大きな脅威に遭遇したことがなければ、この足りない自分は、感情的な生き残りと幸福感を欲求の重点に置きます。人は誰しも愛され理解されたいという基本的なニーズが満たされないと、ある程度の恐怖と羞恥心を経験します。クリスのように人との繋がりへの欲求を常に無視され誤解され続ければこの欲求はさらに強まり、ますます執拗に他人の注意を引こうとするのです。さらに私たちは恐怖や羞恥心の痛みから逃れようと、身体の感覚から遠ざかり、麻痺させ、自己批判や強迫観念に追われながら人生を過ごすのです。しかしこれは欲求と羞恥心の増加に繋がるのみです。この反応のパターンが幾度も繰り返されることで、根本的に不完全で恵まれず、孤立した価値のない人間というアイデンティティが確固たるものになってゆくのです。

自分の感情的なニーズを直接満たすことができないと、「足りない自分」はこの欲求を代用品で満たすための戦略を練るようになります。自分には価値がないという思い込みを感じないようにする戦略のすべての基礎のように、愛と尊敬を勝ち取るための戦略は私たちの意識をそこに固執させるのです。クリスのように自分の知識や才能を見せつけて他人の注意を引こうとしたり、冷酷にお金儲けと権力の追求に走ったり、性的な満足感を必死に追いかけたり、人のお世話をして、自分は周りの人間から必要とされていると思い込むかもしれません。感情的な欲求を食べ物やアルコール、ドラッグといった目先の楽しみを通して満たそうとするのもよくあること。この戦略が「効く」と一時的に気分は晴れ、恥と恐れの生々しい痛みも隠し、麻痺させてくれるのです。しかしこういった行動は私たちの真のニーズを満たすことはないので苦しみは続き、楽しみや気晴らしをもたらすあらゆる物や行動に一層頼るようになっていくのです。

自分の欲求を満たすために一番よく使う戦略は、自分というイメージの決定的な一部となっていきます。過食し、他人と競い、ゴマをする自分が本当の「**私**」のように思えてくるのです。人生を費やすような代用品の追求に没頭すればするほど、胸の奥に眠る愛と自分が帰属できる場を見つけたいという真の欲求と切望から、ますます遠ざかっていくことになるのです。

代用品の追求に自分を見失う

生産性の高い人間になろうという意欲は、私が一〇代の頃からの「足りない自分」の重要戦略のひとつでした。私は不安を感じると、読み終えた記事や、支払い済みの請求書の山、綺麗な台所等、自分の生産性を手っ取り早く証明する証拠を集めることで自分の価値を感じるのです。この生産性は自然に湧く創作への熱意や、人生への貢献の欲求からのみ生まれるものではなく、自分は不十分であるという恐れと、自分の価値を証明したいという欲求によって活性化されているのです。私はこの戦略に囚われているとき、日中、そしてしばしば夜まで続けて仕事を続ける助けになると思われる「English Breakfast」という紅茶（カフェイン）に頼るのです。しかしこの代償として私は自分の愛する人たちに対してせっかちに苛立ちながら接し、距離を置くようになってしまうのです。次から次へと物事をこなしながら、自分の身体さえ全く無視します。自分は自己中心的で仕事中毒な人間だという思いでさえ、私のペースを落とすことはありません。「あともうひとつだけ終わらせる」のは最も確実に自分の気分を良くする方法に見えるのです。

私が参加した心理療法会議の場で胸にグサリと刺さるポスターを見かけたことがあります。そのポスターの中で公園のベンチに座る二人のホームレスの男性。

片方の男性が、「俺は昔は自家用機も持ってたし、アスペン（アメリカの高級スキーリゾート地）にマンションも持ってた、フォーチュン五〇〇企業の最高経営者だったんだよ……。それから、刺激のないノンカフェインに変えたんだ」と。たとえ心の奥深くに眠るニーズを満たすことはなくても、一時的に気分を高揚し楽しみに繋がる物を与え続けてくれるのですから、代用品がなぜ魅力的に見えるのかは容易に理解できます。代用品を追求する努力は、愛されていない、価値がないという生々しい感情からしばらくの間私たちをかくまってくれるのです。何か物事を成し遂げれば、一時的ではあるものの**確かに**自分は不十分な人間だという感情を食い止めてくれます。しかしその表面下では、足りない自分が私をせかし続け、あのノンカフェインに変えたポスターの中の重役のように、生産的でなければすべてを失うのではないかと恐れを抱く自分がいるのです。

仕事は生きていく上での基本的なニーズを満たすために必要ですが、他人から愛と尊敬を得るための間接的な手段となり得るので、どこで、そしていかに仕事をするかは、満足感を得るための代用の代表です。仕事がまったく無意味に思え、自分の職を嫌悪し恨みさえ感じているにもかかわらず、良い仕事をすることで承認やコネへの欲求を満たそうとするのです。これは特に男性に当てはまる行動ですが、ほとんどの人は仕事を通じて自分の無価値感への恐怖心を埋め合わせようとしています。この戦略を通じて、お金と権力、努力と能力の評価や「何かを成し遂げる」という満足感を得て、欲求に満ちた自己をなだめるのです。しかしこうした代用品の中に自分を見失い、代用品を通してでは心の奥深くの切望が満たされることはないのだという事実を、見落としてしまう可能性もあるのです。

意義があり自分の創造力や精神を満たすような活動さえ、足りない自分を満たす行動の一部となり得ます。これは私が瞑想グループへの講演やワークショップの準備、仏教の実践についての記事を書いているときにもよく起きることです。仏教の教えが自分にとってどんなに大切で、それを他の方々と共用できる喜びを意識しているときは、情熱を持ってこの活動に没頭し、不安やイライラを感じても受け入れの気持ちで対処できます。しかし時々不安感と無価値感の声に耳を傾けてしまうのです。すると突然のごとく執筆もプレゼンテーションの準備も、愛と尊敬を得るか失うかが目的となり、仕事の経験すべてが変わってしまうのでした。足りない自分に乗っ取られ、常に心を込めて行う努力が恐怖に包まれ、不安な気持ちで「十分な仕事」をして、報酬を得たいと願うのです。そして仕事が自分の価値を証明する戦略となり、仕事への愛は曇りがちになるのでした。

足りない自分が責任者であればどんな活動に対しても存分に喜びの気持ちで自分のすべてを捧げることは不可能です。しかしながらこの足りない自分のエネルギー源になっている基本的な欲求と恐れに目を向けなければ、足りない自分はあらゆる活動と人間関係に徐々に入り込み影響をおよぼし続けるのです。

D・H・ローレンスは「人間はやりたいことばかりやっていても自由にはなれない。真の自分が望む行動のみから自由を得るのだ」と言いました。簡単で安易に得られる満足感ばかりを追い求めていると、常になにかに突き動かされているような気持ちにさいなまれるのです。どんなに必死に働き、消費し、他人からの承認を得ても、自分が価値のない人間だという思い込みを打ち破ることも、「真の自分」を知ることもありません。ローレンスが言うように、自分が心底望んでいることを知り、それを行動に移すのは「かなりの勇気が必要」です。心の声に耳を傾けるには、献身的で偽りのない態度が必要なのです。薄っぺらい代用品を追えば追うほど、勇気を持って深みに飛び込むのは難しくなるでしょう。

依存症が人生を乗っ取るとき

私が「ヴィパッサナーロマンス」で気がついたように、強い欲望の前ではマインドフルネスは無力です。小説家のウィラ・キャザーは「大きいことはひとつだけ——欲望。欲望が大きいと、すべてが小さくみえる」と言いました。欲望を生命力の一部として評価しても、その欲望が人生を乗っ取ればいかに苦しみに繋がるかは明らかです。自然な欲求である食欲は、アイスクリームや甘いもの、ポテトチップスを口に入れることで得る心の安らぎの代用や感情を麻痺させるための抑え切れない欲求になりかねませんし、セックスと愛情への欲求は認められたい、褒められたいという他人からの承認への依存に繋がるかもしれません。衣類や住まいへのニーズは、家を三軒所有しても、クローゼットに新品の靴が数え切れないほどあっても満たされない貪欲さになり得ます。自分の帰属できる場を見つけたい、愛されたいという、誰もが持つ根本的な願いは、代用品への止まない飢えとなるのです。

ひどく落胆したり欲求が満たされない状態が続くと、この欲求への固執は抑えきれない壮絶なものとなります。飢えのエネルギーに取り憑かれ、それに人生を乗っ取られ、一日中どんな環境においても、誰といても、この満たされない「足りない自分」のレンズを通してすべてに対応するのです。インドでは、スリが聖人を狙っているときは、聖人のポケットしか見えないという言葉があります。同様に、自分が欲求に取り憑かれていれば誰を見ても、何が目の前にあっても、自分のこの欲求をいかに満たすのかという観点からしか物事を見ることができなくなってしまうのです。この渇望は私たちの心と身体を深い思い込みの中に閉じ込めてしまいます。トンネルの中にいるような狭い視野で生きることで自分の目の前にあるものさえ楽しむことができなくなるのです。紅葉の美しさや、詩の一句は自分の人生にぽっかりと大きな穴があることを思い出させ、子供の笑顔を見れば自分に子供がいない心の痛みを思い出す。より強烈な刺激や心の痛みを麻痺させてくれる何かを追い求め続け、人生の素朴な楽しみに背を向けてしまうのです。

常習性のある欲求を耐えしのぐのは容易なことではありません。作家オスカー・ワイルドが「私は誘惑以外は我慢できる」と言ったように、誘惑とは強い欲求がいましも満たされるという感情的な保証なのです。この精神と肉体への抑え難い衝動はタバコや過食、薬物や恋愛関係依存に苦労したことがある人にはよく理解できるはずです。タバコを吸う代わりに散歩に出たり、音楽を聴いたり、深呼吸などしたくはないのです。欲しい物が欲しいだけ。解決策がその場限りと頭の中ではわかっていても「どうしても欲しい」という気持ちを抑えることはできないのです。

瞑想の生徒さんで長年強迫性過食症に悩み続けるサラは、一〇日間の沈黙瞑想リトリート中の食事に悩みながら、パニック状態でリトリートにやってきました。食事の量は充分だろうか？　出される食事が気にいるか？　食べ過ぎてしまうだろうか？　長いダイニングテーブルで空気を和ます会話もなく他人と一緒に座りながら、沈黙の中で、しかも人前で食事するのを恐れていたのです。食事の仕方から自分は過食症にさいなまれているのだと周りの人たちに見破られてしまうのではないか、そしてとんでもない恥をかくのではないかと想像していたのです。

リトリートが始まってからの数日間は食べ物が彼女の意識のセンターステージに置かれます。食事の時間を知らせる鐘が鳴ると瞑想ホールを後にし、ゆっくりと食堂に向かうサラ。しかしこのマインドフルネスは見かけだけのもので、まるで見えない磁石のように食堂に引きつけられる思いだったと彼女は私に言いました。ブッフェ形式の食堂で順番を待って列をなす彼女は不安と期待に満ち溢れ、自分のお皿にある食べ物を食べながら、次に何を取りに行くかを考えます。食事は量も質も満足できるもので、サラは二度、たまには三度と食事の列に戻り、そんなときは一皿目を食べた場所には戻らず、違う座席を選ぶのでした。

彼女は私との初めての面接のとき、自分の食べ物への貪欲さと欲求に「芯まで埋め尽くされている」ようだと言いました。出来損ないで「精神の弱い」自分を非常に恥じていたのです。食欲をコントロールしたいといかに強く決心しても過食をやめることができない、彼女にとってはそれが一番辛かったのです。何よりも食欲をコントロールしようとする毎日の自分の無駄な努力が、彼女自身を出来損ないの人間だと思わせていたのでした。

欲求に囚われる自分を誇りに思わないのは当然ですが、この欲求がコントロール不可能になり日常生活に影響をおよぼしはじめると、本格的な自己嫌悪に変わっていきます。私たちはアルコールや食べ物の大量摂取は人間関係や自分の健康を台無しにし、成功への飽くなき野心は我が子を傷つけ、自分の不安感と相手への過度な要求が恋愛関係をサボタージュしているのもわかっているのです。ある生徒さんは「私の最大の敵は足りない自分です」と言いました。「足りない自分」に人生を乗っ取られると、欲する自分を自己嫌悪することになるのです。

私たちは自己嫌悪の辛さから逃げるために、この足りない自分に対して冷酷で無慈悲なメッセージを送ります。不完全な自分を罰するために食事や休息を制限したり、他人からの思いやりを拒絶したりするのです。自分の人生を台無しにしている性格の一部を破壊したいがために、身体や心を傷つける無謀な行動を取ったりもします。依存や中毒に対する私たちの恥の苦しみは、サラのように、「真の自分が望むこと」を闇に包んでしまうのです。そして依存症の原因は愛されたいという切なさであるという現実からかけ離れ続けてしまうのです。

「足りない自分」の否定

エデンの園の物語の中で、神様は自分が創った園のど真ん中に、美味で危険な果物の育つ知識の木を植えます。そして好奇心旺盛で果物好きの人間を園の中に入れ、その果実を食べてはならないと申し付けます。これは罠でした。もちろんエバは果物を食べてしまい、彼女は神から辱めを受け罰せられたのです。

これは私たちが心理的に毎日経験する状況でもあります。現代文化は常に快適に過ごせ、自分の正しさを主張せよ、色々な物を手に入れ、人より秀で、見かけもよく賞賛される人間になれと私たちに推奨します。同時に身勝手さを恥じよ、自己中心性は人間性の欠陥である、甘やかしは罪であると唱え続けるのです。

ユダヤ・キリスト教、仏教、ヒンズー教、イスラム教、儒教など、ほとんどの主流宗教は、欲望、愛着、貪欲は苦しみに繋がると説きます。これはもちろん真実かもしれませんが、欲望の危険性に対するこのような包括的な教えは自己嫌悪を深めることに繋がりがちです。私たちは肉体的、感情的な飢えを超越、克服し、どうにかして管理せよと忠告され続け、ごく自然な情熱の激しさを疑い、自分がコントロールを失うことを恐れよと教えられているのです。黒人女性詩人であるオードレ・ロードはこう言います。「私たちは自分の奥に潜む欲望を恐れよと言われ続けながら育った。そしてこの欲望への恐怖心は、私たちの心に疑いの念を植え付け、私たちを常に礼儀正しく、忠実でおとなしい人間にする……、これこそが自分自身に対する色々な面での抑圧になるのだ」

純粋な精神とは、欲望のない精神だと捉えるのは、仏教を勉強する生徒さんたちにもよく見られる典型的な思い違いです。これは近年に限った問題ではありません。悟りと欲望の関係を仏教の教えの中で理解しようとする課題はブッダが生きていた時代から続いています。中国禅の昔の物語にこの難しさを語るものがあります。ある老女は、自分の土地に建つ小屋に二〇年もの間、禅僧をただで住まわせながら援助し続けてきました。老女は壮年になった僧侶はそろそろある程度悟りを得ただろうと考え、その僧侶の悟り具合を試してみることにします。

老女は毎日僧侶に持っていく食事を自分で持っていく代わりに若く美しい女性に運ばせたのです。僧侶を温かく抱きしめて、その反応を私に伝えに戻りなさい、と老女は申し付けます。この女性は老女の家に帰ると、僧侶はじっと動かず固まったように立ち尽くした、と報告しました。これを聞いた老女は僧侶の住む小屋に向かい、あの女性の温かい体に触れてどんな気持ちになったかと僧侶に直接尋ねます。「石の上に立つ冬の枯れ木のように冷え切った気持ちだった」と僧侶が苦々しく答えると老女は激怒し、彼を追い出し小屋を焼き払い「こんなぺてん師にあたしゃ、何十年も無駄にした」と叫んだのでした。

誘惑に勝ち、欲望の根をひっこ抜いたように見える僧侶の回答が道徳にかなっていると思われる方もいらっしゃるでしょう。なぜ老女は僧侶をぺてん師と呼んだのでしょうか？　この若い女性を「石の上に立つ冬の枯れ木のように」受け止めることこそが精神鍛錬のポイントなのではないのでしょうか？　僧侶は、この若い女性の若々しさと愛らしさを認め、自分の中に自然に湧く性的な反応に対して衝動的な行動に駆られることなくそれが過ぎ去るのを気づくことなく、その代わりに、己の心を閉ざしたのです。これは悟りの境地ではありません。

欲望を感じるのは精神鍛錬が足りないからだと勘違いする、多くの瞑想の生徒さんたちがいます。衝動的な感情から注意をそらせば確かにその力は弱まります。しかし、美味しい食事や遊び、娯楽や性的満足などのささやかな日常の楽しみへの欲求を持つのは自分がレベルの低い欲求に囚われている証拠だと恥じる必要はありません。このような生徒さんたちは「スピリチュアルな人」は自分の力量を唯一の心の拠り所とするべきだと思い込み、友人や師に助けや慰めを求めることはめったにないのです。私は何年にもわたり精神的な鍛錬を続けているにもかかわらず、孤独感や人との繋がりへの欲求を認めたことのない人たちと話したこともあります。

禅僧の物語からもわかるように、欲望を押しのければ自分の繊細さを忘れ、「冬の石」のように人生に対して頑なな気持ちを持つようになってしまうのです。欲望を拒否すれば、自分の中に生きる愛と活気の源を否定することになるのです。

「私のせいではない」

サラは私との次のインタビューで、自分はオーバーイーターズ・アノニマス（ＯＡ）という一二の回復ステップを通して食べ物への囚われに苦しむ人たちをサポートするグループに何年か通い続けてきた。そしてこのヴィパッサナーリトリートに参加することを決心したのだと、教えてくれました。彼女はＯＡに参加することでかなりの回復を見せたのです。サラは強い食欲に襲われると、すぐに冷蔵庫を開ける代わりに彼女のスポンサー（回復の手助けをしてくれる仲間）に電話をかけるようになります。これが私の言う「一緒に間を置く」ということです。サラは誰かと一緒に自分の感情を見つめ、それに対してどのような反応が可能かを話し合うことができたのです。しかし過食は引き続き彼女を悩ませ続けます。ＯＡのミーティングに参加し、自分は過食症に病む人間だと自己紹介する度に依存者という自分のアイデンティティが強まっていくような気持ちに襲われたのでした。サラは、一二ステップの一一番目である瞑想と祈りが彼女を依存症から解放してくれるのではないかという希望を胸にリトリートに参加したのです。

そしてリトリート開始から数日後の今、サラは一層自分を疑っていると私に言いました。普段の生活のように気を紛らわすことができない環境で、依存の力と大きな恥にさらに圧迫されていたのです。食べ物を求める気持ちが起こる度に間を置き、自分が何を感じているのかに注意を払おうと努力しても、心の動揺は耐え難いものでした。まるで自分の内側にある大きな穴を埋めようと、体の中のすべての細胞が手を伸ばしているようで、サラは自分の欠陥は根が深すぎて一生治ることはない、と確信するまでに至っていたのでした。

私はそんなサラに目を閉じるように言い、彼女の今の経験の中で一番辛いことは何か、一体何が彼女の注意を一番引こうとしているのかと尋ねました。サラは私に対して良い印象を残したいと思っていると、即答しました。この欲求は一体あなたの身体の中でどんなふうに感じるか意識を向けてごらんなさい、と私。「胸のあたりがそわそわしている」とサラ。このプロセスを続けていきながら、自然に湧き上がる感情、イメージや言葉をオープンな気持ちで受け止めるようにと言いました。のみ込まれてしまいそうな苦し過ぎる感情が湧き起これば、静かに自分の中で「これも」と自分自身に囁き、優しい気持ちで身体に感じる感覚に注意を払ってみるようにと彼女に言い聞かせました。

私と一緒に座りながら、サラは自分が体験していることを一つひとつそっと名指ししていきます。「胃の中がビクビクしている。恐怖：私にはこの練習がうまくできない。怒り。思考：あなたの時間を無駄にしている。別の思考：あなたは私を頭のおかしい女と思っているに違いない。胸の痛みと狭心感。また違う思考：誰かが私に注意を払ったり、気にかけてくれるといつもこう思う。せつない。震え。愛されたい。哀しみ」こうして彼女はその後五分間ほど一つひとつの感情や思考の波を尊敬の念で認めていきました。すると彼女は次第に穏やかな瞬間が増えてきていることに気がつきます。私はインタビューが終わる前にサラに自分でこの練習を続けるようにと伝えました。強い食欲に圧倒されてしまいそうなときにこの練習を続けるのは難しいかもしれないけれど、ほんの数分でもこうして気がつくことができれば、大きな変化をもたらすプロセスの始まりになるはずと彼女に伝えました。お礼をして部屋を後にする彼女の目には、ほんの少し希望の光が宿っていたのでした。

四日後のインタビューに現れたサラの目は輝き、前より落ち着いているように見えました。ある午後、瞑想しながら前回のインタビュー中のように、自分の内側で起こっている感情の流れを順調に名指し続けることができたと言います。いつものようにこんな思いを抱く自分はなんてダメな人間なのだろうという思考に囚われることもあまりなく、お茶の時間に焼かれるクッキーの匂いによだれが出て胃が硬くなってもその思考に囚われることはなかった、と言います。彼女はどんなに激しい食欲でも、それを消し去ろうと願うことなく何が自分の中で起きているのかに気づきながら「これも」と言い座り続ければ、その思いは必ずいつかは弱まってゆくのだということに気がつきはじめたのです。「自分の欲望や思考や感情は終わりのない、常に変化し続けるパレードみたいなものだと突然気がついたの」とサラは言いました。そして**「これ、私がやっているわけではないのよ」**と驚きの表情で付け加えたのでした。

このコントロール不可能で、千変万化な現実の体験は彼女が自分自身への態度を劇的に変える突破口となりました。彼女は自分の中で起きていることをコントロールしているわけでも、今までコントロールしてきたわけでも**なかった**のです。食欲に満たされますようにと願ったわけでもない。強迫観念の集中砲火を止めることはできない。彼女はあの午後の瞑想中に「私のせいじゃない、一度たりとも私のせいではなかったのよ」という囁きが頭の中で聞こえたと言いました。恐怖や強迫観念、羞恥心に満たされるのは自分のせいではない。耐え難い感情に襲われるたびに食べ物に手を出すことさえ自分のせいではなかったのです。こうして話し続ける彼女は食物依存に苦しむ自分への自己批判、他人との付き合いの中での自信のなさや、コソコソしながら依存を隠そうと見せ掛けに費やした人生の無駄な時間を嘆き、むせび泣いたのでした。

足りない自分と、ある特定の欲求への依存は、多様な環境の中から生まれます。サラの場合、彼女が受け継いだ遺伝的構造はある種の依存症の素因を既に含んでいたのです。サラは母親の飲酒で、お腹の中にいるときからアルコールに浸されていました。うつと自己嫌悪に満ち、子供の世話が不可能な母親、感情をあまり見せない批判的な父親の元で育ち、物を買うことで幸せを約束する消費社会に生きている彼女は、すべての生き物が生物学的にデザインされたように、単に喜びを追いかけ、痛みを避けようとしていただけなのです。

私が生徒さんたちに、自分たちの苦しみの原因のもとを考えてみるように促すと、時にはそれに反論する人もいます。これは単に知的に他人を非難し責任を回避しているだけではないのか？　自分が両親にほったらかされて育ったからといって、自分の子供に対してイライラしたり、配偶者に対して自分勝手な態度で接する権利があるのか？　他人を傷つけるのは自分が幼いときにひどい扱いを受けながら育ったからだと、言い訳するのは確かに容易です。けれど自分がどのように条件付けされてきたかをマインドフルに見てみると、全く違う事実が見えてくるのです。例えば両親に相手にされず育った人に対して、間を取りその経験を正直に感じてみましょう、と尋ねたとしましょう。愛する人に見てもらいたい、注意を払ってもらいたいという環境の中で発達した、底知れない飢えを感じることができるでしょうか？　周りの人を養いながらどうやって自分の飢えを満たすことができるのでしょう？　このような状況を明確で包括的な意識で理解することで、「足りない自分」を思いやりの気持ちで受け入れはじめ、古いパターンから抜け出し前進することが可能になるのです。

自分のせいで過食と過度な食欲が起きているのではないのだと気がつくことで、自分を依存に追いやっていた連鎖反応を絶つことができたサラ。OAで得た、満たされない欲望への代用品として食べ物に執着しているという気づきのみでは、彼女の行動パターンを変えることはできなかったのです。足りない自分という存在を許し、受け止めることこそが変化への大きな一歩となったのです。彼女は欲求を感じる度にそんな自分を意識的に許し、手放し続けなければなりませんでしたが、自己批判をやめた彼女は羞恥心に圧倒されることなく、飢える自分を見守り続けることができたのでした。

足りない自分からの目覚め

リトリートの最後の三日間。サラは耐え難いほどの欲求や恐怖さえも直接身体で感じ、受け止める練習を続けました。一生変わらない、良くなることはないという恐ろしい思考に取りつかれても「これも」と言い続け、胸と喉が締め付けられるような感覚を受け止め続けたのです。こんなに惨めな自分を愛してくれる人は誰もいないのではという恐怖感も「これも」と受け止め、「自分はどこかおかしいのだ」という絶望感が彼女のすべてを乗っ取りそうになっても、まるで風船のように胸の内で膨らむ心の悲鳴を身体に感じ続けました。無性に食欲に駆り立てられて食べ物の安心感に手を出したいと思っても微動だにせず、この切羽詰まったエネルギーに対して「これも」と答えたのです。

サラは瞑想中に最も強い欲求さえ、押しのける必要も、反応する必要もなく経験することができると言うことを理解しはじめたのでした。自分の経験を憎み、思考の渦に自分を見失う代わりに、切羽詰まった感情、緊張感と恐れに、「はい」と言い続けたのです。欲求を満足させる代わりにその欲求を自分の中で表現させ、それが自然に自分の中を通り過ぎてゆくのを待ったのです。

彼女は最大の課題の場である食堂で、この練習してきた受け入れの心と見つめる気持ちを試すという、勇気のいる一歩を踏み出しました。歩く、食べ物を自分のお皿によそう、フォークを口に運び、食べ物を噛む。すべてをゆっくりとこなすことでより細かく注意が払えることに気がつきます。こうしてゆっくりと動くのは、まるで間を取るのと同じ。「おかわりしなくても大丈夫な食事も出てきたの。一口一口に注意を払うから食べ物の本当の味を楽しめるし、こうやって意識を集中して食べるとお腹も満足したわ」と彼女は言いました。

彼女は立ち上がっておかわりに行きたいという衝動が生じると、鋭い緊張感、圧迫されるような興奮感、期待と不安感を身体の中に感じながら座ったまま「これも」と心の中で唱えたのでした。この衝動は消えることもあれば、消えることなくこの内なる葛藤を食べ物で麻痺させたいという思いが募り続けるときもありました。自分に対する批判的な声が生じると心の中で「私のせいじゃない、私のせいじゃない」と呟き続けることで彼女の心はより穏やかに開き、激しい欲求に対してリラックスできたのでした。間を取った後にそれでももう一度おかわりに立ち上がった際には、そんな自分の選択を非難したり、まるで失敗したかのように恥に思うことなく、優しい気持ちで受け入れることができたのです。欲望を持つ自分を許し、間を置くことでサラはラディカル・アクセプタンスへの道を切り開いたのでした。

リトリートが終了する頃には、食べ物への依存が弱まりはじめたように感じたサラ。もちろんこの衝動が消えることはありませんでしたが、その衝動に対してパワフルに、そして自由に折り合いをつける道を見出したのです。別れぎわにお互いを抱きしめると「一〇回に一回でも『私のせいじゃない』と思い出せれば、私もっと自由で幸せな人間になれるわ。自分を許すことが出来れば、今という瞬間に意識を払い続けることができれば、私、大丈夫だと思う」と彼女は私に言ったのでした。

私はリトリート終了後、数ヶ月にわたってサラと何度か電話で話す機会がありました。彼女は教鞭をとっている大学で長年の夢である英文科の学部長候補となっており、その決定の日が近づくに連れて、緊張感と同時に夜食への欲求が増していたのでした。ある晩、深夜を過ぎた頃に二杯目のシリアルにかけるミルクを取りにきた冷蔵庫の前でハッと我に返ります。間を取ることを思い出したのです。冷蔵庫の取っ手から手を離し、意識的にゆっくりと食卓に向かい、椅子を引き、マインドフルに座るサラ。胸の鼓動の速さを感じながらもじっと座り続け「食べ物を欲しがる自分も、仕事の心配をするのも私のせいではない」と自分にメッセージを送りました。

自分の頭の中で巡る思考と不安感に注意を払いながら、職場での成功を願う自分とともに、もしも選ばれなければどんなに惨めな気持ちになるかを大変に恐れている自分がいることにも気がつきます。胸が圧迫されて、息を吸うことさえもままなりません。この感覚を食べ物で消し去ってしまいたい。しかし、この爆発しそうな不安感からくる欲求に注意を払い続けると、このとてつもない圧迫感が和らぎはじめるのに気がつきます。胸から何かが溶けて、心が開き、スペースが広がるような感覚を覚え、その空間は躍動するような優しさでいっぱいになります。サラはついに自分がいかに受け止められたい、高く評価されたい、愛されたいと心の奥から切望しているかを感じることができたのです。彼女は展開し続ける自分の欲求に優しい気持ちで耳を傾けることで、その支配力から自由になりはじめたのでした。

その月末、サラの学部長への就任が確定します。仕事での夢が叶ったサラは大喜びでしたが、彼女の真の勝利は内側に吹き出した解放感でした。自分の食欲と欲望から逃げ隠れせず、それを受け入れることができると習いはじめた彼女。自分の仕事ぶりに対する不安や非難の気持ちが生じるのは避けられないものの、そんなときに反射的に食べ物に向かわず、自分自身を許し優しく受け止める存在になれるのだと信じることができたのでした。

多くの生徒さんたちは長年精神修行を積めば欲望に誘い込まれることはなくなるのですかと質問をします。特定の人や仕事に執着したり、チョコレートや恋愛小説、あともう一杯のビールに頼らず一人ぼっちで過ごす夜を乗り切ることができるかを知りたがるのです。こういった傾向がなくなることはないかもしれませんが、それをマインドフルネスの観点から捉えることができれば、こんな行動に自分を追いやっている欲望と恥が姿を表しはじめ、それに囚われることが少なくなっていくのです。

サラのように感情的に恵まれない環境に育てば、何かにしがみついたり、依存性のある行動に出る傾向は強く、それが消えることはなかなかないでしょう。しかし時間が経つに連れ、この抵抗し難く頑固な欲求が苦しみに直結するとは限らなくなってくるのです。不安と欲望は確かに不快な感情かもしれませんが、それが必ずしも苦しみに繋がるとは限りません。自分の欲求と欲望を通して自分がどんな人間であるかを定義すれば、苦しみに繋がります。欲望にまつわる感覚、感情と思考を、ラディカル・アクセプタンスで受け止めることができれば、足りない自分というアイデンティティから目覚め、そんな自分よりはるかに豊かな存在と再び結びつくことができるのです。

ラディカル・アクセプタンスを欲望に当てはめる練習方法は瞑想リトリート中でも、忙しい日常の中でも、本質的には同じです。身体や精神が求める満足感の追求を手放すことができるまで間を取り、まず自分のアイデンティティがいかに「足りない自分」という思考や感情の中に縮こまってしまっているかに気がつき、この間の中で、欲望を持つ自分を責めるのをやめ、優しい気持ちでその欲望の存在をあるがままに認めるのです。自分の欲望をお茶に招き、身体に起きる感覚をマインドフルに見つめ、心に浮かぶ感情と思考をはっきりとした意識で見つめる。こうして欲望を澄んだ温かい、中庸的な存在感で受け止めることで、私たちの心身を頑なに欲望に結び付け続ける、自分の反射的な癖を変えてゆくのです。こうして私たちは自分の人生をいかに生きるかという選択肢を広げてゆくのです。

私たちが本当に欲しいもの

チベット仏教の偉大なヨーギであるミラレパは、山中の洞窟の中で孤立して何年も過ごしました。彼は精神鍛錬の一環として、自分の頭の中身を目に見えるように投影しはじめます。性欲、情熱、嫌悪。内側に潜む悪魔は魅惑的な女性の姿や恐ろしい怒りに満ちた怪物となって現れます。ミラレパはこの誘惑や恐怖を目の当たりにしても、圧倒されることなく、「今日は来てくれて本当にありがとう、また明日もおいでなさい。たまにはお話でもしましょう」と大きな声で叫ぶのでした。

こうして何年も集中的な修行を積んだ結果、悪魔と戦おうとしたり、悪魔に誘惑されることから苦しみは起きるのだとミラレパは理解します。その悪魔の前で自由を得るにはあるがままの悪魔の姿を明確に見つめなければならなかったのです。ミラレパにまつわる偉業のひとつにミラレパのいる洞窟が悪魔に埋め尽くされるという話があります。そこでミラレパは最もどう猛でしつこい悪魔に直面し、その悪魔の口に頭を入れるというなんともすごい行動に出たのです。ミラレパが完全に身を委ねた瞬間に悪魔は突如すべて消え去り、残ったのは純粋な意識から放たれる眩しい光のみでした。現代に生きるアメリカ人チベット僧ペマ・チョドロンはこう言います。「抵抗心がなくなれば、悪魔も消え去る」と。

私はヴィパッサナーロマンスの原因となった欲望と間違いなくもがき続けていました。この悪魔は、私のスピリチュアルな面を台無しにしていると思い込んでいたのです。自分が完全に戦いに巻き込まれているのだとようやく気がつくと、ミラレパの物語を思い出しました。ヴィパッサナーロマンスは瞑想の敵ではなく、自分の悟りに役立つ自然な経験ではないのか。ミラレパのように自分の欲望の悪魔と「会話」したらどうなるだろうか？　私はこの足りない自分を突き動かすエネルギーに抵抗しない、と決心しました。

その後数日間、自分がロマンチックな錯覚に陥っていると気がつく度に「性的な空想」と頭の中でラベリングし、身体に起きる感覚と湧き上がる感情に細心の注意を払い続けました。自分が今経験していることから逃げるのをやめると、自分の内側は刺激、性的興奮、そして恐怖感の波に満ちていることに気がつきます。このような感情を悪と見なして抗う代わりに、あるがままに受け止める練習をしながら、好奇心を持ってその奥に何が潜んでいるのかを探求してみたのです。

私の胸に感じる、押し付けられるような痛みは深い哀しみへと姿を変えていきます。頭が他のことでいっぱいだったり忙しすぎて、立ち止まり気がつくことなく過ぎ去っていった、大切な愛の瞬間を逃してきたことへの哀しみ。性欲の情熱と、自分が本当に望むものからどんなにかけ離れているかに対する深い嘆きを行ったり来たり。欲望や哀しみが特に強くなると、自分の人生に何が欠けているのか、いかに自分の愛情への切望を満たすかというような空想にふけりがちになりました。そんな空想を「ダメ」と批判こそしませんでしたが、この空想がいかに実際の体験から自分を妨げ、自分が心の底から求めるものへの入り口となり得る穏やかな存在感から自分を遠ざけているかが見えたのでした。

自分の作り上げる空想の世界に囚われることは少なくなりましたが、それでも内側を駆け抜けるこの興奮のエネルギーをコントロールしようとしている自分に気がつきます。身体を硬くし、自分が何をしているかを頭の中でナレーションする自己制御の癖は、欲望の大きさと力の中に自分自身を解き放つのを防いでいたのです。考えや制約なしに愛するとは一体どういうことなのか、何を愛しているのかさえも確かではありませんでしたが、自分の心を締め付ける抵抗感を手放さなければならないことはわかっていました。この愛への切望を一人の人間に集中させるのではなく、愛そのものの大きさを経験したかったのです。

ある晩遅く、私は自分の部屋で一人で瞑想していました。自分の意識が切望の深みへと移り、胸が切迫感で今にも張り裂けそうになります。**同時に私は切望の中に、交わりの中に、愛そのものの中に消えてしまいたい。**——これが自分の一番望んでいることなのだとわかっていました。するとその瞬間、ついに自分の切望をあるがままにすることができたのです。「いいわ、どうかあるがままに目いっぱい大きくなりなさい」と切望を招待までし、ついに自分の頭を悪魔の口の中に入れたのです。すべてを肯定しながらはっきりとした意識で感覚の荒野に、私が心から求める抱擁に身を委ねたのです。まるで幼子がついに母親の腕の中で休むように全身を委ねると、私の心と身体の境界線は溶け去っていったのでした。

瞬く間に自分の心身があらゆる方向に限りなく広がってゆくのを感じます。流れ、うつろい続ける振動、鼓動、うずき。この流れと一体化する「私」。この恍惚状態に身を任せるとまるで自分が宇宙のように無限で、太陽のように激しくまぶしい存在に感じます。この目の眩むような生命エネルギーの賛歌の中には形をなすものは一切なかったのです。これこそが自分が愛するものを愛する豊かさだと感じたのでした。

一五世紀のスーフィー詩人であるカビールは「宇宙は普遍の愛で満たされている」と言いました。これこそが私たちの望む真の愛の姿。ラディカル・アクセプタンスで巨大な欲望に抗わず、執着せずにそれを受け止めることができれば、足りない自分はこの透明な意識の光である普遍の愛の中に消え去っていくのです。そして私たちは生まれながら完全なる愛そのものであると理解することでしょう。この生きる意識から除外され、離れているものは何もないのです。

それから数日間、この切望の力に自分の心を完全に開く度に、新たに生きとし生けるものへの無条件のありがたみに心が満たされたのでした。午後には、瞑想の後に雪の積もる森に散歩に出かけ、ベイ松の木や、私の手のひらに置いたタネを食べる小鳥たち、氷と石の間を流れる小川のせせらぎとの一体感を感じたのでした。ルーミーはこう書きます。

不思議な情熱が　頭の中で駆け回る
心は　空を探し求めながら飛ぶ鳥になり
自分の体のすべてが違う方向に動く
私が愛するものは　本当に　いたるところにあるのか?

「私の愛するもの」はいたるところに、そして自分自身の中にもあったのです。ひとつの限られた対象物に愛を限らなければ、足りない自分は愛そのものを愛する意識の中に溶けていくことがわかるでしょう。

リトリートから帰宅後、何週間かしてからある協議会で私の情熱的な空想のお相手であるあの男性と鉢合わせしました。お昼ご飯を一緒に食べる私たちの間には、確かに熱く惹かれ合う気持ちが漂っていましたが、実際にこうして一緒に時間を過ごしてみると、なぜ私たちは恋愛関係には向かないかという理由も明白に見えたのでした。それにもかかわらず、その晩帰宅して一人になると、どのようにしてあの人とお付き合いが始まるだろうかという思いが頭の中を巡りはじめます。しかしこの欲望は既に馴染みのあるものでしたので、私は躊躇なく間を取りました。この思いを見逃がしてしまえば不完全な自分に追い打ちをかけるとわかっていたので、これは「欲望の物語」と頭の中でラベリングし、瞑想クッションに座ったのでした。

するとと瞬く間にこの関係を追おうという思考が浮かび、それと同時に一瞬にして「足りない、欲する自分」に縮小してしまった自分に気がつきます。頭の中で繰り出される映画のシーンを離れると、今という瞬間に生き生きと繰り広げられる鼓動と振動、悲しみと恋しさを再び感じることができたのでした。私はリトリート中のように、この切望にリラックスして完全に身を委ねます。切望の炎の中に再び自分の眩い心が燃え上がるのがわかります。「誰か」と恋愛関係を持ちたい気持ちは確かにありましたが、私の切望する愛との交わりは既にこの瞬間に存在していることは、それよりも深い真実だったのです。この交わりを感じ続けることができれば、欲望に意識をそらされることがあっても、今という瞬間の完璧さと美しさを見失うことはないはずです。

ブッダは欲望を意識することができれば、自分がその欲望と一体となることはないと説きました。私たちはラディカル・アクセプタンスを通して「不十分で、欲する自分」にまつわる恥と嫌悪感の層を脱ぎ去りはじめることができるのです。欲望の犠牲者でそれと闘い続け、不健康な欲望に陥る自分、もっと欲しがる自分、今ここにあるものよりも違う何かが必要な自分という、頭の中で創り上げた物語を見破りはじめるのです。ラディカル・アクセプタンスは私たちを小さい人間として固める接着剤を溶かし、生き生きとした完全な自分として人生を自由に生きる手助けとなるのです。

切望をありのままに感じることができれば、それは自分が本来属する場所に導いてくれます。孤独感や欲望を感じ、その莫大なエネルギーに身を置くという道を幾度も通ることで、愛への切望は愛そのものへの入り口となるのです。切なさは消えることはありませんし、他の人が求めることもなくなることはないでしょう。しかし欲望という泉に幾度も幾度も身を浸すことで、その源泉である無限なる愛を信じることができるようになるのです。

実践

欲求を感じても「何もしない」
——ガイド内観——

強く欲するものの後を追うのは私たちにとって条件反射的な行動ですが、そうすることでもっと深い部分で自分が切望していることを覆い隠し、欲求の罠に囚われてしまいます。そんな欲求からの自由の道は、間を置き、経験していることに細かい注意を払うことから始まります。

＊＊＊

自分の人生の中でこの欲求に従わざるを得ない、という気持ちになるような分野があるかどうか内省してみましょう。食べ物やタバコ、アルコール、セックス、人への批判、コンピューターゲーム、仕事やショッピングかもしれません。一週間の間その欲求を満たしたいと思う度に一瞬、間を取ることを練習してみましょう。

間を取り、身体の動きを静止し、欲求の本質に注意を向けてみましょう。強い欲求のあるあなたの身体はどのような感じですか？　どの部分に欲求を一番強く感じますか？　胃の緊張感、それとも胸の動揺感、腕の痛みとして感じますか？　前かがみになって、前に転がり込むような感覚がありますか？　思考は固く速い感じがしますか、それとも冴えなくぼんやりとしていますか？　一分間ほど間を取り、その間にこうした感覚が変化するか注意してみましょう。「今何が足りないのだろう？」と自問してその答えに心を向けてみてもよいでしょう。間を取った後に、欲求を満たす行動に出るときに、ゆっくりとマインドフルに動いてみましょう。緊張感や興奮、自己批判や恐れを感じますか？　生ずる感覚、感情と思考にクリアで優しい意識を向けてみましょう。

＊　＊　＊

間を取っても、その後自分の欲求を満たす行動に出るかもしれませんが、少なくとも欲望の水面下に潜む緊張感と苦痛に気がつきながらの行動です。感覚は千変万化するものですから抑え難いと感じた強い欲求でさえいつか必ず消えてゆくのです。欲望は再度自然と生じますが、万物は常に変化するものだという叡智は解放感に繋がります。欲望に従うことなく観察すれば、自分がどのように人生を生きるかの選択肢を広げるのです。

一番切実な切望の発見
—ガイド内観—

私たちの中にある数え切れないほどの要求に意識の光を当ててみると、真摯で深い魂の切望の源がその根底にあることが見えます。この芯で感じる切望感こそが私たちを悟りと自由への道へ導くのです。

＊　＊　＊

意識を今という瞬間に向けられるように、ゆとりを持ってリラックスして座りましょう。落ち着いたら「私の心は何を求めているのだろう」と自問してみましょう。初めに思いつくのは健康になりたい、体重を減らしたい、もっとお金を稼ぎたい、恋人が欲しいといったことかもしれません。もう一度自問して、自然に湧き上がるいかなる反応をも受け止め、じっくりと心の声に耳を傾けましょう。数分間こうして自問し続け、何を感じてもすぐに反応せず、受け止めの姿勢で注意を払い続けましょう。回答がよりシンプルで意味のあるものに変わっていくかもしれません。急がず、ゆっくりとした気持ちで心の声に耳を傾け続ければ、愛や平和、存在感、交わり、調和、美、真実や自由といった表現で、あなたの奥深くに眠る望みが姿を見せることでしょう。

自分が何を心の底から求めているのかに気がついたら、しっかりとした意識を持ちながらその切望感に身を委ねてみましょう。「はい」という気持ちで自分の奥深くに宿る切望のエネルギーで心身と意識を満たします。自分が一番切実に願うことを完全に認めるのは一体どのような経験ですか？　瞑想を続け、自分の切望をオープンではっきりとした意識で経験し続けてみましょう。

これはペアでもできる内省です。顔を向き合わせて楽に座りましょう。まず質問をする人と答える人がどちらか決めます。しばらく静かにリラックスして座った後に、片方の人が「あなたの心は何を求めているのですか？」と質問し、もう一人の人は最初に思いつくことを声に出して答えます。その返答がいかなるものであろうとも質問をした人は単に「ありがとう」と頭を下げるか、返答を聞いたことを確認し、再度同じ質問を繰り返します。決めた時間中このプロセスを繰り返します。役割を変える前に質問に答えてきた人が最も求めていることを完全に身体全体で感じることができるように、しばらく静かに座りましょう。同じように、次の人が質問に答え続けた後、再度静かに座る時間を設けましょう。瞑想終了後、お互いの経験を数分話し合ってもよいでしょう。

＊　＊　＊

一日を通して自分が欲求に駆られていると気がついたとき、「自分の心は何を求めているのだろう」という質問は、魂の純粋な切望と私たちを繋げる役割を果たしてくれます。いつでも間を取り「何が大切なのだろう？　私が一番気にかけていることは何だろう？」と自問することで、自然と思いやりの心を呼び起こすことができるのです。

Opening Our Heart in the Face of Fear

第7章

恐怖に直面しながら心を開く

我々は避け続けている痛みに直面しなければならない。むしろその痛みの渦中に身を置き、その焼きつくようなパワーによって自分を変容させるべきだ。

シャーロット・浄光・ベック

バーバラが私を訪れてきたのは彼女の瞑想経験が何ともつらいものになり、このまま練習を続けるべきか悩んでいたときでした。彼女は朝の瞑想中に幼ないころの恐ろしい記憶が甦りはじめ、彼女はその記憶に動揺し混乱していたのです。既に一年以上定期的に瞑想の練習をしてきて、初めての一〇日間瞑想リトリートを終えたばかりのバーバラ。今までこのように気持ちが動転するような出来事はありませんでした。瞑想は彼女の心を癒す経験で、それを手放したくはないものの、瞑想中に起きる恐ろしい経験をどのように対処すべきかわからなかったのです。

彼女は瞑想中に繰り返し思い出すある出来事を私に教えてくれました。これは彼女が母親とも既に何度も話した出来事で、バーバラに耐え難い恐怖感を引き起こす原因となっていたのです。実際に起きた出来事の記憶なのか、彼女の想像なのかは重要ではありませんでした。赤ん坊のバーバラを台所のテーブルの上に乗せたタライで沐浴させる母親。跳ねる水の音と、母親の穏やかな鼻歌が聞こえます。二人はお互いへの愛情に満ち溢れ、完全に沐浴に没頭していました。そこに突如父親が台所に入り込んできます。酒に酔い、怒りに任せて「お前は赤ん坊のことしか考えられないのか？　赤ちゃんがこうした、ああしたって……、俺が一日身を粉にして働いて、腹をすかせて帰ってくるのもわからないのか？」と母親を怒鳴り、彼女を押しのけてバーバラを鷲掴みにし、彼女の頭を水の中に沈めたのです。自分の肩と頭を押さえつける大きな手を感じながら、水を飲み込みパニック状態に陥るバーバラ。

母親は「やめて！」と叫び、父親に飛びかかりバーバラを取り返します。バーバラをタオルでくるみ、ぎゅっと抱きしめながら低い声で「夕食の支度はすぐしますから」とささやく母親。バーバラに服を着せる母親の手はガタガタと震えていました。一人ぼっちですすり泣きながら横たわるバーバラは動くことさえままなりません。平和なひとときは一瞬にして崩壊したのです。

父親の激昂が母親とバーバラのどちらに向けられていたかにかかわりなく、彼女は幼年期を通してこの首を締め付けられるような恐怖感、胃に感じるなんとも言えない不快な不安感で、身体が麻痺する感覚に繰り返し襲われ続けます。父親が留守のときでも不安と緊張感に見舞われていたのです。

幼い子供たちは、自分が原因で虐待が起きたのだ、責任は自分にあるのだと思いがちです。バーバラも父親の予測不可能な怒りの爆発は自分のせいだと思いながら育ちました。父親が突然彼女を怒鳴りつけると「私、今回は何をやらかしたのだろう?」と思うバーバラ。その根底には「私は悪い子なんだ、すごく悪い子。だからパパは私を嫌ってるんだわ」という信念があったのです。恐怖の波が引いて時間がたってもベッドの中で丸くなり、布団を頭からかぶりたいと思うほどの酷い羞恥心に長いことさいなまれました。一〇代になる頃にはバーバラの中で、自分は無力で怯えきった一人ぼっちのはみ出し者だという、確固とした自意識が備わっていたのです。

成人になったバーバラは自分の恐怖心を世間の目から上手に隠します。彼女の知り合いはこぞってバーバラを非常に有能で責任感の強い人間だと評価し、彼女の親しい友人でさえ無意識に誰かの気分を害するのではないか、間違いを犯すのではないか、誰かの怒りを買うような行動を取ってしまうのではないかと、常に恐れながら生きるバーバラの一面を知ることはありませんでした。他人の話を聞くのが上手なバーバラに、彼女といると心が豊かな気持ちになると、多くの人たちが感じていました。そんな人格を生かせる仕事に就くべきだと友人たちから励まされ、バーバラは教育学の修士号を取得し高校の進路指導教員として働こうと決意します。一〇代の子供たちを相手にすることに不安を覚えつつも、自分の青年期に欠如していた助けを提供できるような人になりたいと願っていたのでした。

大学での初学期、バーバラは経済学を専攻するランディーと出会います。彼はシャイで可愛らしく、どことなく助けを必要としているようなバーバラにあっという間に虜になります。姪っ子や、辛い問題を抱える友人たちを支えるバーバラを見ながら、ランディーは彼女と一生を一緒に過ごしたいと決意したのでした。優しく穏やかで威嚇的でない彼はバーバラにとっては完璧な男性でした。そんな二人は在学中に同棲を始め、卒業後数ヶ月で結婚に至ります。

結婚後間もなくバーバラは郊外にある小規模の高校の進路指導教員としての仕事を見つけます。しかしじきに彼女は、他の指導教員のように機転が利かず、おおらかでない自分のもとには生徒たちが滅多に気軽に立ち寄らないと気づきます。彼女に振り分けられた生徒たちが面接に訪れてきても、変なことをしてはいけないという恐れから、よそよそしく強張った態度を取ってしまう彼女。保護者との面会はさらにひどく、自分の振る舞いへの恐怖心のせいで保護者のいかなるコメントも自分の能力に対する批判に聞こえたのです。「あの子とどう接したらいいのかわからなくて」という親御さんのコメントは「あなたはなぜもっと上手に指導ができないの？」という意味に変わり「息子は勉強しなくてお手上げ」は「あなたどうしてもっと上手な勉強の仕方を教えられないの？」と彼女の耳には聞こえます。彼女は胃痛に苦しみ、喉がつかえて声を出すのもままならない状態に陥ってしまいます。

バーバラは私に、自分の恐怖を寄せ付けないようにするのは、まるで野良犬の群れを地下室に閉じ込めているような感じだと言いました。この犬たちは地下室にいる時間が長ければ長いほど腹をすかせ、そのうち必ずドアを押し開け家に侵入してきます。瞑想中に感じる恐怖は散発的でしたが、既に数年間続けて起きていたことでした。恐怖に囚われると野良犬がすべての部屋やクローゼットの隅々までをメチャメチャに破壊し、彼女にはそれを止める術はないと感じたのでした。

夜明け頃にこの野良犬たちが解き放たれることもありました。ベッドに横たわりながら壁にかかる絵がゆっくりと視界の中に入ってくると、自分は目が覚めたのだとわかり「どうしよう、数時間したらまた新しい一日に直面しなければいけないわ」という恐怖に襲われたのです。仕事を上手にこなしているふりをいつまで続けられるのか？　他の人たちはフルタイムの仕事に就き、義理の両親たちと晩御飯を食べに行ったり、不安な気持ちで一杯にならずに会社のパーティーに参加できる。しかし彼女にとってはすべてが重荷だったのです。

ときにはランディーと愛を交わした後に野良犬たちが野放しになることもありました。一緒に横たわりランディーに髪の毛をそっと撫でられているなんとも心地よいひとときでも、こんな至福なひとときの後には必ず不意打ちが待っているはずだと突然、恐怖に襲われるのです。そして「彼は怖がってばかりいる私に飽きるに違いない、見捨てられるかもしれない」という物語が展開するにつれて恐怖は強まり、彼女はその恐怖と孤独感に打ちひしがれ丸くなって泣き出すのでした。そんなバーバラを慰めようと彼女を抱きしめるランディーは、彼女に一体何が起きているのか理解できなかったのです。

私は恐怖心と葛藤するクライアントさんや瞑想の生徒さんたちと会う機会がよくあります。バーバラのようにこの恐怖に飲み込まれ身動きが取れなくなる人もいれば、明らかなトラウマはないものの気づきが深まるにつれていかに自分の人生が恐怖心にコントロールされているかを理解する人たちもいます。すべての人の地下室には放ったらかしにされてお腹をすかせている野良犬が存在するのです。この野良犬たちは、私たちが間違いを犯す度に自信を破壊し、誰かに怒られれば突如現れ、自分が築いてきた世界を台無しにしようとします。そして誰かに拒絶されたり裏切られたりすれば、お前は一生誰にも愛されることはないと私たちを説得しようとするのです。

こうした恐怖心にのみ込まれることを私はトランス状態（催眠状態）と呼んでいます。何か悪いことが起こるのではないかと見越しながら生きれば、心も身体も縮こまってしまうでしょう。周りに自分のことを気にかけてくれる人がいるのも、心を開きおおらかに生きることのできる自分がいることも、忘れてしまうのです。そしてトランス状態に陥り、恐怖というフィルターを通してのみ人生を経験することになるのです。

あらゆる身体や感情の痛みは不快なものですが、恐怖心に伴う痛みはなんとも耐え難いもの。恐怖に囚われていると、他のことに全く目が向かなくなってしまいます。恐怖心をあおる空想と、その恐怖に対する対応策は、最も小さい自分、苦しむ自分という自意識を生み出します。しかしラディカル・アクセプタンスでこの生々しい恐怖の感覚を受け止めることができれば、トランス状態から目覚めることができるのです。この受け入れは非常に解放感があります。恐怖を肯定することを学ぶにつれて、縮こまり、影の薄くなっていた私たちの本来の姿である心と意識に再度結び付くことができるのです。

恐怖心とは？

恐怖心を持ったことのない人はいるでしょうか？　恐怖とはバーバラのように、もうこれ以上やれないという思いで夜中に目が覚めること。恐怖とは、胃のムカつき、胸に感じる痛みや圧迫感、喉を締め付けられるような感覚。心臓が裂けるような鼓動と脈の速さ。恐怖はその圧迫感で呼吸を浅く速くし、危険が迫っているからどうにかせよ、と私たちを追い詰め、思考を乗っ取り、何がうまくいかないかというストーリーで私たちの頭をいっぱいにするのです。そして私たちの健康はいつか損なわれ、正気を失い、友人も家族も、地球さえもなくなるだろうと耳元で囁き続けるのです。

恐怖とは将来の苦しみを予測することなのです。

恐怖の基本的な役割は、生き残りを保証することです。恐れは爬虫類のような原始的な生き物でさえ持つ感情なのです。純粋に生理学の観点から見れば恐怖は、物理的で不変な連鎖反応パターンにすぎません。西洋心理学ではこの生理的反応を「情動」と呼び、この反応は一瞬のうちに起きることもあれば、数秒続くこともあります。恐怖によって引き起こされる生理反応は、身体の化学反応と神経系に変化をもたらし、危険な状況への独特の対応策を可能にするのです。例えば、アンテロープの身体は四肢への血量を増加することで逃げる準備を整え、パンサーは筋肉を緊張させることで闘いに備えます。息子のペットのヤモリは人間の手が飼育タンクの中に入る度にピタリと動きを止めることで自己防衛の姿勢を取り、我が家の猫は危険を感じると毛を逆立たせ、体をより大きく危険に見せかけることで敵の攻撃を阻止しようとし、飼い犬のプードルは危険を察知するとうずくまり小さくなるのです。同様に人間も自分の身体の脆い部分を守ろうと、首をうなだれ、肩を上げて背中を丸め胸を小さくすることもあります。あらゆる生き物は危険を察知し続ける限り、意識を生き残りに集中するのです。

認知機能と記憶が生理反応と相互作用して恐怖心を生むのは、哺乳類にしか見られない現象です。恐怖という感情は、生存本能の一環として過去に蓄積された経験から形成されます。差し迫る事態に対する恐怖は、似たような過去の経験の記憶と、それに伴う生理的反応が結び付いたもの。ある人には恐怖におののかせるものが、他の人には全く危険に感じない理由はこれなのです。恐怖に対する生理的反応そのものは数秒間しか持続しませんが、恐怖にまつわる思考と記憶が生理的な反応を起こし続ける限り、この感情が消えることはありません。

クラスに提出する論文や仕事の報告書にもう少し時間を費やさないとネガティブなフィードバックを受け取る羽目になる。夫婦関係にもっと注意を払わなければ離婚に繋がる、一人ぼっちになる可能性があると、恐怖感は私たちに注意を促します。この、より複雑な反応は自分の心臓の痛みを医師に見てもらうかどうかを判断する際に起きるのです。恐怖感はあらゆる身体や感情、精神や魂の健康が脅される度に生じるものです。この恐怖感は私たちを健全な反応に導くこともあれば、誰しも経験したことがあるように恐怖のトランスに陥れることもあります。

恐怖の本当の原因は常に明白というわけではありません。例えば、私が不安を感じているときは、この不安感が人生の中で起きているあらゆる出来事にくっついてしまいます。スーパーのレジの長い列に並びながらこんなに時間を無駄にしていたら他のことに手が回らないと心配し、インフルエンザにかかりそうであれば、悪化すれば仕事や瞑想クラスをお休みしなければならないと心配する。息子が翌日提出しなければならない学校の課題の手伝いをしながら、独創に富んで熟考された作品を提出しなければ彼の成績は下がり、大学への選択肢が狭まると心配してみたりもします。外部環境にかかわらず私の心は硬くなってしまうのです。そんなとき少し時間を取り、自分は何を本当に思い悩んでいるのかと自問する度に、自分は人生と幸せに不可欠なものをなくすことを見込んでいるのだと気がつくのです。

私の恐れる小さな喪失の根底には、究極の喪失――命の喪失への恐怖があります。すべての恐怖の根底は、生き続けたいという基本的な欲求、そして老いと死を回避したいという思いなのです。私たちは常になんらかの形で死に直面しています。私の両親は年老いてきていますので、いつかは彼らが死に直面していると知らせる電話がかかってくるでしょうし、私の世界の真ん中に位置する息子は、いつかは高校を卒業して家を出ていきます。私の周りの人たちは記憶と身体の自由を失いはじめています。自分の身体でさえ疲れ、あちこち痛み、次第に老いてきているのを感じます。人生ははかなく喪失はつきものです。この私がこよなく愛する人生の終焉こそがすべての恐怖の源にあるのです。

しかしながら恐怖感がなければ、私たちの生存も繁栄もあり得ません。問題は恐怖という感情がしばしば時間外労働をしてしまうということです。危険が迫ってもいないのに身体を硬くして防御体制を取り続け、思考はうまくいかなそうなことのみに集中してしまう。こうなると恐怖は生き残りを保証するものではなくなってしまいます。恐怖のトランス状態に陥り、今という瞬間の経験はすべて危険への対応となってしまうのです。こうして守りの姿勢を取り続けることのみに時間とエネルギーを費やせば、到底人生を楽しむことなどできないでしょう。

恐怖のトランスに囚われる

恐怖のトランス状態に陥るというのは、恐怖という感情が私たちのアイデンティティの中核となり、人生を謳歌できなくなるということです。このトランスは大抵幼い頃に自分の世話をしてくれた人たちとの関係の中で感じた、不安や恐怖から始まります。例えば私たちが小さい頃に夜泣きをして母親を疲労困憊させ、怒らせたとしましょう。母親のキリキリとした声と厳しい顔つきを目にすることで、突如自分に安心感を与えてくれるべき人に対して危険を感じ、腕と拳は強張り、喉が詰まって心臓がドキドキしたかもしれないのです。とがめられることで感じた恐怖感に対するこの身体的な反応は、幼少時代を通じて繰り返し起きたことかもしれません。例えば自分で着替えようとして洋服をすべて反対に着てしまったり、コップにグレープジュースを注ごうとしてカーペットにこぼしてしまったり、おばあちゃんのところにお泊まりに行った初日におねしょをしてしまったりと、何か新しいことを試そうとして叱られたこともあるかもしれません。その都度起きる母親のイライラ感と批判的な表情が私たちに向けられる度に、恐怖に対する連鎖反応を身体の中で感じていたはずなのです。

子供の身体は基本的にリラックスしていて柔らかいのですが、長年にわたり恐怖感を味わえば、その身体は慢性的に硬くなっていきます。肩が常に凝ったり張ったり、頭を前のめりにして背中が丸くなり、胸部をくぼませる。危険に対する一時的な反応というよりもむしろ、鎧を永久に常備するようになるのです。そして私たちはチョギャム・トゥルンパが言うように「自分の存在を防御しようとする硬い筋肉の塊」となってしまうのです。この鎧は自分自身の一部と化すため、着ているという自覚がないこともしばしばですが、他人の鎧はよく見えるのです。そして瞑想中には、身体の硬さや、感覚がない場所という形でこの鎧を自覚することができるのです。

恐怖のトランスは身体を習慣的に緊張させるだけではありません。私たちの精神も柔軟性に欠けたパターンにはまってしまうのです。実際に起きた危険な状況への対応策として身につけた集中力は強迫観念となり、過去の経験をもとに危険はいつ襲ってくるかわからないと常に考え、それをいかに避けるかという戦略を頭の中で常に練り続けるのです。「自分」「私」という観点から、自分がこの物語の主人公となり、何かひどいことが自分に起きる、自分は無力で、孤独な存在だからどうにかして自分を救わなければ、と思い続けるのです。そして問題の原因を急いで見つけて状況をコントロールしようと試み、他人か自分に責任を負わせようとするのです。バーバラの感じる彼女の父親の怒りへの恐怖は、自分がダメな人間だから父親は自分に対して厳しいのだという思いで倍増しました。自分は必ず自身や他人の人生を台無しにすると思い込んだり、被害者意識の無力感に囚われ、他人はいつも私の何かを台無しにすると思うのです。何れにしても自分は不完全な存在だから、常に気を張っていなければと自分に言い聞かせ続けるのです。

自分が無価値であるという思いと羞恥心は、恐らく恐怖心にはまり込んだ心を最も縛り付ける要素でしょう。**自分はダメな人間だと信じていれば、自分は常に危険にさらされていると確信するのです。**羞恥心は恐怖心を煽り、恐怖心は羞恥心をさらに増大させます。恐怖を感じるという事実さえもが自分の無能さ、不完全さの証明であるかのように思えてくるのです。このような思考にはまってしまう（トランス状態）と、私たちは恐れるダメな自分という観点から自分を定義しがちになります。身体に感じる不安感、思い込み、自分の言い訳や、内にこもったり怒ったりする自分が真実の自分の姿に見えてくるのです。

そしてこの恐れへのはまり込みは、いかに恐怖を避けるかという策略によって維持され続けるのです。誰かの怒りを避けるために嘘をつくことを学び、一時的な力と安心感を得るためであれば他人を攻撃し、他人から否定されるのを避けるためであれば、いい子になろうと努力し続ける……。大人になったバーバラの基本的な戦略は、職場の食堂等の居心地の悪い人付き合いの場を避けることでした。会議で他の先生や指導員たちと一緒になると、カジュアルな会話に参加するどころか硬直してしまう。そんな彼女は安全でいるために感じのよい、静かで存在感のない臆病者と化したのです。

職場の外でも同様でした。彼女はランディーが勧める友人との持ち寄り夕食会やダンス、教会への誘いを断り続けます。そんなランディーは彼女と一緒に家で過ごすことが大半でしたが、たまに彼が一人で出かけるとバーバラの恐怖感は違う姿で彼女を襲うのでした。予想できないことが起きるに違いない。ランディーは彼女にうんざりしている、帰宅した彼にもう君を愛していないと告げられるかもしれない、彼が事故で死んでしまうのではないか。彼がきちんと時間通りに帰宅し、彼女を抱きしめようとすると「気にかけているふりをしているだけよ」と言う内なる声がバーバラの身体を強張らせるのでした。自分がいかに怖がって脆い気持ちでいるかを彼に伝えるより、何も言わずに自分を守るほうが安全だったのです。

恐怖にはまり込んでしまうと、周りの世界はすべて背景に消えていきます。私たちの意識はカメラのレンズが被写体に焦点を合わせるように、前面にある恐怖をあおる思い込みと安心感を得るための努力のみに焦点を当てるのです。友人とランチしていたり、職場で同僚と話している最中でも彼らの心配事や成功話に興味は向かず、相手がどれだけ自分の恐怖レベルに影響するかを見極めるという視点からしか、人との関係を築くことができません。この人は自分の恐怖感を和らげる安心感や心地よさ、親しみを与えてくれるだろうか？　それとも自分をより一層ダメな気持ちにするだろうか？　自分の恐怖感は見透かされているだろうか？　一緒にいて安全だろうか？　こうして常に危機に瀕している小さい自分の世界に生き続けるのです。

私たちの反応は蓄積された過去の痛みに対する反応なので、この反応が今現在起きている出来事と比例するとは限りません。誰かに批判されたり否定されたりすると過去に舞い戻り、大人としての理解力を全く失い、自分がまるで無力で一人ぼっちで恐怖に怯える小さい子供のように思えるのです。例えばお財布をなくしたり、約束の時間に遅れたりするとまるでこの世の終わりのような気持ちになってしまう等、この過剰反応は羞恥心にさらに追い打ちをかけます。自分が地下室の野良犬に追われながら生きているのを他人に決して知られたくない。恐怖におののいていることを知られてしまえば、同情はされても友人としては付き合いたくない、魅力がなく尊敬に値しないような人間だと思われるに違いないと恐れるのです。しかしこうして万事順調なふりをすればするほど、私たちは孤立感と恐怖感の中に沈んでゆくのです。

恐れへのはまり込みは、人間関係の中で一人ぼっちだと感じたことに起因するので、幼いときに必要としていた愛や理解を他人から感じ取ることができない限り、自分は基本的に危険にさらされているのだという思いが消えることはありません。この基本的に安全だという思いを感じるための第一歩は、他人との繋がりを見つけることなのです。この世に自分が帰属する場所があるという現実を信じることで、恐怖の支配から自由になりはじめるのです。

人との関わりがもたらす安心感

バーバラはセラピーの最初のころのあるとき、昔ランディーが彼女の歌声をいかに楽しみにしていたかということを話してくれました。よくラジオのロック局を選局して車の中で一緒に歌ったというのです。しかし最近起きた出来事は彼女の喉を詰まらせてしまいます。ある朝、食卓でランディーが税金の書類に目を通していたときのことでした。バーバラは台所を片付けながらCDに合わせて歌を歌っていました。少し声が大きすぎたのかもしれません、突然ランディーが「バーバラ！　集中できないから音楽の音を下げてくれよ」と叫んだのです。まるで彼女の胸にナイフが突き刺さったかのようでした。バーバラは音楽を消して部屋を後にします。彼女を追いかけながら「僕、なんか悪いことした？」と聞くランディーを無視して彼女は寝室に入りドアを閉じたのでした。

バーバラはこの話を語り終えると泣きだしました。音楽の音を小さくしてというランディーのリクエストに怯える必要はなかったのに、怯えてしまった。この一件は彼女の幼い頃の記憶を蘇らせます。バーバラの母親は一二歳の誕生日プレゼントとして、バーバラをジャズダンスのレッスンに通わせることにしました。彼女は音楽をかけながら居間で何時間もダンスの練習をしたものです。しかしある日曜日の午後、その音楽が突如止まり、父親の荒々しい声が彼女を現実の世界に引き戻します。父親のくつろぎの時間を台無しにしているのがわからないのか？　気遣いを習えないのなら、家を出てゆけ。バーバラはその言葉に硬直し、自分の部屋に隠れたのでした。再度同じことが起きると彼女はダンスに通うのもやめてしまったのです。ランディーは父親とは似ても似つかないような人でしたが、やめさせられたという気持ちは同じもの。彼女はダンスをやめたように、歌うのもやめてしまおうかと考えたのでした。

私は彼女にランディーとの出来事があった朝に感じた恐怖感を身体に感じることができるかと尋ねてみました。すると彼女は喉を締められる感覚がある、心臓もドキドキしている、と言います。「バーバラ、あなたの感じている恐怖感はあなたから何を欲しがっていると思う?」と聞くと彼女は目を閉じ、しばらくして「この恐怖感は……存在してもいいのか知りたがっているわ」と答えました。私は彼女に優しくこう問いかけます。「じゃあ……、恐怖はここにあなたと一緒にいてもいいのかしら?」頷く彼女に私は、それを彼女の恐怖感に伝えてはどうかと提案しました。

しばらく静かに座るバーバラ。何度かゆっくりと深呼吸をする彼女の肩は息を吐くたびにリラックスしていくのがわかります。「『ここにいてもいいわ』ってメッセージを私の恐怖感に送った途端に恐怖感が少し……風船のようにしぼんだわ」と彼女。「そう、その感覚に意識を向け続けて。恐怖感に何を恐れているのか尋ねてみることはできる?」と私。バーバラは少し間を取り、感情のない声で「私はランディーにふさわしい人間じゃないって。彼は私なんかにはもったいない人だって」と答えました。私は彼女に、これを単なる思考だと受け止め、思考は真実ではないという事実を思い出すように伝えます。

バーバラと私は、彼女が恐怖に圧倒されることなく、瞑想を使って彼女の恐怖と対面できる方法を模索していました。そこで自分が経験していることを声に出して表現し、私がたまに彼女の意識をさらに深めてゆくような質問をするマインドフルネスの練習を一緒に試してみてはどうか彼女に提案しました。彼女はとても乗り気だったので、その後何週間かにわたりこのマインドフルネスの練習を伝統的な「会話」中心のセラピーの合間にちりばめながら進めることにしました。

バーバラは私という存在に支えられながら、彼女の人生を支配し続ける生々しい恐怖を目の当たりにしはじめます。彼女は恐怖を身体に感じると喉が苦しくなり声が高く、細くなることに気づきます。常に最悪の結果をノンストップで予想し続ける思考にも気がついたのです。この思考は身体が沈むような重さと絶望感、挫折感を生むことにも。時にはマインドフルネスの練習中になんとも恐ろしい思考やイメージが浮かび、練習を中断して会話だけで残りのセラピーセッションを続けることもありました。そんなときはバーバラの目線は床に釘付けになります。それを彼女に伝えると、恐怖感を感じているときに私の目を見るのは難しいのだと認めたのでした。

こうして一ヶ月間一緒に練習し続けていたあるとき、バーバラが自分の中で何かが変わりはじめていると言いました。「タラ、野良犬がいなくなったわけではないけど、あなたと一緒にいると犬たちがそんなに危険な生き物ではないように思えるわ。誰かに助けてもらっていると少し勇気を出して恐怖のドアをほんの少し開けてみようという気になるのね」と。その気持ちはよくわかる、手に負えないような鮮明な恐怖感に一人で立ち向かうのはとても難しいことよ、と私は彼女に伝えました。実際、恐怖感を永続させるのは孤独感の痛みなのです。バーバラは恐怖心のはまり込みを一緒に見つめるもう一人の存在があるからこそ恐怖感に圧倒されるのではないかというリスクをあまり感じることなく、その恐怖をマインドフルに見つめることができたのでした。

孤独感を感じ、恐れおののいているときは、まず人間関係を通して安心できる場を作ることで、ラディカル・アクセプタンスの基礎を築くことができます。バーバラは恐怖に圧倒されそうになったときに賢明にも外部に助けを求めました。大抵の人は恐怖感にのみ込まれるような状況に陥ることがあり、その際に助けを求めるのは非常に大切なことなのです。痛烈な恐怖に対面した際には**自分は恐怖におののく自己よりも大きな何かに属しているのだ**と思い出すことが大事なのです。人との繋がりによって生まれる安全な避難場所から、自己に内在する平穏の聖域を見つけはじめることが可能になるのです。

「心の拠り所を見つける（帰依する）」：内なる帰属感と安心感の源

バーバラは私とのセラピーの場において安全な心の拠り所を見つけることができましたが、この安心感は彼女の外側の環境に依存するものでした。他の人との繋がりはスピリチュアルな道を歩む際に不可欠ですが、真の自由は自分の帰属感の深い根を自分の中に発見することで生まれるものです。仏教の「帰依」はこの内なる安心感と帰属感を目覚めさせ開拓していくものなのです。

仏教の三つの基盤は帰依三宝（三つの安全な拠り所）と呼ばれ、それぞれブッダ（目覚めた意識）、ダルマ（道や方法。真理）、サンガ（僧団。教えの志をともにする仲間たちの集団）を指します。私たちはこの三つの心の拠り所の中に、真の平穏と安全を見出し、人間としての脆さの休息の場、目覚めつつある心と魂の聖域を見つけるのです。私たちはこの拠り所の庇護の下で自分の恐怖に直面し、恐怖へのはまり込みから目覚めることができるのです。

正式な帰依では「私はブッダに帰依します、ダルマに帰依します、サンガに帰依します」と三度復唱しますが、これは単なる空っぽで無機的な言葉を繰り返す儀式ではありません。繰り返す度にこの言葉の裏にある一言一言の意味をより深く心に刻んでゆくのです。そうすることでこの練習は私たちの信頼感を一層深いものにするのです。一つひとつの心の拠り所により心を開き、信頼することで、自身の心と意識をさらに信頼していきます。私たちは帰依を通して移り変わり続ける人生を信頼する術を習うのです。

ブッダへの帰依は自分の性格に合ったさまざまな方法でアプローチすることができます。二五〇〇年前に菩提樹の下で悟りを開いた歴史的人物であるブッダに帰依してもよいのです。マーラに直面した際、ブッダでさえ喉と胸とお腹が硬くなるような恐怖感を覚え、ブッダの心でさえ私たちの心のように恐怖に襲われ心拍数が上がったのです。ブッダはその恐怖に対して積極的に細心の注意を払い、恐れを知らない心――生まれては消えてゆく恐怖に身を縮めたり、恐怖と同一化しない広大で明確な意識――に目覚めたのです。このブッダの目覚めの真実を心の頼りとすることで、ブッダのように恐れなく道を歩む励みとなるでしょう。

信仰心のある人たちは現在も生き続けるブッダの悟りの精神と心に、心の拠り所を見出すかもしれません。イエス・キリストや母なる神に祈るように、私たちの苦しみを心にかけてくださる存在を心の拠り所とすることもできるのです。この一番目の帰依を唱える際に私は時々「愛する人に帰依します」と唱え、自分にとって無限の慈悲のように感じる経験に、身を委ねることがあります。恐怖を感じているときに私はこの「愛する人」にその恐怖を委ねるのです。これは恐怖を消そうという努力ではなく、恐怖さえも愛で包み込むような、大きく安全な心の拠り所に身を委ねるということなのです。

ブッダへの帰依は、根本的には自分自身の魂を解放できる潜在性に帰依するということです。スピリチュアルな道を歩みはじめるには、**自分の心と精神は目覚める可能性があるのだ、という信念が必要です。**何世紀にもわたり生き続けてきたブッダの物語。その真の力は私たち一人一人の中に眠る可能性をブッダが実証したという事実にあります。私たちは自分の可能性を遮る思い込みに直ぐに囚われ、自身の生まれ持った姿――仏性――は愛と気づきであることを忘れがちです。ブッダに帰依することで、シッダールタを菩提樹の下で悟りに導いた目覚めの意識そのものに帰依するのです。私たちも魂の自由を知ることができるのです。私たちもブッダのように勇敢になることができるのです。

私は愛する人への帰依を唱えてから、自分の内側に意識を向け「私は自分の目覚めつつある精神と心に帰依します」と唱えます。仏性は自分の意識の外側にあり自分には手の届かないものであるという考えを完全に捨て去り、覚醒した存在である自分と、優しく開いた心に目を向けるのです。数分前まで自分は単なる感情の波と頭の中に巡る思考から成る存在だと思い込んでいたかもしれません。しかし目覚めを意図的に自分の心の拠り所にすることで、そんな小さいアイデンティティから解き放たれるとともに恐れへのはまり込みも消えていくのです。自己の最も深い本質に意識を向け、自分という存在の心髄に敬意を払うことで、私たちの仏性はより現実的になります。これは自分自身の真実の姿への帰依と言えるでしょう。

二つめの帰依である「真理」にも何層もの意味合いがあります。サンスクリット語で「DHARMA（ダルマ）」は真理、物事の条理、自然の法則という意味合いです。ダルマへの帰依とは自分の内側や外側にあるすべての物は無常であり、この変化し続ける経験にすがりついたり抗ったりしようとすれば恐怖へのはまり込みに一層深く陥ることとなるという真実に帰依することを意味します。ダルマには真実を明かす教えと練習という意味合いもあります。私たちの仏性と、生まれつきの叡智と、慈悲の心を目覚めさせる「巧みな手段」に帰依するのです。

ダルマとの出会いはバーバラにとってまるで荒れる海の中に救命ボートを見つけたようなものでした。マインドフルに呼吸を見つめ、自分が感じていることを名指しすると心が落ち着き、平穏な気持ちを垣間見ることができたのです。しかしこの練習が平穏をもたらすのではなく苦痛になりはじめると、彼女はどうしたらよいのかわからなくなってしまいます。瞑想の練習を積み重ねていくと、私たちの中で今まで埋もれていた幾重もの恐怖が必ず露わになってきます。そんなときは安全で、バランスのとれた気持ちを思い起こさせてくれる心の拠り所を見つけることが大切です。バーバラのように誰かに助けを求めることが賢明な場合もありますし、ヴィパッサナーの練習を一旦止めて自分と他人への慈愛の心を育てるのが一番よいときもあります（第10章参照）。バーバラが次第に理解したように、ダルマは厳しい一連の練習でも規則でもありません。ダルマに帰依するということは恐怖のはまり込みから目覚め、自身の真の姿を知る手助けとなる、注意を払う方法に帰依するということなのです。

ダルマは自然の法則でもあるので、自然に親しむのもダルマに帰依するひとつの方法です。私はポトマック川のほとりに座り渦巻く流れを見つめたり、大きなプラタナスの木に寄りかかり、この木の命は自分の命が尽きた後も続いてゆくのだと感じていると、自分は固まった「個」という存在ではなく、鮮やかで、いかに変化し続ける存在であるかを、直感で感じます。自分が生命の自然なリズムに属していることを感じることができれば、孤独で恐怖におののく存在だという錯覚は次第に消えてゆくのです。

三つめの帰依はサンガ（僧団）です。ブッダは生前、サンガ（僧と尼僧のコミュニティ）はスピリチュアルな目覚めの道に不可欠な助けであると説きました。伝統的にはサンガはダルマの道、精神の自由への道を歩む人すべてを指します。彼らも夜中に恐怖におののき、孤独感によって目が覚めたのです。彼らも誰かを失うことに怯え、確実に訪れる死への恐れを感じていたのです。前人たちが恐怖に苦しむパターンから抜け出したのだとわかっていれば、自分も目覚める可能性があるという確信は深まります。瞑想リトリートの場では他の参加者と指導者たちがサンガとなり、自分の恐れに直面できるように安心感とサポートを提供してくれるのです。

仏教が西洋文化に融合されるにつれて、サンガは、同時代に生きるさまざまな方法で目覚めへの道を意識的に歩むすべての人を含むようになりました。個人的に心理療法士や癒しをもたらす人の元に通ったり、親しい友人が自分の脆さと正直さを受け止めるときこそ、私たちはサンガに支えられているのです。サンガに帰依することで、いかに自分が目覚めたいと切望する人たち、真の平和に導く教えと実践を探求する人たちの一員であるかを、思い出させてくれるのです。

ワシントンDCに住む私の知り合いの女性牧師さんは、九月一一日に起きたアメリカ同時多発テロ事件以来、六歳になる娘さんを家に置いて出張にいくのが心配でたまらないと私に打ち明けました。離れている間にどちらかが殺されてしまうのではないかという恐怖感に襲われるのだと言うのです。一週間の瞑想リトリートへ旅立つ前に、取り乱していた彼女は、自分の恐怖を支えてくれるサンガに心の拠り所を見出します。彼女は私にこのような手紙をくれました。「愛する我が子の生命の危険を感じている、世界中の母親のことを想像すると心持ちが変わるのよ。恐怖感はなくならないわ、でももっと深く感じるのは悲しみと……、慈しみ、それを分かち合う心。私たちは計り知れない死の恐怖に一緒に直面しているんだわ」。個人としての恐怖感は彼女を孤独で無力な気持ちにしましたが、その恐怖を世の中の母親たちと分かち合うことで、彼女の孤独感は消えたのです。彼女の心に生まれた慈しみの気持ちは恐怖よりもはるかに大きいものでした。彼女は我が子を心から愛する母親というサンガに帰依し心を寄せることで、タオイストが言う「思いやりという無敵の盾」、永遠なる心の拠り所に目覚めたのでした。

私は愛する人たちを思い浮かべ、自分の身体、心、精神を温かく優しい気持ちで包み込むことを自分なりのサンガへの帰依と呼んでいます。理屈抜きに身体で感じる一体感は私の心を満たし、あまりよく知らない人たち、そしてこの世の生きとし生けるすべてのものへの思いやりを深めてくれるのです。自分が孤独感や不安にさいなまれ、心が頑なに感じるときには、こうしてサンガへの帰依の念を新たにすることで、はまり込みの力は弱まり、心は再び柔らかになってゆきます。私はたまに自分の飼う犬を心に思い浮かべることもあります。愛犬との繋がりを思いだし心が穏やかになると、他人との繋がりにもゆっくりと心を開いてゆくことができるのです。

恐怖や要求がどのような形で表れるかには個人差があるので、三つの心の拠り所（仏教の三宝）のうちのどれかひとつが、より身近に自分の心を豊かにするものだと感じるかもしれません。自分が自然と親しみを感じるものから始めてみればよいのです。安心感と一体感が自分の中に生じるにつれて、その他の心の拠り所（三宝）に一層心を開くことが可能になるでしょう。ブッダ、ダルマ、サンガは分かちがたく関係し合い、相互的なので、どれかひとつからはじめても自ずと他に繋がってゆくのです。

スピリチュアルな練習はどれでもそうですが、真の心の拠り所を見つけるには時間がかかります。しかし年月を重ねるにつれて、帰依という行為は、自分がこの世の一部なのだという深く解放的な信念を養っていくのです。ブッダは**「私たちの恐怖は大きいが、繋がりの真理はより偉大なものである」**と説きました。帰依は私たちの恐怖との関係を変容させます。自分はこの世に帰るべき場所があるのだという安心感があればこそラディカル・アクセプタンスで恐怖に向き合いはじめることができるのです。

瞑想と医薬品

バーバラがどんなに絶望的に見えても、私には彼女は時間とともに心理療法と瞑想の力で恐怖を消し去ることができるという確信がありました。しかしこれはすべての人に当てはまるわけではありません。ある人たちはいくら努力をしても恐怖感を対処可能なレベルに下げ、安心感を作り出すためには、他の助けが必要な場合もあるのです。ある人たちの脳内化学物質と神経は、その原因が人生で負ったトラウマであれ、遺伝的な要因であれ、耐え難いほどの恐怖を生み出します。そんな人にとって抗うつ剤や抗不安薬は、他人との信頼感を築き、スピリチュアルな練習ができる程度の安心感を見出したり、あるいは決定的な助けを担うことがあるのです。

抗うつ剤の使用は瞑想をする人たちの間では熱い論争の種です。「プロザック（アメリカにおける代表的な抗うつ剤の商品名）の服用は諦めることと同じではないですか？　瞑想は効果がないと認めているようなものでしょう？」という質問を生徒さんたちから受けたことがあります。医師から医薬品の服用を勧められた人たちは、依存症になるのではないか、薬なしでは一生まともに生きることができなくなるのではないかと、恐れ、取り乱して私に会いに来るのです。「医薬品は無条件に受け止めようとしている自分の経験の感覚さえも麻痺させてしまうのではありませんか？」と、医薬品の服用が魂の目覚めの「効果」を消すのではと、疑問に思う人たちもいます。ある生徒さんは「薬を服用しながらの悟りなんて不可能じゃないですか？　ブッダが菩提樹の下でプロザックを飲んでいるなんて想像がつかない」と尋ねたこともあります。

確かに広範囲に使用されている抗うつ剤は激しい恐怖感との間に距離を作り、服用者の感情をある程度麻痺させるのは事実です。痛みを取り除く薬物に対して心理的に依存する可能性もあるでしょう。しかし過度な恐怖に苦しんでいるのであれば、少なくとも暫くの間は医学的な介入が一番思いやりのある対応かもしれないのです。糖尿病とインスリンの例でもわかるように、医薬品は不均衡な身体内化学成分を正常な状態に近づける効果があります。これはある人たちにとっては大変重要で賢いスピリチュアルな一歩となり得るのです。私は恐怖感で完全に身動きの取れなくなった生徒さんたちが医薬品を服用しはじめることで、遂に恐怖とマインドフルにいたわりの気持ちで直面できるようになるのを目の当たりにしてきました。精神科医の友人が言うように、医薬品は「不安感に動かされることなく座る」助けになるのです。

瞑想と医薬品には相乗効果もあります。医薬品が恐怖に対する身体的な反応を変え、マインドフルネスは恐怖感へのはまり込みを維持し続ける条件反射的な思考と感情を緩めてゆく。瞑想の生徒さんであるセスは、作曲家、ピアニストです。長年にわたり彼の心身を消耗させてきた不安感、羞恥心、そしてうつとの闘いに疲れて抗うつ剤を服用しはじめました。彼は周囲の人たちから感じる完璧なパフォーマンスへの期待感を恐れていたのです。「作曲と音楽は僕の人生のすべてなんだ。これがうまくできないと思うと気が狂いそうになる。自分は無価値な人間だと思うんだ」と彼は私に言いました。そんなセスが抗うつ剤を服用しはじめると、この不安感のレベルは著しく下がったのです。お決まりの思い込みや自己批判が起きても彼の不安感は緩和していたので、思考は単なる思考で実際に起きている現実とは違うのだと見極めることもできるようになりました。セスは次第に瞑想への道を深めていくことで、今までとは違う新たな自己意識に慣れはじめたのです。自分は病んで壊れた人間だと否定することなく、自分自身を思いやり慰めたいと思えるようになったのでした。

二年後セスは、抗うつ剤の服用を止める決意をします。不安感は弱まったものの、彼が生まれつき持つ繊細さや共感力、性欲も減ってしまっていたからです。薬の服用を停止してから数ヶ月以内にセスは激しい不安感や、重いうつの波を再度経験しはじめました。しかしこの古い思い込みが現れると、それに囚われることなくマインドフルに気がつくことができるようになっていたのです。薬を服用することで恐怖へのはまり込みに亀裂が生じ、そのはまりこみが彼をのみ込むことは少なくなっていたのです。感情は未だ強烈でしたが、過度の自己非難と羞恥心が恐怖感を煽ることもありませんでした。自分をダメな人間だと見なすこともなかったのです。彼はこれからもたまに薬の助けを必要とするかも知れません。しかしセスの瞑想の練習は彼を勇気づけ、そんな彼の心には自分への信頼感から生まれる真の解放感が生まれていたのでした。

恐怖へのはまり込みから目覚めるにはこれ、という方法はありません。この道を歩んでいく中でこの選択は自分の目覚めと自由に貢献することになるかと、問い続けることが大切なのです。その解答は自分の意図を正直に見つめることで見つかります。セラピーを始める、薬を飲む、あるスタイルの瞑想を始める、そうしたことの背後にある意図は一体何でしょうか？　瞑想を使ってうまくいかない人間関係や嫌な責任から逃げようとしているのでしょうか？　自分には本当に恐怖に直面して受け止める心構えがあるのだろうか？　この選択は自分がより優しくリラックスするのに役立っているのか？　こうして安心への道を探しながら自問し続け、何が一番効果的なのかを見極めていくのです。

意識のレンズを広げる：恐怖へのスペースを作る

バーバラは私とのセラピーが功を奏し再び自宅で一人で瞑想できるようにまでなりました。強い恐怖感に見舞われたときは心の拠り所に意識を向けるか、慈悲の練習をすればよいと習ったからです。彼女の安心感が深まるにつれて、バーバラは恐怖に対して心を開けるようになってきていました。その間にも彼女はセラピーを通して私と二人で恐怖に直面していったのです。

ある日私のオフィスに到着したバーバラは、疲れて青白い顔色をしていました。よく眠れないの、と彼女は言います。マーティーという彼女の生徒の一人が薬物使用沙汰に巻き込まれ、学校から退学になりかねない状況に陥っていたのです。バーバラは週二回の彼女とのミーティングを恐れはじめていました。マーティーは不機嫌でなかなか心を開いてくれませんし、バーバラはどうしたら彼女を助けることができるかわからず途方に暮れていたのです。マーティーとのミーティングの度に彼女の無力感は募っていきました。

手を固く握るバーバラの声は強張っていました。彼女の焦点は不安感によって完全に絞られ、マーティーとオープンに向き合う助けになるであろう彼女自身の自然な直感と温かみにアクセスできなくなっていたのです。もしバーバラが意識のレンズを広げることができればその広い見解からこの問題を解く鍵は生まれる、と私は確信していました。彼女自身の不安感とマーティーの苦しみを思いやりの心で受け止められるはずです。

目を閉じてマーティーとの次回のミーティングを想像してみて、とバーバラに尋ねると彼女はすぐさま強張ります。「公園のベンチに座っている自分を思い浮かべてみて」と私は穏やかに提案します。「どんな感覚が起きてもそれに名前を付けて、親しみを持って挨拶をしてあなたの横に座るように勧めてみてごらんなさい」。バーバラは頷きます。「胸に圧迫感を感じる。胃がカチカチになってるわ……、ＯＫ、両方とも私の隣に座ってる」そして暫くすると「お前は無力だから……すべて台無しにするっていう声が聞こえるわ」。私は「その声にも挨拶をして、一緒に座らないかと誘ってごらんなさい」と彼女に言いました。

長い沈黙の後、バーバラに今何が起きているのかと尋ねてみました。すると彼女はぷっと笑いながら「恐怖が私の隣に座っているのよ。でも私の膝に乗っているわけじゃないから、息はできるわ！」と答えました。そんな彼女に手を緩め、緊張している身体の部分をリラックスして深呼吸するように勧めます。「その公園のベンチに座りながら意識を周りの音に広げることはできる？　無限に広がる空の広大さを見ながら、生まれては消えていく音に耳を傾け続けて。恐怖があなたの隣に座っている状態で、この広大な空と一体になることができる？」

バーバラの表情は和らぎ、彼女は深い息をつきます。ゆっくりと頷きながら「恐怖はまだここにいるわ、でもすごく小さく見える」と言いました。私はバーバラに、その恐怖を囲む柔らかで明るい空間へと身を委ねてごらんなさいと勧めます。**「恐怖をその意識の中に浮かばせるのよ」**と。セッションが終了する頃にはバーバラはマーティーとの会話を想像しながら、胸に湧き上がる不安感が意識の中で紐解かれ、溶けはじめる感覚を覚えはじめていたのでした。

マインドフルに恐怖と対応するには、心を開き覚醒した意識を持つという両方の状態が必要になってきます。バーバラは**心を開くことで**恐怖に縮こまることなく、意識をしっかりと持つことができました。そして**覚醒した意識を保つことで**彼女自身の中で何が起きているのかをしっかりと認識することもできたのです。このマインドフルネスの両面は視界を広げるのに不可欠なものです。意識がしっかりとしていなければ、広々とした空間を感じるどころか、頭がボーッとなってしまいますし、心を開くのは恐怖をマインドフルに受け止める術ではなく、それを避けるための手段ともなり得るのです。

恐怖感**を通して**物事を見るのではなく、その恐怖感に共感することができれば、自分が誰であるかという自己意識に変化が起きはじめます。追い詰められ緊張した自分ではなく、自然で広大な意識と再び結びつくことができるのです。そして自分の経験に囚われ定義される代わりに、自分の経験は変化し続ける単なる思考と感情の流れであると理解できるのです。私たちの心は直ぐに閉じる癖があるために、視野を広げるには定期的な練習が必要となります。この覚醒した大きな意識はマインドフルネス瞑想で啓発することもできますが、バーバラが理解したように難しい局面の真っ只中にいながらも視野を広げることは可能なのです。

マーティーは次回のミーティングに遅れて到着し、バーバラの目の前に座り「こんなことしてても時間の無駄よ。ここでもどこでも私を気にかけている人なんかいないんだから」と言い放ちました。「正しい」答えを頭の中で必死に考えながら、マーティーを見つめるバーバラ。自分の身体に湧き上がるパニックに気がつきます。すると突然頭の中で「パニック」と名指しし、こんにちは、と挨拶をしてそのパニックを公園のベンチの隣に座るように誘う自分に気がついたのです。そしてそのベンチに一緒に座るマーティーのことも無意識に想像したのでした。深呼吸をしてマーティーの背後にある窓から見える空を見ると、あの広大な意識を思い出します。その意識は彼女の恐怖感、時計の音、彼女のオフィスの壁にかかるゴッホのポスターに広がる渦巻く色、すべてを抱いていたのでした。マーティーもこの中に抱くことができる。バーバラはこの数秒の間に失敗への恐れから解放されます。マーティーに注意を戻すと、戸惑って傷ついた人間が彼女の目の前に座っているのが見えました。バーバラの心は優しい切なさで溢れます。そして自分もマーティーも驚くようなオープンな声で「マーティー、何が起きているのかどうか話してちょうだい」と尋ねたのでした。

するとマーティーは涙を流しはじめ、しゃくりあげながら「ごめんなさい。本当にごめんなさい。私、皆を……全部を台無しにしている」と言葉が出てきたのです。バーバラは少しぎごちなさを感じながらもマーティーに近づき、彼女の肩に手を優しく置き「大丈夫よ、**あなたも**大丈夫、すべてうまくいくわ」と慰めの言葉をかけたのでした。バーバラは意識のレンズを広げて自分の恐怖に共感を抱くことでその意識の中にマーティーの恐怖の居場所を作ることができたのです。恐怖をラディカル・アクセプタンスで受け止める過程の中で、私たちはマインドフルネスと思いやりの両翼が、いかに相互に影響するかということを繰り返し目にするでしょう。バーバラは視界のレンズを広げ、マインドフルな存在感を築くことで自然に思いやりの気持ちを生み出したのでした。

レンズの視野を広げればすべてをしっかりと受け止められる存在感が生まれます。野生のオス馬の群れが狭い囲いに閉じ込められている姿と、その馬たちが広々とした平原を自由に駆け巡っている姿の違いを想像してみてください。これがまさに人生を狭い焦点で見るのと、焦点を開いて広い視野で見ることとの違いです。私たちの意識という平原が広々としていれば、恐怖というオス馬たちが地面を蹴り、ホコリを立てながら暴走できる十分なスペースがあるのです。

私は瞑想中に自分が恐怖の手中にあると気がつくと、数分かけて自分のレンズの焦点を広げてみます。しかしこうして心身に余裕を作った後は、恐怖をじかに感じることでしかこの恐怖を誠意を持って見つめる存在感を強めることはできません。さもなければ広がる意識の心地よさに任せて、実際に感じている不快な気分を避けようとしてしまうかもしれないのです。**恐怖の真っ只中で真の目覚めを得るには、身体に感じる恐怖の感覚に積極的に接する意欲が必要です。**私はこの意図的な恐怖との関与を「恐怖へのもたれかけ」と呼んでいます。

恐怖にもたれかかる

有名な教訓話にこんなものがあります。トラに追われる男が逃げようと崖を飛び降りました。幸いなことにこの男は崖の岩に生えていた木に引っかかります。片腕で木からぶら下がる男。トラは頭上で行ったり来たり、数百メートル下は尖った岩だらけ。男は死に物狂いで「助けてくれ！　誰か助けてくれ！」と叫びます。すると「なんだ？」という声が聞こえるではないですか。「神様、　神様、　あなたですか？」と男が尋ねるとこの声は再び「そうだ」と答えます。男は怯えきって「神様、私はなんでもいたします。どうか、どうかお助けください」と言います。すると神様は「そうか、それでは手を放せ」と答えました。男はしばらく間を置き、叫びます。「誰か他の人はいませんか？」

恐怖に直面しているときに命綱を手放すなどとんでもないと思われることでしょう。私たちはトラの牙と突き出る岩を避けるためにショッピングをし続けたり、自分の思い込みを信じ込んだり、毎晩グラス三杯のワインを飲み続けるのです。しかし恐れへのはまり込みから自分を解放するには、木の枝から手を放し恐怖の中に落ち、ワイルドに変化し続ける感情が引き起こす感覚を身体で感じ、それに身を委ねるしかないのです。頭が「辛すぎる」と言い続けるような感覚、死に伴う痛み、いつか必ず大切なものすべてを失うことへの痛みを感じることに同意しなければならないのです。

恐怖に身を委ね、それを受け止めるのは直感に反する行動に見えるかもしれません。しかし恐怖は人生の本質の一部。それを拒むのは人生を拒むのと同じことです。痛みや恐れを避ける癖は、人生のあらゆる部分に浸透していきます。心から愛したいのに自分を足止めし、内なる美、周囲にある美を愛でるのを忘れ、今という瞬間に生きることを忘れる……。恐怖をラディカル・アクセプタンスで受け止めることが魂の目覚めの核心にある理由はまさにこの痛みを避ける癖を変えてゆくためなのです。

私が指導していた一〇日間瞑想リトリートの半ば頃、エリックという生徒は避けられない恐怖と出会うことになります。彼は前日の瞑想中に人生を一変させる出来事が起きた、と私に言いました。これは彼が母親と妻ジュリーに対して感じる不安と動揺から始まりました。彼の母親は最近脳卒中に倒れ、歩行も会話もままならない余生を過ごすことになるかもしれない状態です。ジュリーは慢性のうつ病に苦しんでいました。エリックは自分は無力で彼女たちを助けることができない、そして彼を乗っ取ろうと脅す不安感の波に対抗することさえできないと感じていたのです。

彼は私が前夜に話した恐怖についての講話を思い出し、自分が何を感じているのか探ってみようと試みます。身体で感じる不安の感覚に注意を払いながら「何が僕の意識を引こうとしているのだろう」と自問するエリック。すると突然幼少時代に起きたトラウマ的な出来事が頭の中に蘇ります。六歳くらいのときでしょう、彼と彼の幼い弟は別荘のすぐそばにある湖に浮かぶ波止場で遊んでいました。この弟は端に近づきすぎ、湖の中に落ちてしまいます。どうしたらよいのかわからずエリックは助けを求めて叫びます。しかしその助けが来たときは既に手遅れでした。エリックは自分の弟が溺死したのは自分のせいだと一生思い続けて生きてきたのです。そして今、瞑想中にこの出来事にまつわるあらゆる感情が湧き上がってきて、爆発してしまいそうな感覚に襲われていたのです。頭の中でさまざまな思いが駆け巡ります。罪悪感。妻への懸念。状況が悪化するかもしれないという思い……。急いで何かしなければと思い続けるものの、どんな行動に出たらよいのかわからない。エリックの体は突然麻痺します。

この麻痺感はお馴染みのものでした。妻のジュリーがいかに彼女の人生には希望も楽しみもないかとエリックに話す度に、その話を聞きながら遠く切り離されたような感覚を頻繁に体験していたのです。もちろん彼女を心配してはいたものの、彼曰く「彼女の気持ちに共感できなかった」のです。まるで自分の身体から命が消え、心が硬くなるのを感じる度に状況を改善する術はないのかとエリックは試行錯誤します。彼は瞑想中にこの麻痺感の根底には大きな苦しみの泉があることに気がつきました。その泉に近づけば溺れるのではないかという恐れはありましたが、何が自分の意識を引こうとしているのかと自問したエリックへの解答はこれだったのです。長い間避け続けてきた恐怖についに直面する覚悟はできていました。

恐怖にもたれかかるとは、バランスを崩して恐怖と一体化するということではありません。普段の私たちの恐怖に対する態度はそれから身をそらすことです。ですから恐怖に身体をもたれかかることでバランスを取り、もたれかかることで習慣的に避け続ける恐怖を招き入れ、それに近づいてゆくのです。そうすることで不安に震え、しがみつくような恐怖に直接触れることができるのです。

漠然とした馴染み深い不安感でも、劇的な恐怖感でも、私たちはその経験の真っ只中でその感情に身をもたせかけることで目覚め、自由になることができるのです。悪夢で目が覚めたり、胸部エックス線写真に怪しい影が見えるという医者からの知らせを受け取ったり、会社が人員削減をするという噂、新たなテロ攻撃の可能性があると知らせるニュースを耳にして恐怖や不安を感じるかもしれません。しかしいかなる状況下でも間を取り「今一体何が起きているのだろう?」と自問することからはじめてみるとよいでしょう。エリックのように「何が自分の意識を引こうとしているのだろう?」とか「何が受け止めてほしいと望んでいるのだろう」と自問することもできます。この質問を喉や心臓、胃の感覚に向けることが非常に大切です。この部位が身体の中で一番恐怖を感じやすい場所なのです。

感覚を通して恐怖に直面しはじめると、頭はすぐに作り話を編みだそうとします。恐ろしい状況への対応策を練ることに囚われたり「私はろくでなしだ」「私は一生愛されることも人と親密になることもない」「自分がいかに取るに足らない馬鹿な人間かバレて、きっとあの人に捨てられる」と不安に満ちた思い込みが頭から離れないときもあるでしょう。自分の自信のなさを見抜かれた誰かとの最近の会話を思い起こしたり、エリックのように自分の無力さを思い知らされるような過去の記憶にどっぷりと浸かってしまうかもしれません。

恐怖のかせから目覚める鍵は、こうして頭の中に巡る作り話ではなく、硬さ、圧迫感、焼けるような感覚、震え、イライラというような、今の時点で身体に感じる恐怖の感覚に注意を向けること。実際、この作り話の中に自分を見失うことさえなければ、恐怖そのものにアクセスするきっかけになり得ます。頭の中では自分を恐怖に陥れるような物語が巡り続けていても思考は思考にすぎない、と幾度も思い出しその下に潜む身体の感覚にアクセスし続けるのです。

エリックの不安感と無力感を煽る物語は、長年にわたり避け続けてきた深い恐怖の源泉へと彼を導きます。恐怖に心を開き「恐怖よ、お前はどれだけ大きいのだ?」と尋ねると、この恐怖は一気に強まり、胸に感じる圧迫感は強くなり続け、今しも爆発するような感覚を覚えます。彼の恐怖は瞑想ホールを満たすほど膨れ上がったのです。しかしエリックは引き下がらず、静かに「はい」と呟きます。心臓は激しく高鳴り、胃の痛みと吐き気を感じるエリック。胸部に感じる耐え難いほどの緊張感はまるで筋肉の壁が恐怖を押し戻し、囲もうとしているかのように感じます。彼は再びこう尋ねます。「恐怖よ、お前はどれだけ大きいのだ？」。恐怖はまるでこの問いかけによって解放されたかのようにあらゆる境界線を越え、まるで宇宙をも満たすように巨大になります。エリックはまるで我が子が車が忙しく行き交う道に飛び出すときに感じる、声を失うような恐怖感、収まる気配も解放される気配もない切羽詰まる恐怖に、窒息してしまうのではないかと恐れました。「こんな恐怖に心を開いたら僕は消滅してしまう。恐怖に殺される」という思いが頭をよぎります。

エリックは「はい」と恐怖を肯定しつつもどこかで恐怖との闘いを捨てきれず、これが恐怖の度合いを増す羽目になっていたのです。エリックの心は恐怖に引き裂かれ続けます。しかし恐怖をあるがままにしなければ自分が殺される、と一瞬のうちに悟ったエリック。この戦いを諦めなければいけないと心の底ではわかっていたのです。エリックは「恐怖より大きな何かに身を委ねたいと思うことができたんだ。自分の中で起きていることをコントロールするのを止めたいと思った」と言いました。この素朴な切望は遂に勝利し、エリックは恐怖に完全に身を委ねきったのです。「まるで心と身体がバラバラになって、熱風の嵐の中にさまよう自分の遺灰があらゆる方向に吹き飛ばされているように感じたよ」

エリックのように恐怖にもたれかかることは確かに恐ろしいことかもしれません。彼のような劇的な経験をすることはないにせよ、決して心地よい経験ではありません。シャーロット・浄光・ベックが言うように、恐怖に身を委ねるのは「凍ったソファに寝そべる」ように感じるかも知れません。そんな状況下でリラックスするのはまた並外れて難しいことでしょう。こんな死ぬほどの辛さを感じたくないがためにためらうのも当然です。それでも恐怖の固さを身をもって感じ、その鋭さに刺され、猛威に身を引き裂かれるがままにすれば、驚くべきことが起きるのです。エリックは「混乱が収まると、雷のような騒音がピタリと止んで、頭が完全に静かになったんだ。僕はその深い静けさの中に身を置いていた。広くて空っぽで……、でも言いようのないくらい穏やかな場所だった」と言いました。

私たちはエリックのように恐怖をコントロールしようとせず、人生にしがみつくことをやめれば、鎧は消え去り、深く純粋な解放感を経験できるのです。恐怖への抵抗の反対側には自由が待っています。**人生に抵抗しながら生きるのを止めれば、愛に満ちた計り知れないほど広大な意識を経験することができるのです。**

数週間後、エリックは私が毎週教える瞑想クラスに顔を出しました。彼の様子はどこか変わっています。背中がピンとして、胸を張っているようにも見えました。リトリート後帰宅するとうつ病の発作に苦しみ絶望する妻が待っていた、と私に言います。そんな彼女を見ると無意識に不安感が広がり硬くなったエリック。しかしこの恐怖感を避けるために鎧を着て心を閉ざすどころか、彼はその恐怖に心を開くことができたのです。「ジュリーの惨めな姿が自分をどんなに悲しくするかに心を打たれたんだ。彼女が僕にとってどんなに掛け替えのない大切な存在なのかも。だから彼女にありのままの気持ちを伝えたんだよ、そして暫く彼女を抱きしめたんだ……」彼は恥ずかしそうな笑顔でこう続けました。「タラ、僕、彼女を治してあげることはできなくても抱きしめてあげられるんだってやっと気がついたんだ」エリックは不安に直面しながらも身を引かず、優しく受け止めることのできる力を、自分の中に見出したのでした。

恐怖のトランスが現れたとき心配しすぎたり、食べ物に手を伸ばしたり、問題を解決しようと忙しく動く代わりに、私たちはその恐怖に寄りかかることができるのです。もちろん恐怖感が強過ぎて安全に対処することができないと思うときもあるでしょう。自分が小さく硬くなっていると感じたときは、自分の意識を恐怖に完全に集中する前に、まず意識の視野を広げなければならないかも知れません。しかしそんなときに勇気を持って恐怖という凍ったソファに横たわり、その鋭さを感じることができれば、恐怖さえ手の届かない愛と意識に辿り着くことができるでしょう。

恐怖のギフト

バーバラはセラピー期間の終盤のある日、ついさっき起きたことを私に伝えたいと輝くような笑顔で到着します。その日の朝、家で瞑想していた際に酔っ払った父親に水の中に沈められるあの恐ろしい思い出が甦ってきたのです。膨らむ恐怖の真っ只中で、間を取り深呼吸をしなければと思い出すバーバラ。この数ヶ月間のセラピーの中でも、瞑想中でも繰り返しこの恐怖感と直面してきた彼女は、この恐怖にも対処できるはずでした。喉が苦しくなるにつれて、恐れ知らずの心と慈しみ深い存在感で彼女の恐怖を抱いてくれるブッダの姿を想像します。幼い頃の記憶に我を忘れてしまいそうになると、今という瞬間に自分の意識を戻し、窓の外で鳴くコオロギや鳥のさえずりに耳を向けるとまるで自然界が彼女の恐怖を一緒に抱いてくれているかのように感じました。心に余裕が出た彼女は、胸に感じる鋭く強い痛みに自主的にもたれかかってみます。瞑想が終わる頃には「嵐の後の静けさ」を感じることができた彼女。記憶に残るあのイメージは未だに消えていませんでしたが、そのイメージがこれ以上身体に感情を煽ることはないようでした。「あの記憶はまた甦るかもしれないけど、どうしてかわからないけど、私、その痛みに乗っ取られることはもう一生ないと思うわ」

この彼女の大躍進を褒めようとする私に、バーバラはこう続けます。「ここに来る途中近所の教会のそばを通ったの。教会の外の告知板にはいつもメッセージが書かれていて、今日は『**水中では何が起きるのか? 聖霊に祝福される**』と書いてあったわ」私たちはそのメッセージの意味の重さを感じながらしばらく静かに座りました。そしてバーバラは「今だからわかるんだけど、私を最初に洗礼してくれたのは父だったのよ。変だと思うだろうけど、私がスピリチュアルな道を歩むきっかけになったのは彼だったのよ」と言いました。全く変ではない、と私は彼女に伝えます。「あの経験に伴う痛み、彼に傷つけられた痛みすべてがあなたの洗礼だったのよ。だってその痛みこそがあなたの中に安らぎと愛への願望を呼び起こしたのだから……その願望こそがあなたをこうしてスピリチュアルな道に力強く導いてきたんだわ」ゆっくりと頷く彼女の目は優しく濡れていました。「本当ね。この願望こそが聖霊の声なのかもしれない……、その声にもっと耳を傾けることを、やっと習いはじめたわ」

彼女が去る前に私がいかに彼女のスピリチュアルな訓練への熱心さを尊敬しているかを伝えました。「真摯に耳を傾けるのには勇気が必要なことだわ……、でもあなたはそれを成し遂げた。あなたは瞑想を、そして人生を諦めることなく注意を払い続けた」彼女と静かに一緒に座っていると私にとって一番何が彼女のために嬉しいのかがわかりました。「あなたは恐怖に直面することで、あなた自身の中に存在する恐怖に怯える自分を支えることができるほど大きな愛に、心を開くことができたのよ」と彼女に伝えたのでした。

私たちは自分の心理の中に眠る恐怖と痛みに真正面から向き合うとき、大きな生まれ変わりと自由への入り口に立つのです。私たちの真の姿は気づきの意識、その意識の中で生きることで、自由に愛し、自分の完全な姿を味わうことができるのです。これこそラディカル・アクセプタンスの力。恐怖に結びついたエネルギーとの闘いを止めると、そのエネルギーは気づきの意識という無限の海の中に解き放されるのです。恐怖の支配から目覚めれば目覚めるほど、私たちの心はより自由になり、より輝きを増してゆくのです。

セラピーを終了してから数ヶ月後、私の教える一日瞑想コースに参加したバーバラに再会する機会がありました。彼女はお昼休みに私にある物を見せに来てくれたのです。それはザ・ダンス・プレイスというダンス教室のパンフレットでした。彼女は一〇週間のジャズダンス講座に登録し、ランディーと一緒にスイングダンスのレッスンも既に始めたと言いました。そして先週末に彼女の両親の元を訪ね「素晴らしいひととき」を一緒に過ごしたことも教えてくれました。彼女の父親がアルコホーリクス・アノニマス（アルコール依存症に悩む人たちを援助するための共同体）に参加するようになってから仲が良くなったのは知っていましたが、彼女の母親もまるで「別人のよう」だったと言います。それに加えてランディーの存在はいつも彼女に安心感を与えていました。しかし今回の訪問では「飛躍的な進歩」があったそうです。四人の夕食が済むと、バーバラは居間に行きダンスクラスで使っている音楽をかけました。賑やかな音楽に合わせて、習ったばかりのステップをランディーと一緒にその場でお披露目する彼女。両親は大喜びで拍手を送り、自分たちもそのステップを試してみたいと言うまでに！　そんな中で父親がバーバラの方をふと振り返り「バーブ、お前は小さいときによく踊ってたよなあ。上手だったのに。なんでやめたんだ?」と彼女に尋ねたのでした。彼女はそんな父親に答えることなく微笑みます。自分の痛みを知ってもらうことのなかった悲しみが彼女の心を突くのを感じましたが、昔の恐怖感はもう彼女の踊りを阻止することはありませんでした。バーバラは希望の光に満ち溢れ「ダンスだけじゃないのよ、タラ。すべてがそうなの。自分の目の前にある人生を自由に生きられるような気がする」と語ったのでした。

究極の心の拠り所

恐怖は人生に付きまとうもの。骨身に染みる冬の寒さや枝を吹き飛ばすような強風のように、恐怖は私たちの本質の一部を構成しているのです。それに抵抗したり、避けようとすれば目覚めへの絶好の機会を逃すことになります。詩人のリルケはこう書きます。

苦痛に悶える夜　なぜもっと膝を深くつき君を受け止めなかったのだろう
やるせない苦痛の姉妹よ　なぜ　君のおろした髪に　身を委ねなかったのだろう
我々は　痛みの先に　終焉があるかどうか凝視し続けて
痛みを　なぜ無駄にするのだろう
痛みは　私たちにとって単なる冬という季節にすぎないというのに……

恐怖の終焉を待っているだけでは、暗い夜に身を委ねることで発見できる、純粋で愛に満ちた存在感を見出すことはできません。私たちは死や喪失という人生の必然の流れに身を委ねることでしか自由になれないのです。

恐怖への直面はしがみつこうとする癖を手放すための、生涯にわたる練習――いかに死を迎えるかの練習です。良い結果を出したいという懸念、ある人たちの周りで感じる不安感、子供やお金の心配、愛する人をがっかりさせてしまうのではないかという気持ち――こうした日常の不安感を通して練習するのです。継続的に起きる喪失にラディカル・アクセプタンスで対応する能力は、練習とともに増していきます。そしていつかは一番恐れる死そのものへの恐怖さえも受け入れることができると気がつくでしょう。

恐怖と直面するのだという意欲は、私たちをトランスから解放し、気づきの意識という賜物を私たちに授けます。より深く、より微妙に、幾重にも重なる恐怖への反発心の層を手放していくことで、鮮明で広大な意識に辿り着くのです。これが生と死の両方を受け入れられる心の拠り所なのです。私たちはリルケが言うようにこの輝く普遍的な意識の中で「死を含むすべてを……己の心に優しく抱きつつ……生き続けることができる」のです。恐怖のラディカル・アクセプタンスは、あらゆる自由の源、私たちの真の住みかである究極の心のふるさとに私たちを導いてくれるのです。

実践

おおらかで積極的な存在感で恐怖に直面する

—ガイド瞑想—

このおおらかで積極的な存在感を育むエクササイズは、トラウマに関連する感情や感覚を経験していないときに実行するのが効果的です。過去のトラウマから起きる恐怖感を感じていたり、それに圧倒されてしまうような感覚があるときは、この受け止めの練習は感情を倍増させる可能性があり不適切です。こういった場合は一人で恐怖と直面せず、信頼できる友人のサポート、瞑想の講師からのガイダンス、または熟練したセラピストからの助けを得るのが賢明です。

＊　＊　＊

景色に気を散らされたり視界が遮られない場所で心地よく座れる場所を見つけましょう。窓の外や空白の壁、スッキリと片付いている部屋の一部に目を向けてみます。目を開けたまま視線より少し上のあたりを見つめます。視界の周辺のイメージもボンヤリと見えるように目を柔らかくします。目の周りの筋肉をリラックスさせて、目玉を眼孔の中に浮かばせるような感覚を持ちましょう。全身をざっとスキャンして特に肩や手、お腹に感じる緊張をリラックスさせましょう。

そして自分の周りで起きては消えてゆく音に受け入れの意識を向けはじめます。一～二分間その音に耳を傾け続けましょう。近くで聞こえる音に意識を向け、その音の始まりと終わりに気がついてみましょう。音と音の合間にも意識を向けてみます。そして今度はもう少し遠いところから聞こえる音に意識を向け、一番遠いところから聞こえる音に意識を開いてみます。そしてこの非常に遠くから聞こえる音さえも含む意識の中でリラックスしましょう。自分が認識できる視界、音、味覚、感覚やムードすべてがこの無限な意識の中で生まれては過ぎ去ってゆくのを感じてみます。

目を開けたままか、もしくは目線を下げるか、目を閉じてこのまま続けましょう。吐く息に軽く意識を置き、息を吐く度にその息を周りの空間に解き放っていきましょう。外側の広い空間に溶けてゆく息を一つひとつ追ってみるのです。自分の意識が無限で、境界のない空間と入り混じるのを感じてみましょう。

息が身体に入ってくるのを感じながらこのおおらかな空間に意識を置き、耳を傾けながら、注意を払い、何もしないでいましょう。そして再び吐く息とともに外に意識を解放します。自分の好きなだけこうして呼吸と瞑想を続けて構いません。

そしてこの自然なおおらかさに身を置きながら、恐怖感を呼び起こすような状況を頭に浮かべてみましょう。そして「この状況で一番辛いことはなんだろう？　私は本当は何を怖がっているのだろう？」と自問してみましょう。それに対する答えが物語のように頭に浮かんでくるかもしれませんが、身体に感じる感覚に注意を払い続ければ、この頭の中で浮き上がる物語は自分の感情により深くアクセスするための窓口となるでしょう。

喉、胸とお腹のあたりに特に意識を向け、恐怖がどういった感覚であなたの身体に表現されるのかに気がついてみましょう。「あなたの本来の姿を見せていいのよ」と恐怖を優しく招いてみてもよいでしょう。息を吸いながらその息で痛みと脆さを一番感じる部分に触れてみます。恐怖の感覚に全意識を向け、そして息を吐きながらあなたの経験を受け入れる広大なスペースを感じてみましょう。恐怖がこの広々としたスペースの中に浮かび、ほどけていくのを感じてみましょう。

恐怖は実際にはどんな感じですか？　身体のどの部分にその恐怖を一番強く感じますか？　その感覚は変化したり、身体の他の部分へ動いたりしますか？　どんな形をしていますか？　色はついていますか？　恐怖を頭でどう受け止めていますか？　縮こまった感じがしますか？　あなたの頭は戸惑い、思考が駆け巡っていますか？

呼吸を吸う度に、不快で心を乱す人生の波と優しく繋がりたいと思う自分の意思に意識を向けてみましょう。呼吸を吐く度に、人生の波を手放し、恐怖の波は海のように開けた、より大きな世界に属しているのだと感じてみましょう。この広大で柔らかな癒しの空間にあなたの恐怖を委ねるのです。息を吸いながら、今、実際に感じている感覚を優しくはっきりとした意識で見つめ、息を吐きながら自分は人生におけるあらゆる恐怖さえも抱くことのできる無限の意識の中に存在しているのだと気がつきましょう。

自分をかばうような気持ちがあったり、麻痺しているような感覚があるようでしたら、息を吸いながら身体に感じる感覚のみに集中してみましょう。恐怖感が「強すぎる」と感じるようでしたら吐く息に焦点を当てながら、広く、安全なスペースに恐怖を手放してみましょう。音に耳を傾けたり、目を開けてもう一度最初から始めてもよいかもしれません。世界の広さを思い出してみたり、今自分と同時に恐怖を感じているすべての人たちを慈しみの気持で思い起こしてみてもよいでしょう。自分に安心感を醸し出してくれるような人物や精神的なシンボル、自然の中のある場所などを頭に浮かべてみてもいいかもしれません。自分は恐怖よりも大きな世界に属するのだと感じることができれば、再び恐怖がどのように自分の心身を通して表現されるのかに注意を向けてみましょう。時間が経つにつれて、恐怖に触れながらもおおらかさを思い出すという巧みなバランスを習うことができるようになるでしょう。

＊　＊　＊

この練習は、日常の中で恐怖を感じる度にいつでも行うことができます。吸う息を通して恐怖に触れ、そして息を吐きながらそれをおおらかな空間に放つ。こうすることで恐怖というエネルギーが自分の中に埋もれ、腐りはじめることはなくなります。そして人生から逃げる自分という意識をより確固としたものにする代わりに、自分はより自信に溢れ、生き生きとしていると感じはじめることでしょう。

Awakening Compassion for Ourselves: Becoming the Holder and the Held

第8章

自己への思いやりの目覚め：自分を支え、支えられる人になる

あなたが必要とする物は既に自分の内側にある。しかし尊敬の念と愛を持って自分自身にアプローチしなければならない。自分を否定したり自分への猜疑心を持つのは重大な間違いである……。私があなた方にお願いしたいことはただひとつ。自分への愛を完璧にせよ。

シュリー・ニサルガダッタ

神はあなたの欠点という幼子を創った
その幼子が泣き叫べば
母乳が溢れるように
大いに泣くのだ！
痛みに鈍感になり無視してはいけない
嘆くのだ！　そして愛という乳を
自分の中に流れこませよ

ルーミー

ダニエルは一週間におよぶ瞑想リトリートの三日目に初めて私とのインタビューにやって来ました。私の向かいの椅子にドスンと座り、自分はこの世で一番批判的な人間だと宣言したのです。「僕は瞑想しているとき、考えていることにしろ感じていることにしろ、結局のところすべてに対して何かネガティブなことを見つけるんだ。歩行瞑想や食事をしながらでももっとうまくマインドフルに食べたり歩いたりしなきゃと思う。慈悲の瞑想をしているときには心がまるで冷たい石のように感じる」。彼は瞑想中に背中の痛みを感じたり、注意がそれて思考に囚われたりすると、自分は望みのない瞑想者だと自分自身を罵倒したのです。この批判の集中砲火は他人にも向けられましたが、そのほとんどはダニエル自身に向いていました。彼は「仏教の教えは思いやりに基づいているのはわかっているんだけど、それを自分がいつ本当に学べるかは疑問だね」と苦々しく言い放ったのでした。

大半の人はダニエルのように、自分自身を厳しく扱うことに慣れきっています。自分の脆さや怒り、嫉妬心や恐怖心という感情的な痛みから自分を遠ざけるために、その痛みを自己否定で隠そうとして自分の一部を押しやってしまえば、自分の無価値観により深くはまり込むだけです。自分や他人の間違いや欠点、批判的な自分の性格、怒りや欲望、恐れに囚われる自分を客観的に見て、その欠点を受け止めるのだと口では言うかもしれません。しかしラディカル・アクセプタンスは思いやりとマインドフルネスという両翼で成り立つものです。恐怖と批判で頑なになった心ではマインドフルに自分の経験を受け止めることはできないのです。

前の二つの章の中では、ある程度の思いやりがいかに欲望や恐怖とマインドフルに直面する助けになるかを見てきました。過食症で苦しむサラは「自分のせいではない」と気がつくことで自分を許し、マインドフルに優しく大らかな心で自分と向き合いました。バーバラは私とのセラピーの中で人間関係に安心感を見出しながら恐怖に直面し、次第に彼女自身で安全な心の拠り所を見つけていったのでした。これまではマインドフルネスという両翼の半分を使っていかに自分を苦しみから解放するかに焦点を当ててきましたが、この章と次の二つの章の中では、いかに思いやりの翼を目覚めさせることができるかに焦点を当てていきます。

ダニエルのように自己否定に陥ってしまった自分をラディカル・アクセプタンスで自由にするための賢明な第一歩は、自分への思いやりを養うこと。もしも誰かを傷つけて自己批判と罪悪感に苛まれているときは、自分への思いやりを持つことで償いと癒しへの賢明な道を見いだすことができるのです。悲嘆に暮れているときでも思いやりを目覚めさせることは、自分の人生に存在する愛や他の人との繋がりを思い出す手助けとなるでしょう。私たちは自分の痛みを退けることなく、無条件の優しさと思いやりで、その痛みを包むことで自由になれるのです。

思いやり（コンパッション）には、ともにいる、ともに感じる、ともに苦しむという意味があります。古典的な仏教の経典はこのコンパッションを「苦しみに直面して震える心、身体にじかに感じる慈しみの思い」と表現しています。仏教の伝統の中ではこの思いやりの心をマスターし、思いやりに満ちた人生を生きる人を菩薩と呼びます。己や他人の苦しみに心で触れれば自ずと思いやりが花開くというのが菩薩の道とその教えです。菩薩の志はシンプルでパワフル。「いかなる状況も思いやりを目覚めさせる役目を果たしますように」。人生のいかなる出来事——離婚、子供を心配する気持ち、病気や死との直面等——でも明瞭かつ無限の思いやりというラディカル・アクセプタンスの本質への入り口となり得るのです。

私たちは皆すべて目覚めに向けて歩んでいる存在で、いかに人生の苦しみと向き合うか、私たちの本質である思いやりをいかに表現できるか、それを探り続けている存在。それが私個人の菩薩道の理解です。人生における苦しみは思いやりへの入り口であると信じることで、痛みから逃げるという最も衝動的な反応から自分を解き放ち、もがきながら人生を過ごすのではなく、自分の経験と生きとし生けるものを優しくしっかりとした存在感で抱くことが可能なのです。

優しい思いやりを育むには苦しみを避けようとするのをやめるだけではなく、意図的にその苦しみに注意を払わなければなりません。仏教の慈悲（思いやり）の練習は通常自分の感じている痛みに気づくことから始まります。ひとたび自分の痛みに対して優しく心を開くことができれば、より簡単に他の人へ思いやりを広めることが可能となるからです。しかしときにはまず他人の苦しみに意識を向け、その後自分の経験に意識を向けるほうがより心の和らぎに繋がることもあるでしょう。何れにせよ、苦しみへの抵抗ではなく、その苦しみに思いやりの気持ちで応じることが慈悲の心を目覚めさせるのです。自分の苦しみに優しさと思いやりで応える練習を続けることで、仏教の講師であるシャロン・サルツバーグが言うように、私たちの心は世界のように大きくなっていくのです。

思いやりで自分を支える

私がダニエルにあなたはどれだけのあいだ、そうして自分に厳しく接しながら生きてきたのかと尋ねると、彼はしばらく黙り込んでしまいました。そして自分が思い出せる限りと言います。彼は自分の母親との関係と同じように幼い頃から心の痛みを無視しながら、自分を容赦なく執拗に否定してきたのでした。大人になった彼は自分の心と身体を苛立ちと怒りであしらいます。離婚に苦しんでいたときも、長期にわたる慢性の腰痛に悩んでいても、彼は自分がいかに苦しんでいるかを認めることができませんでした。それどころか彼は結婚生活の崩壊を自分のせいだと思い込み、体調管理もろくにできない自分を非難していたのです。

私はダニエルに自分を批判しているとき、一体彼の身体に何が起きているのかと尋ねてみました。彼は心臓を指差し、まるで心臓が金属の紐で縛られているように感じる、と言います。私がこの瞬間に同じ感覚を感じているか尋ねると、彼は自分でも驚くことに「そうだね、これ本当に痛いよ」と言ったのです。私は彼にあなたはこの心臓の痛みをどう思うの、と穏やかに尋ねてみました。彼は「悲しい」と目に涙を浮かべながら囁きます。「長い間こんなに大きな痛みを抱えてきたなんて、信じられないよ」

私は彼に痛みが一番強い場所である胸に手を添えてみるよう促します。そしてこの痛みに対してメッセージを送ることはできるかと尋ねます。「『僕はこの苦しみを気にかけている』と語りかけると、どんな気持ちになるかしら？」。すると彼は私をチラリと見て再び目線を下げ「変な気持ちだと思うよ、多分」と言いました。私は彼に試しにこの言葉を囁いてみるように勧めます。彼はこの言葉を呟き、そしてもう二回ゆっくりと繰り返すダニエル。彼の肩は静かなすり泣きとともに揺れはじめたのでした。

誰かが自分を気遣ってくれることで自分の鎧が溶けた経験はすべての人にあるはず。気が動転しているときは誰かに話を聞いてもらったり、抱き締めてもらったりすることで、ようやく泣き崩れることができるのです。ティク・ナット・ハンが言うように「ダーリン、あなたの苦しみを心にかけているよ」と誰かに言ってもらうことは深い癒しの始まりになります。

他人にこうして思いやりの気持ちを示すのはたやすいかもしれませんが、同じような優しい思いを自分に向けることを習うことも可能なのです。寝入る子の頬をそっと優しく撫でるように、自分の胸や頬に手を当てることもできますし、優しい言葉と理解の気持ちで自分を慰めることもできるのです。

ダニエルが感じたように自分への気遣いは、最初のうちはぎこちなく馴染みないと感じるかもしれません。思いやりの気持ちを自分に示すことをあからさまに恥ずかしいと感じるかもしれません。自分はわがままで欲求が多く、気遣いなどには値しない人間だという羞恥心を引き起こすかもしれません。しかしこの自分自身を優しく扱うという革新的な行動は、一生ずっと抱えてきた自己嫌悪の気持ちを取り去りはじめることができるのです。

ダニエルはその後数日間、自分や他人を批判していることに気がつく度に自分の身体のどこに痛みを感じるかチェックしました。大抵は喉、心臓と胃が恐怖に硬くなり、胸に感じる重圧感と痛みに気がつきます。ダニエルはその都度そっと自分の胸に手を置き「僕はこの苦しみを気にかけている」と呟くのでした。ダニエルは瞑想ホールの前方に座っていたので、私の座る場所から彼が終始胸に手を置いているのが見えました。

ある日の午後ダニエルは、その朝の瞑想中に起きた出来事を私に伝えに来ました。彼の頭の中で母親の家で喧嘩腰に彼女と話す自分が見えたと言います。一週間瞑想するために休暇を取るのは無責任な行動ではないのだと母親に説明しますが、「あんたは怠け者なのよ、もっとマシなことをしたらどうなの？」という母親の批判が聞こえます。それは若い頃の彼を萎縮させ、消えてしまいたいという気持ちにさせた母親からの同じような屈辱的なメッセージで、彼の胸に熱と激怒が広がります。頭の中で「何もわからねえクソババアめ！　お前はいつもこうだ。少しは黙って本当の俺はどういう人間か見ることができないのかよ！」という自分の叫び声が聞こえたのでした。

まるでナイフのように胸に刺さる怒りと憤りの痛み。母親に反抗できない意気地のない自分、憎悪に満ちながら瞑想する自分を罵倒しはじめようという正にそのときでした。彼は両手を胸に置き「僕は自分の苦しみを気にかけている。どうか苦しみから解放されますように」と繰り返し囁きはじめたのです。すると数分後この刺すような怒りは収まり、怒りの代わりに温もりと柔らかく開けた感覚が胸に広がるのを感じました。ダニエルは自分の中に存在する傷ついた自分が、このメッセージに耳を傾け慰められているような気がして「置いてきぼりにはしないよ。僕はここにいるし、気にかけているよ」と呟いたのでした。瞑想リトリートの残りの期間、この練習を続けました。すると、幼い自分が負った苦渋に満ちた傷の痛みのかたまりが、少しずつゆっくりとほぐれはじめたのでした。

私との最後の面接に現れたダニエルの顔つきはすっかりと変わっていました。鋭さはなくなり、身体もリラックスし目は輝いています。以前と違いぎこちなさや戸惑いは消え、この場にいることを楽しんでいるようにも見えました。彼は非難する気持ちと自己否定はまだあるけれど、以前のような容赦ない残酷さはなくなったと言います。自己否定の檻から自由になったダニエルの目に、周りの世界が新しく映りはじめました。他の生徒さんたちは普段よりフレンドリーに見え、数ヘクタールに広がる森林はまるで魅力的な魔法の聖地のように見えます。リトリート中に講師たちが定期的に行う法話は彼に、「世の不思議」に対するまるで子供のような好奇心を抱かせたのでした。ダニエルはこの自分の人生へのフレッシュな可能性に元気をもらいつつも、少し戸惑いを感じます。彼は自分自身を思いやりで受け止めることで人生をより一層楽しめるようになってきていたのです。

私たちは皆ダニエルのように自分を非難し、疑うことに慣れきっているので、自分が傷を負った部分に誠実な思いやりのジェスチャーをほんの少し送るだけで劇的な変化が起きるのです。苦しみは心を解き放つ思いやりへの扉。自分の悲しみを支える人間になることで、裁く自分、敵、犠牲者といった古い自分の役割に火を注ぐことがなくなります。その代わりに生まれてくるのは新しい役割ではなく、自分自身と他人への勇気ある正直さと真の優しさなのです。

思いやりに手を差し伸べる

私が教えたラディカル・アクセプタンス週末ワークショップの中で、参加者の一人マリアンは彼女を恥と罪悪感で苦しめているある出来事を語りました。マリアンの娘クリスティーはアルコール依存症から回復中で、セラピーに通っていました。そんな彼女が母親に自分のセラピーセッションに一緒に参加してくれないかと尋ねたのです。このセラピーが進むにつれ、クリスティーはマリアンの二人目の夫である義父に彼女の一〇代を通して性的虐待を受け続けたとマリアンに告白したのでした。この義父はマリアンが寝ているときや、彼女が不在のときにクリスティーの部屋に忍び込み、クリスティーの妹が突然部屋に入ってこないようにドアをロックし虐待行為におよんだのです。彼は毎週のように酔った状態でクリスティーの部屋に入ってきては彼女にオーラルセックスを強要し、誰にも言わないようにと彼女に誓わせていたのでした。誰かに教えたら生まれてこなければよかったと思うほどひどく殴ってやる、そしておまえの妹も同じ目に遭わせてやると彼女を強迫しました。また義父は、クリスティーの母親がこれを知ったら彼女は一生立ち上がれない、きっと自殺するに違いないと彼女を泣き落とすこともありました。

娘が新たな事実を露わにする度にマリアンの魂は底なしの穴に落ち、まるで悪夢の中で毎日生きているような心地になります。自分の夫がクリスティーの部屋に忍び込み、性的な強要をしている様子を頭の中で幾度も幾度も映画のように容赦なく再現し続け、激しい怒りに打ちのめされて、この男に対する残忍な復讐の案を練り続けます。しかしこうして怒りに囚われていた彼女はゆっくりと自分の責任を理解しはじめたのです。

ワインを少し飲みすぎて何も知らないまま階下で眠る自分を想像し、自己嫌悪に打ちひしがれるマリアン。「私が知っていれば」とか「なぜ自分はこんなことがわからなかったのか」という頭の中で絶え間なく巡る自分自身への非難が、彼女の惨めさに拍車を掛けます。そんな自分を思いやることなど不可能なばかりか、間違いだと確信していたのでした。クリスティーに起きた出来事は母親である自分の責任。その自分が苦しむのは当然だと自分に言い聞かせていたのです。

あるセラピーのセッション中、そんなマリアンが恐れ続けてきたことが起きます。クリスティーがマリアンを言葉で攻撃しはじめたのです。「あなたは私の思春期を全部寝過ごしたじゃないの、レイプされていたのに誰にも言えなかった。誰も私のことを守ってくれなかったわ！」顔を真っ赤に染め、拳を固く握るクリスティー。「遂に言ってやったわ。やっとあなたに真実を伝えることができた、**でもどうせあなたはまたいなくなるんでしょう？** あのときあなたに言えなかった理由がやっとわかったわ。あなたは真実にも、私にも耐えられないのよ。いつもそうだった。あなたなんか大っ嫌いよ！」とクリスティーは叫び続けました。「大っ嫌い、大っ嫌い!!」

クリスティーの言葉はマリアンの心に突き刺さります。クリスティーが激しくむせび泣くのを見ながら、彼女の言葉は真実だと理解したのでした。彼女は確かに眠ることでクリスティーの痛みから隠れていたのです。マリアンは自分自身の人生にうまく対処できていなかったので、娘の薬物使用の癖も、学校での教師との衝突も、ずる休みも、停学にも全く対処できなかったのです。二度目の夫との関係は、最初の結婚と同様に彼の浮気が原因であっという間に崩壊しました。彼女は友人とお酒を飲み、寝込むことで自分の落ち込みに対処していたのです。彼女がセラピーを始め、遂に離婚した頃には、二人の娘はすでに自立していました。彼女はいかにクリスティーとその妹を失望させたか、大事なことすべてに失敗したかを今になって理解したのです。もう生き続ける理由など何もありません。

誰しも他人を傷つけ、こんな行動を取る自分はダメな人間だと感じたことがあるはずです。クリスティーの苦しみがマリアンの責任であるのは避けられない事実でした。マリアンのようにひどく人を傷つけたという事実に直面すれば誰しも罪悪感に引き裂かれるでしょう。他人に負わせた傷がさほどひどくない場合でも、自分は思いやりや償いに値しない人間だと思う人もいるはずです。そんなときに自分への思いやりを見つける唯一の道は、小さく惨めな自分より大きな存在に救いを求めることなのです。最愛の人、ブッダ、母なる神、神様、イエス・キリスト、偉大なる魂、シヴァやアラーに心を寄せ、救いを求めることができるのです。打ちひしがれた自分を慰め、安心させてくれる偉大なる愛の意識に救いを求めるのです。

カトリック教徒のマリアンは祈りを通して、深い平穏と愛に満ちる神様との時間を見いだしていました。しかし途方に暮れる彼女は自分は宇宙の中で一人ぼっちな存在だと感じていたのです。神様は確かに存在するものの、罪深く惨めな自分は救いを求めることにさえ値しないと感じていたのです。修道士のトーマス・マートンはこう書きます。「祈ることさえ不可能で、心が石になったときにこそ真の愛と祈りを学べる」マリアンの「とき」はこうして訪れたのでした。

自分が自殺を図るのではないかと恐れたマリアンは、大学時代の講師の一人であった年配のイエズス会の神父に助言を求めました。椅子に座り、泣き崩れる彼女。「どうか、どうか助けてください」と懇願します。彼は泣きながら語る彼女の話に静かに耳を傾けます。マリアンが少し落ち着くと、彼女の片手をそっと取り、手のひらに円を書きはじめました。「あなたはここに住んでいる。辛い場所だね、泣きわめきたいほど、深い、深い痛みの場所だ。これを避けることはできない、そのままにしておくしかない」と彼は言いました。

そして彼女の手を自分の手で覆い、「しかしね、神の王国の偉大さ、完全さも思い出してほしい。あなたはこの慈悲深い空間の中で生きることもできるのです。そしてこの痛みは……」彼は再度マリアンの手のひらの真ん中に触れ「この痛みはいつも神の愛に支えられている。痛みと愛を両方知るあなたの傷は必ず癒えてゆくはずだ」とマリアンに言ったのでした。

まるで神父の手から大きな慈悲の波が流れ出し優しく彼女を包み込み、この思いやりの抱擁に身を委ねなさいと招かれているようでした。マリアンは自分の絶望感をその中へと手放しながら、自分はこうして神の慈悲に身を委ねるのだと理解しました。自分の身を委ねれば委ねるほど、強い支えを感じたのです。彼女は確かにクリスティーの悩みに無知で盲目でした。取り返しのつかないほどのダメージの原因にもなりました。しかし彼女は無価値で悪意を持つ人間ではなかったのです。神の無限な慈悲に包まれながら彼女は自分の心への道を見いだしたのでした。

自分自身への思いやりは自分が取った行動の責任を放置することでは決してありません。むしろこの思いやりは、己の人生にバランス良く対応する妨げとなる自己嫌悪から、私たちを解放してくれるものなのです。この神父はマリアンに、娘を失望させた痛みを無視して否定しなさいとアドバイスしたわけではありませんでした。彼は癒しの門出となる愛に心を開きなさいと彼女に伝えたのです。

マリアンはこうして彼女を苦しめる思考の中に閉じ込められることなく、思いやりの可能性に目覚めたのでした。後悔や自己嫌悪が生じると、「どうぞこの痛みを預かってください」と心の中で呟いたマリアン。自分の苦痛が神様に支えられていると感じることで、その痛みでズタズタになり、消えてしまいたいと思うことなく痛みに直面できたのです。マリアンの心が落ち着き、澄んでくるにつれて、一体自分に何ができるか、どうしたらクリスティーの助けになれるだろうかと思いはじめたのでした。

二週間後に再度セラピーで会ったクリスティーの態度は冷たく、警戒した様子でした。そんなクリスティーの横に無言で腰掛けるマリアン。彼女が身を引かないのがわかると、もう少しそばに寄ります。ひどく失望させたのはわかっている、とマリアンはクリスティーに切り出します。「あなたを守って慰めてあげるべきだったわ……それどころか私はあなたを失望させてしまった。自分の痛みばかりに気を取られていて、あなたの痛みに目が届かなかったの」マリアンは間を置き、娘の目を真剣な眼差しで見つめます。「どんなに申し訳ないと思っているか……。クリスティー、あなたの痛みを取り除くことはできないのはわかっているけど、あなたが自分らしさを取り戻す道を一緒に歩んでいきたい。私はもう決して逃げたりしないわ」

クリスティーの手をそっと握り、神父が彼女に語ったことをクリスティーに伝えます。クリスティーの手のひらの真ん中に優しく円を描き、神父から聞いた言葉を囁くマリアン。「この痛みを避けることはできないわ。あるがままにするしかないの」そしてクリスティーの手を自分の手で覆い、こう続けます。「でもあなたはこの慈悲深い神の空間の中で生きることもできるのよ」と。二人は涙を流しながらお互いを抱きしめ合います。泣きじゃくる我が子を抱きながら自分と娘に優しい思いやりを感じるマリアン。クリスティーは思いがけないほど確かな母親の愛の強さに身を委ねきります。未だに完治していない鮮明な過去の傷の痛みを避けることは不可能ですが、これからは二人で一緒に癒しの道を歩むことができるのです。神様の慈悲に救いを求め、その慈悲に支えられることでマリアンは自分と娘を包み込む思いやりを見つけたのでした。

マリアンの話はラディカル・アクセプタンスに参加していたワークショップの人たちの心を強く打ちます。そして多くの人が自分自身の「祈りが不可能になったとき」、愛される価値がないと感じたときの話を分かち合ったのでした。このような困難に直面した際にいかに思いやりの源を見つけることができるか、そしてその思いやりを通していかに自分を支えていくことを学んでいけるか、自分自身を無条件に思いやることがいかにラディカル・アクセプタンスの中核にある「賢明な思いやり」の始まりになるのかをグループとして一緒に話し合ったのでした。

私たちは自分が孤立していて一人ぼっちだと感じるとき、まるで幼子のようにすべてを愛してくれる母親、慈悲深く受け止めてくれる父親の思いやりの胸に抱かれたいと切望します。そんなときは誰かに、何かに助けを求め、この癒しの抱擁の中に打ちひしがれた自分を委ねることができるのです。

リルケはこう言います。

私はあなたの心という偉大な手に抱かれたいと熱望している
ああ　自分を今　受け止めてくれ
私はこの偉大な手に　自分の人生のかけらを委ねる……

私たちは小さく怯える自分よりもより大きな思いやりに満ちた存在に支えられていると感じると、苦しみによって砕けた自分の人生のかけらを受け止める心のゆとりを見つけることができるのです。そしてそのゆとりは他の人の壊れた人生のかけらも受け止めることを可能にします。ひとときは「ひどすぎる」と感じた苦しみも私たちに思いやりの喜びを呼び起こすのです。

マインドフルな祈り：「この苦しみが思いやりを呼び起こしますように」

マリアンのように敬虔な祈りを捧げる信仰スタイルは、キリスト教や他の神を中心とする宗教に特有のものだと思うかもしれません。しかし私たち人間は信仰には関係なく、切羽詰まると何かに助けを求めようとする傾向があります。例えば、偏頭痛が治りますように、あの仕事に就けますように、我が子がどうか賢い選択をしてくれますようにと願ったり、「どうか、どうかお願いします」とまるで「宇宙」に助けを求める囁きを口にしたりもするのです。孤独に怯えるときは、自分より偉大でパワフルな何かに属することで安心感と心の平穏を見出したいと切望するのです。

仏教を勉強する生徒さんたちはよく、このような祈り方は孤独で不完全な自分という見解をより固めるのではないかと疑問を持ちます。確かにこれは縮こまって怯える自分より偉大なる誰かや何かに対して泣きついているかのように見えますし、一体誰に対して祈っているのかもわかりません。私はユニテリアン（三位一体を信じないキリスト教徒）として育ちました。ユニテリアン教徒は祈りを神様宛てではなく、「担当者各位へ」宛てるという冗談によく笑った記憶があります。ブッダの教えに従えば同様の疑問が浮かぶかもしれません。確かに祈りは「自分と他人」という二元性を示しているように見えますが、祈りは「自分と他人」という隔たれた感覚を超える経験への道にも成り得るのです。

西洋ではあまり強調されませんが、祈りと献身は仏教の中で生き続ける伝統です。慈愛と思いやりの練習中に表現される「どうか自分が幸せになりますように、痛みや苦しみから解放されますように」というひたむきな願いも祈りの一環なのです。祈りの気持ちや、苦しみからの解放の願いが、誰かや何かに向けられている必要はありませんが、この願いをブッダや、覚醒した心と魂の化身である菩薩、偉大な師に向けることもできるのです。こうした献身的な祈りをマインドフルに誠実な気持ちで行えば、祈りは己の心と魂を目覚めさせる一筋の道となり得るでしょう。

苦しみの渦中で祈りに頼るとき、その痛みの表面上の理由はなんであれ、基本的な原因は常に同じです。それは一人ぼっちで孤独感を感じているという事実なのです。私たちはこの孤独感の痛みを和らげるために救いを求めるのです。

ケルトの詩人で学者でもあるジョン・オドノヒュウは彼の著書「Eternal Echoes（永遠のこだま）」の中でこう言います。「祈りは切望の声、この声は我々のいにしえの居場所を掘り起こすために外界に、内面に、あらゆる場所に響く」これは私の言う「マインドフルな祈り」の美しい表現です。自分の居場所を見つけるために外界の何かに救いを求めるだけではなく、**祈りの原因となった自分の苦しみにもしっかりと耳を傾ける**。これがマインドフルな祈りなのです。孤独感の痛みに触れる勇気を持てば、この祈り――切望――は私たちの本質である優しく思いやりに満ちた存在の目覚めへと導いてくれることでしょう。

私は数年前失恋の痛みを通してマインドフルな祈りのパワーを経験したことがあります。三〇〇km以上離れた国の反対側に住む男性と恋に落ちた私。しかし私たちは家族の在り方や、住む場所に対して相反するアイディアを持っていたので、人生を一緒に紡ぐことは叶わず、別れることになったのでした。私は押し潰されそうな喪失感に襲われます。その後何週間も彼のことで頭がいっぱいで、泣き続け、悲しみに打ちのめされたのです。ロックの歌詞に共感して涙することもしばしばあり、ついにラジオを聴くのも止め、ロマンチックな映画を見ることさえ止めたのです。彼の名前を口にするだけで新たに心の傷が開くので、友人たちにさえ彼のことを話すことは滅多にありませんでした。

最初の一ヶ月間ほどは自分の悲嘆プロセスを受け止めていましたが、ときが経つに連れて自分のあまりの惨めさとこの支配力を恥ずかしく感じるようになります。その上精神的にこんなに参っている自分はどこかおかしいのではないかと思いはじめたのです。彼は既にふんぎりをつけて他の人とデートしはじめているのに、なぜ自分は同じようにできないのか？　いくら自分の頭の中で巡る物語から目覚めようと努力しても、マインドフルに痛みをやり過ごそうとしても、この恋い焦がれる思いと喪失感は消えなかったのです。私は今まで感じたことのない耐え難いほどの孤独感にさいなまれていました。

私の瞑想部屋には観音菩薩を描いた**タンカ**と呼ばれるチベットの掛け軸があります。チベットではターラ、中国では観音と呼ばれる彼女は癒しと慈悲の化身で、この世で苦しむ人々の声に震える胸で応えると言われています。自分がこんな状態になってから約一ヶ月後、ある朝この掛け軸の前に座り、泣きながら観音菩薩にお祈りしている自分がいました。私はマリアンのように自分への優しさを感じることができず、自分は役立たずな人間だという挫折感に苦しんでいたのです。そんな私は観音菩薩に優しく包まれたいと願っていました。

私の長年の仏教の練習の中では、確かにたまに自分の心の目覚めを求めて思いやりのシンボルである観音菩薩に祈りを捧げることはあったものの、マリアンのように観音菩薩をスピリチュアルな存在として自分より偉大なるものと見なし、救いを求めたことはありませんでした。しかし切羽詰まった今回は違います。観音菩薩は啓示をもたらすシンボル的な存在ではなく、無限な愛で私を苦しみから解き放ってくださるであろう、愛すべき存在だったのです。

こうして観音菩薩に救いを求めることで数日間は慰められましたが、ある朝行き詰まってしまいます。私は一体何をしているのだろう？　辛い痛みを感じながら祈り、泣き、自分の苦しみを憎むという私のお決まりのパターンは癒しへと繋がってはいませんでした。すると突然、観音菩薩が自分を慰めるためにでっち上げた存在に見えます。しかし観音菩薩という心の拠り所がなければ私には行く場も、すがるものも、痛みという空っぽの穴から抜け出す術もなかったのです。一番辛いのはこの苦しみは完全に無駄で、まるで終わりがないように見えることでした。

単なる概念に思えはしたものの、菩薩の境地を目指す者にとって苦しみは確実に心の目覚めの入り口となるのだと私は思い出します。痛みをあるがままに感じたときは確かに変化があった、と自分の過去の経験を思い出します。すると突然、この苦境はもしかしたら苦しみが自由への入り口であることを完全に信用することのできるチャンスではないのかと思いつきます。これが一番肝心なことなのかもしれない、この悲しみと孤独感がいくら長く辛くてもそれと戦うのをやめなければいけないのかもしれない、と。

「どうぞこの痛みが思いやりを呼び起こしますように」。私は菩薩の志を思い出し、自分の中で静かに唱えはじめました。この祈りを幾度も繰り返すうちに自分の内なる声がより正直になり、次第に落ち着きはじめるのを感じます。

私は直感的にこの苦しみの激しさにじかに触れれば、自分が切望する愛を呼び起こせると理解したのでした。その真実を受け入れた瞬間に変化は始まりました。

一四世紀のペルシャ詩人ハーフェズはこう綴りました。

孤独を簡単に放棄してはいけない
その孤独にもっと深く切られ
ほんのわずかな人や　神のみが持つ　調味料で
その孤独で自分を発酵させ　味付けするのだ
今宵私の心に欠ける何かが　私の目を穏やかにし
声を　優しくし
私は神を必要としているのだと　明らかにした

私はあの日自分の瞑想部屋で孤独感が我が身をより深く切るのを感じながら、焼け付くような別れの痛みにかろうじて耐えていました。特別な人が恋しいわけではなく、愛そのものを欲しながら、一人ぼっちの自分よりも偉大な何かに身を委ねたいと願っていたのです。「心に欠ける何か」はまるでズキズキと疼く大きな穴のようでした。自分の内側に感じるこの絶え間ない空しさと争ったり抵抗したりせず、その空しさをより認識することで「愛しの人」への切望の思いに一層心を開いていったのでした。ハーフェズが神を必要としたように、自分が愛そのものとの交わりを切望しているのは明らかでした。

この切望に身をまかせるに連れて優しい思いやりの感覚が生まれてくるのがわかります。観音菩薩は私という傷ついた、脆い存在をまばゆい思いやりで大切に囲んでくださっているとはっきりと感じたのです。この観音菩薩の存在に身を委ねると、自分の身体が光で満たされてゆくのがわかります。自分の呼吸、鳥の歌声、涙の湿り気、そして限りない空――私はこの生き生きとした世の中すべてを包み込む愛の波長とともに振動していたのでした。その輝き、温かい広がりと一体になりながら私と観音菩薩の心は一体になっていったのです。残されたのは悲しみを帯びた広大なる優しさ。私が探し続けていた思いやりに満ちた「愛する人」は目覚めた自分の姿だったのでした。

祈りを始めるときはまず自分以外の誰かに救いを求め、人との繋がりから生まれる温かさと安心感を思い出すことから始めてみてもよいでしょう。しかしその祈りの根源にあるのは私たちの内面に鮮明に感じる孤独感と恐怖感です。マインドフルな祈りは、大木の枝が光に向けて伸びることができるようにその根を暗い深みに張るのと似ています。深い痛みにしっかりと触れれば触れるほど、私たちはより一層無限な思いやりの中に自分を解放することができるのです。

私の元を訪ねて来るセラピーのクライアントさんや瞑想の生徒さんたちの大半は、マインドフルな祈りがいかに劇的に彼らの日常を変化させるかを習います。ときには一日のうち数回不満と苦しみに直面する度に間を取り、内なる声に耳を傾け、その痛みに触れ、愛と思いやりに救いを求めるのです。これは一見敬虔な性格の人に合った行動に見えるかもしれませんが、自分は「お祈りするタイプ」の人間ではないと思う人たちでもマインドフルな祈りがいかに自分の人生を変えるかに驚くことがよくあります。祈りは祈る者を非難と恐怖の苦しみから解放し、自分の中に存在する優しさの中に心のふるさとを見出すのです。

日常生活の中で起きる小さな心配事に囚われているときでもマインドフルの祈りに頼ることができます。例えば、機体の問題でフライトがキャンセルされたと告げられたり、パーティーに招かれずに傷ついたり、ベビーシッターが病気になり予定が狂ったり……。そんなときにこれは思いやりを呼び起こすチャンスかもしれないという大志を思い出すことができれば、この心配事の受け止め方が変わってゆくのです。心は自分の苦しみをマインドフルに感じ、思いやりを呼び起こすことで自然にリラックスし、開いてゆきます。そして私たちの苦しみは無価値で単なる障害物ではなく、内なる自由への道のりとなっていくのです。

他の瞑想方法と同様にマインドフルな祈りは練習を重ねるにつれてさらにパワフルでエネルギーに満ちたものになります。思いやりは自分がいかに優しくいたわりを持つ人間になりたいと望んでいるかを思い起こし、その望みを完全に認めることで自然に目覚めるのです。

ハーフェズより。

友人に愛を求めよ　そしてもう一度

すべての心は　一番に　祈るものを授かると　私は習ったから

心を閉ざしたり、傷ついたり、厳しい気持ちになる度に呼吸をして痛みの鮮明さにそっと触れることで、その苦しみは思いやりに変わってゆくのです。ルーミーは傷を負って包帯を巻いた場所に視線を向け続けることでそこから光が入るのだと言いました。その偉大なる光と結びつき、身を委ねたいという切望を認めながら息を吐き、まばゆい愛へ身を委ねるのです。呼吸とともに自分の痛みを支え、その痛みを無限なる慈悲の心で支えてもらうのです。

支える人、支えられる人

私たちの心が苦しみを思いやりに変えると、自分は己の哀しみを支える存在であると同時に、もろく、支えられている存在なのだと気がつきます。ダニエルは自分の傷を自らの癒しの意識で支え、マリアンは彼女の絶望感を神の無限な慈悲の中に委ね、自分と娘の苦しみを支えることのできる思いやりを発見したのでした。私はマインドフルな祈りを通じていかに自分を支え、支えられることが別れの痛みを超越する思いやりに結びついていくかを発見しました。支える者も支えられる者、両者とも愛に満ちた気づきの中に消えていくのです。

私たちは自分の苦しみには思いやりへ目覚める扉が内在しているのだと理解することで、「苦しむ自分」というストーリーから目覚めはじめます。例えば怒りを感じているとき、その怒りを優しく支えることで「怒る自分」というアイデンティティを断ち切るのです。すると怒りを個人的な欠陥や重荷と受け止める思い込みは消え、これは「自分の」怒りや痛みではなくこの世に生きる誰もが経験する普遍的な感情なのだと理解しはじめるのです。怒りや恐怖、悲しみは人生において誰もが経験することなのです。

イスラム神秘主義哲学であるスーフィーの中に、痛みや苦しみはいかに人生に内在するものかという美しい教えがあります。

人生の中で授かった苦しみが　自分には　大きすぎるという
苦い思いに打ち勝つのだ
まるで全世界の苦しみを　心に抱く　世界の母のように
我々一人一人は　苦しみとともに　彼女の心の一部を　授かったのだから

自分の人生における苦しみは、普遍的な苦しみの一部であると理解することは、ラディカル・アクセプタンスに完全に心を開くこと。うつや恐怖感、怒りは問題ではなく、私たちが目覚めるために「授かる」ものなのです。私たちの心は自分の苦しみに苦々しく抵抗せず優しく受け止めることができれば、無限な思いやりの海となっていくでしょう。そして私たちは世界の母のように、生まれては消えてゆく苦しみの波を優しく受け止める思いやりに満ちた存在となるのです。

実践

苦しみを支える存在となる
―ガイド瞑想―

思いやりは自分の人生を愛する心で支える受容能力から始まります。思いやりの心は自分が苦しんでいると気がつく度に自分に注意を払ったり、優しい言葉をかけたり、自分に触れたりして自分をいたわることで、自然に目覚めるのです。この瞑想は感情的な苦しみを感じているときに特に効果的です。思いやりがすぐに心に目覚めなくても、自分を思いやろうという意欲さえあれば、愛に満ちた自分の心と繋がることができるはずです。思いやりはあなたの中に内在する本質的なものですから、必ず花開くことでしょう。

＊　＊　＊

楽に座れる姿勢を見つけ、しばらく自然に息を吸いながら体をリラックスさせていきましょう。自分の感じている痛みや悲しみ、羞恥心や恐怖に意識を向けてみましょう。呼吸とともに意識を深めてみてもよいでしょう。息を吸いながら痛みに直接触れ、息を吐きながら自分の体験をすべて包み込む気づきの意識を感じてみます。苦しい感情に対して目いっぱい表現してもよいというメッセージを送り、その感覚が心と身体の中で膨らみ、強くなることを受け入れましょう。

そして自分の中で一番痛みの強い部分にいたわりの言葉をかけます。そっと「自分が苦しみから解き放たれますように」、またはティク・ナット・ハンが勧めるように「ダーリン、あなたの苦しみを心にかけているよ」と心の中で囁いてみてもよいでしょう。「自分が恐怖から解放されますように」や「どうか自分が安全で平穏な気持ちになりますように」と、もっと具体的な祈りでも構いません。この祈りを唱えながら自分の手を頬や胸の上に当てて、この優しい感触で思いやりを伝えてもよいでしょう。

自分の苦しみに思いやりを送りながら、何を心に感じているかにも意識を向けてみましょう。誠実で柔らかくオープンな感じがしますか？　それとも機械的で塞がっていて、麻痺しているように感じますか？　自分の心から距離があり切断されていると感じても、自分は優しい気持ちでここに留まるのだという志を新たにし、思いやりのジェスチャーを自分に送り続けましょう。この思いやりの気持ちが誠実であれば時間とともにあなたの心は自然に柔らかく開いてゆくでしょう。

こうして自分をいたわり続けながら自分の感情の痛みの感覚がどう変化していくかに注意を払ってみます。この感覚は強まったり弱まったりしますか？　最初に感じた感情は違うものに変化しましたか？　自分を優しさで包み込むとなんとも言えない悲しみが湧き起こることに気がつくかもしれません。何を感じていても、まるで怯える愛しい我が子に接するように自分の痛みを優しい存在感で支え続けましょう。

＊　＊　＊

自分自身を心から気遣っていると伝えるにはどんな方法が一番よいか色々と試してみましょう。気遣っているよとそっと自分に囁いたり、自分を抱きしめてみたり、幼い頃の自分を抱きしめていると想像してみてもよいでしょう。どんな言葉やジェスチャーが一番癒しをもたらすか、時間をかけて内なる声に耳を傾けてみましょう。自分は傷ついているのだと優しく認めるだけでも十分かもしれません。練習を重ねるうちに恐怖や痛みが生じると自ずと自然に優しい思いやりで自分に接するようになっていることに気がつくでしょう。

最愛の人の存在を呼び起こす
―ガイド瞑想―

ときには孤独で恐怖におののき、ブッダや愛と叡智を体現する存在の膝の上で丸くなってしまいたいと思うこともあるでしょう。そんなときはあなたにとって思いやりの体現である「最愛の人」にまず助けを求めることで、己の目覚めた心と繋がることができるのです。

心地よく静かに座りながら何回か深呼吸しましょう。柔らかく、オープンな意識で心と身体に感じる自分のもろさや恐れに気がついてみましょう。無条件の愛に支えられたいと願う気持ちと繋がってみましょう。

あなたに思いやりを思い起こさせる人や、スピリチュアルな存在、神様を心に思い起こしてみましょう。あなたのお婆さんや親友、ブッダや観音様、イエス・キリストの顔が浮かんでくるかもしれません。慈悲深い神様を呼び起こしてもよいでしょう。無言で祈りながら、心の中でこの存在を今ここに呼び起こしてみましょう。無条件の愛であなたを見つめるこの存在。理解と完全に受け止める気持ちであなたを見つめるこの存在の目を見つめましょう。自分の心と願望に注意しながら、この哀れみ深い存在があなたのそばにいることを求め、あなたを助けたいと思っていると感じてみましょう。

そしてこの存在が無限な神々しい光の広野だと想像してみましょう。自分がこの温かい輝きに囲まれ、愛を持ってこの存在に抱擁されている場を思い描きましょう。自分の傷や恐れ、痛みと悲しみをどれだけこの慈悲に満ちた存在に委ねることができるでしょうか。自分の身体と心、思考のすべてをこの愛に満ちた意識と融合させましょう。疑いや恐怖で再度縮こまってしまったら、自分の苦しみを優しく受け止めもう一度この思いやりに満ちた存在に救いを求めてみましょう。

＊　＊　＊

思いやりを体現する存在を呼び起こす練習を続けていくうちに、これは自分自身の目覚めた心へ戻る道のりなのだと理解できるはずです。愛する者との一体感を体験する度に己の真の姿への信用が深まり、あなた自身がすべての苦しみを優しく思いやりで支える存在となっていくのです。

Widening the Circles of Compassion: The Bodhisattva's Path

第9章

思いやりの輪を広げる：菩薩の道

私は全世界に広がり続ける輪の中に
生きている
輪がすべてを完全に覆うことはない
かもしれないけれど
私は努力しているのだ

ライナー・マリア・リルケ

私は息子のナラヤンの六歳の誕生日にアリの飼育セットをプレゼントしました。ナラヤンはこの小さい生き物たちがまるで魔法のようにトンネルのネットワークを作り上げてゆくのを時間を忘れて見入っていました。数匹のアリには名前も付けて、彼らの悪戦苦闘と進歩を注意深く観察していたのでした。そんな息子がアリのお墓の存在に気がついたのは数週間後のこと。仲間の死骸をそのお墓に引きずり、置き去っていくのを驚きに満ちて観察するナラヤン。翌日彼を学校に迎えに行くと、ナラヤンが目に見えて悲しんでいるのがわかります。他の子供たちが遊び場でアリを踏み潰すゲームを始めたのだと教えてくれました。彼らが自分の尊敬するアリという友人たちを傷つけていることに恐怖を覚えたのです。

彼を慰めようと、あなたがアリさんたちと時間を過ごしたように一緒に時間を過ごせば、どんな生き物も身近に感じられるのよと説明します。この生き物たちも私たちのように変化し続け、お腹を空かし、社交的で、同じようにはかない命を生き、生き残りたいと願っている。あなたのお友達はあなたほどアリさんのことを良く知る機会を持ったことがないのよ。でももしアリさんをよく知っていれば、傷付けたりすることはないと思うわ、と彼に言いました。

一緒に時間を過ごしている人、庭に生える木や枝に止まるリス、すべての生き物に心から注意を払うことで、その生きるエネルギーは自分の本質の一部となります。精神的指導者のクリシュナムルティは「注意を払うのは、思いやるのと同じこと、そしてそれは心から愛するのと同じことだ」と書きました。愛の最も基本的な姿は注意を払うこと。注意を払うことで人生に感動し、私たちの心はさらに自然に生き生きと大らかになるのです。

ダライ・ラマはかつてこう言いました。「どうして自分がこんなに人に好かれるかがよくわかりません。きっと私は**菩提心**（悟りの心）を大切にしているからだと思います。菩提心を磨く練習をしているとは言えませんが、それは大切だと思います」と。菩提心とは満開の花のように、私たちの真の姿が完全に実現された姿です。だからこそ私たちはこの菩提心・悟りに興味が湧くのです。私たちにとって一番大切なことは愛し愛されることです。私たちは自分の周りの人たちや世界との繋がりを感じながら、心が大らかに開き、その心が愛に満ちているときこそ「自分らしい」と思えるのです。そして心が硬く麻痺していると感じるときでさえ思いやりそのものを気にかけているのです。

マハトマ・ガンディーは自分のスピリチュアルな道のりを振り返りこう語りました。「私はこの地球上のいかなる存在も憎むことができません。私は長年に渡る祈りの鍛錬を通して、四〇年以上の間いかなる人をも憎んだことがないのです。確かに大層な言い分だとは思いますが、私は謙虚にこう断言できます」自分自身の人生を振り返ってみても、人類の歴史を見ても、憎しみや怒り、あらゆる嫌悪感はこの世に蔓延する自然な現象だとわかります。嫌悪感は自分は他人との繋がりのない違う人間だという根強い条件付けから生まれます。ガンディーが気がついたように、この他人や知らない生き物を嫌う傾向をなくし、あらゆる存在をラディカル・アクセプタンスで受け入れられるようになるには、何らかの意図的な訓練を通して献身的に自分自身をトレーニングしてゆくしかありません。

カルカッタで貧しく死にゆく人々に仕えたマザー・テレサにとって、一人一人を「イエス・キリストの痛ましい姿」と見なすことは訓練でした。そうすることで貧しい人たちとの違いに心を閉ざすことなく、それを超えてすべての人に対して無条件の思いやりで仕えたのです。表面的な容姿を越えた姿を見る訓練をしていくと、私たちは皆同じ人間なのだとわかります。これはマザー・テレサにとって、すべての人は神の神々しさを持つ存在であるという意味でした。ブッダの教えは私たちの本質は永遠に輝く気づきの意識であると説きます。自分と他の人を無条件の思いやりで受け入れるということは、私たちのエッセンスである純粋な意識と人間としての脆さの両方に気がつくことなのです。

本書ではここまでマインドフルネスとラディカル・アクセプタンスの思いやりをいかに私たちの内的な世界に使えるかを見てきました。自分自身の恐怖や怒り、悲しみに触れることで思いやりを呼び起こすように、私たちの心は他の人の人間としてのもろさに明確に意識を向けることで柔らかく、開いてゆくのです。自分への思いやりは自ずと他者への思いやりに繋がります。愛は「繋がり」という基本的な感情の表れですが、思いやりは万人に共通する苦しみという真理から生まれる愛の香りであると言えるでしょう。

菩薩の道のエッセンスは賢明で思いやりに満ちた心で人生を歩むこと。前章で述べた菩薩の「すべての状況が思いやりの心を目覚めさせますように」という志は私たちの人生で何が起きても、それを受け入れと気遣いの気持ちで支えるように導きます。苦しみを思いやりに変えてゆくことで、自分と生きとし生けるものとの繋がりに気がつくのです。この意義深い気づきは「自分の人生が生きとし生けるものの役に立ちますように」という菩薩の道の二つ目の志を生むのです。

この志は伝統的な教えの中では四弘誓願と呼ばれる誓いのひとつで、一切の衆生を救うまでは涅槃に入らないという菩薩の誓願です。この誓願の解釈は色々とありますがその意図は明確です。菩薩は慈悲の思いから自分の人生と鍛錬を衆生の苦悩をなくすために捧げるのです。この誓願の無私無欲の精神は私たちの本来の姿を思い起こし、無限の思いやりの心を深めます。私たちも慈悲に満ちた菩薩のようにすべての生き物の苦しみを支えられるほど大きく優しい心を持つのだと志すことができるのです。この章では他の人の苦しみに意識を向けることがいかに思いやりの輪の広がりに繋がるかを見ていきます。私たちもガンディーのように万人を自分の心に迎える練習ができるのです。

皆同じ

キムは新年に行われる「思いやりの心への目覚め」というリトリートに、仕事場で起きた何とも屈辱的なある出来事を考えながら到着します。彼女は職場で五〇〇〇部の会社パンフレットを印刷した直後に幾つかの明らかな誤字に気がついたのです。キムはある同僚との辛辣なやり取りのなかで、あなたが昼食会に長居しないで電話に対応していれば私はもっと集中できたのにと、言い訳がましく同僚に責任転嫁しようとします。彼女は怒りに任せてその自分の言葉を強調するように、自分のデスクに積んであったパンフレットの山を手で払い落としたのでした。リトリートで自分と向き合う機会ができると、自分の声のトーン、床に散らばったパンフレットを同僚が拾うのをただ見つめる自分の姿を頭の中で思い出し、恥ずかしさに身を震わせたのでした。

私は彼女との初回インタビュー中に、頭の中でこのストーリーを繰り返すのを止めて心と身体に湧き上がる恐れと恥に集中するように促しました。すると彼女は胸に感じる深い痛みと喉のあたりを掴まれているような感覚がある、と言います。リトリート中に紹介した伝統的な慈悲の瞑想方法を基本にして、まず自分自身への思いやりを呼び起こすようにキムを導いていきます。「痛みを感じる部分を気遣いながらこの習ったフレーズを繰り返してごらんなさい。『私は自分の苦しみを気遣っている。どうかこの苦しみから解放されますように』」

キムがリラックスしたのを見はからい、家族や友人の中であなたと同じように間違いを犯したことや、感情的に反応したことを恥ずかしく思っている人はいるか、彼女に尋ねてみました。キムは自分の母親と兄が頭に浮かぶと言います。彼らが恥ずかしく、屈辱を感じている場面を思い出すと、キムは自分の中に優しさが込み上げるのを感じます。彼女は母親と兄を思い浮かべながら頭の中で「あなたの苦しみを気遣っています。どうかあなたが苦しみから解放されますように」と囁いたのでした。

キムはリトリートに参加している人たちやジムで出会う人たち、子供たちの友人の両親など、単なる顔見知りの人に気遣いの輪を広げながら慈悲（思いやり）の練習を続けます。未だに自分に対する自己不信の鮮烈な痛みを感じながら、この顔見知りの人たちからたまに感じるよそよそしさや横柄さ、せかせかとして防衛的な態度の裏に潜む、自分の中にもある同様の恐怖感を想像することができたのです。キムは一人一人の人間としてのもろさを感じながら、気遣いの祈りをこの人たちに向けることで彼らに親近感を抱きはじめることができたのでした。

キムは自分の心がより大らかになったと感じた時点で、苛立ちを感じたあの同僚に思いを馳せてみます。キムの怒りに傷付く彼の目の表情を思い出す彼女。彼がいつも見せる不安げな表情、彼の体の硬さ、自分を卑下するコメントを思い出し、彼女はこの同僚も自分は無価値で無能だと思われるのを恐れているのだと理解したのでした。自分は恐らく彼の弱点を突いたのだとわかるとキムに後悔の念と悲しみが押し寄せます。意識を完全に集中させながら彼に気遣いの気持ちを送り、彼が恐怖から解放されますようにと暫く祈ったのでした。

私はキムを慈悲の瞑想の最終ステップに導いていきます。苦しみ、不安感と疎外感を感じるすべての生き物に対して彼女の心と意識を無限に広げていきました。この瞑想を終えて目を開けたキムの顔は穏やかで、体はリラックスしていました。椅子に深く腰掛け、手は腿の上に楽に置かれています。どことなく物悲しそうな笑顔を私に向け「他の人も私と同じように不安を感じているんだとわかると自分が悪者じゃなくてただの普通の人間だと思えるわ」と言いました。

そしてしばらくして「みんな同じなのよね」と付け加えたのでした。

自分や他の人の苦痛と意図的に向き合う練習は仏教の慈悲の瞑想の基本的な形です。この練習の中で大切な人たち、顔見知り程度の人たち、苦手な人たち、そして会ったことのない人たちと徐々に慈悲の輪を広げてゆきます。瞑想をする度に毎回正式にすべての人たちのことを考える必要はありませんが、この練習は思いやりの能力を深めていきます。他人の苦痛に思いを馳せれば、キムが理解したように、自分だけが傷つき痛みを感じているわけではないと気がつくのです。私たちは皆人間として同じような弱みで繋がっているのです。

他の人の苦痛を受け入れるという真摯な意欲のない精神修行はあまり意味のないものです。キリスト教神秘主義者のテオフェン神父は自分の管理する教会区の仕事を休み、精神をリフレッシュしようと人里離れた修道院に行ったときの経験をこう綴ります。テオフェン神父はその修道院に深い叡智を持つことで有名な修道僧がいると聞き、彼に教えを請います。この賢者は質問の形でしかアドバイスを与えない、と神父はあらかじめ警告されていました。深慮できるような特別のアドバイスを授かりたいと熱心にその修道僧にアプローチするテオフェン神父。「私は教会区で働く者ですが、ここに精神的な静養にきています。深慮できるような質問をいただけませんか？」

その賢者は「ああ、そうですか」と答えます。「私のあなたへの質問は『彼らは何を必要としているのですか？』です」。いささかガッカリしながらも、彼は修道僧に感謝の言葉を述べその場を去ります。数時間瞑想しながらこの質問を深慮してみたもののらちがあかず、もう一度賢者の元を訪ねることにします。「すみません、もしかして私の質問をご理解なさらなかったのかもしれません。あなたに頂いた質問は参考になりましたが、この静養期間中は教会区の信者さんたちのことを考えるのではなくて、自分自身の精神修行に時間を費やしたいのです。私の修行の糧になるような質問をしていただけますか？」と尋ねました。すると賢者は「ああ、そうだったのですね。それではあなたへの質問はこれです。『彼らは**本当に**何を必要としていますか？』」

私たちのほとんどはテオフェン神父のように真の精神の内省とは自分自身に焦点を当てるものだと思い込んでいます。しかしこの賢者が彼に気づかせたように、精神の目覚めと他者は切っても切れない関係にあるのです。テオフェン神父が信者さんたちのニーズに焦点を当てるにつれ彼はこの人たちの弱みと愛を求める気持ちを理解し、彼らのニーズと自分のニーズに違いはないのだと理解したのでした。賢者が提案した巧みな質問はテオフェン神父の中に、他の人間に細心の注意を払うことによって目覚める真の精神的な深みを呼び起こしたのでした。

架空の「他人」というトランス

自己中心的なメロドラマに浸りきっていると、他の人が自分とは違う架空の「他人」となってしまいます。この世の出来事は自分が特別に経験していることの背景となり、その中である人は敵、ある人は味方、そしてほとんどの人は自分には無関係な助演者となるのです。自分の心配事や個人的な願望に没頭し、他の人、家族や友人たちにさえ細かく注意を向けることができなくなり、他人は欲求と不安に満ちた脈打つ生身の人間ではなく、段ボールでできた平べったい架空の人形と化すのです。

ある人が自分と違うように見えれば見えるほど、その人はまるで自分にとって架空の存在に感じます。違う人種の人や自分とは異なる宗教を信じる人、自分と社会経済的な「位置」が違う人を無視したり否定するのは非常に簡単なことです。他人が自分より上位にあるか下位にあるか、より良い人間か悪い人間か、自分にとって重要か重要でないかと評価し、他人との距離感を作るのです。見た目や行動、喋り方などの外観に囚われて、ＨＩＶ陽性の人、アルコール依存症の人、左翼や原理主義者、犯罪者や権力闘争を好む人、男女同権論を信じる人、慈善家ぶる人などと特定のタイプに決めつけるのです。つまらない人、自己陶酔的な人、欲求の多い人、図々しい人、心配性の人、落ち込んでいる人など他人のイメージをその人の気質で決めることもあります。極端であろうとなかろうと、他人を型にはめてしまえばその人の人間性は見えなくなり、私たちの心は閉ざされてしまうのです。

おおむね無意識ではあるものの、私たちはそれぞれ、自分の中に他者を分類する複雑で独自のシステムを持っています。私は新聞を読んだりニュースを見ると、大抵の場合は男性、白人、裕福、保守的で権力のある著名人に対する自分の怒りと反感に頻繁に出くわします。自分の善悪の見解に固執しながら、この議員や会社役員、雑誌や新聞の編集長である人たちは「悪者」で、既存の問題の一部であるという型にはめるのです。すると彼らは呼吸をしながら生きる生身の人間ではなく、まるで気分を害する映画の登場人物と化すのです。

「川の石ころ（Stones from the River）」というナチスドイツの時代を背景にした本の中で、著者ウルスラ・ヘギは「他人」の苦しみをハッとさせるような表現で描写します。この物語は命を危険にさらしながら自分の住む小さい町にいるユダヤ人をかくまうトゥルーディーという勇敢な女性の目を通して語られます。トゥルーディーは洞察力のある魅力的な登場人物ですが、小人症を患う女性でもあります。物語が展開していくに連れトゥルーディーの目を通して「他人」として扱われる者の辛さが顕著になっていきます。小さくぎこちない身体や大きな顔越しに、本当の自分を、近所の人たちや町の住民に知ってもらいたいと切望する彼女。トゥルーディーは軽蔑を示す言葉や態度、つまはじきされる苦しみを身に沁みて知っているので、彼女がかくまう人たちに共感の念を抱くのでした。

この物語を読みながら私はギクリとしました。自分は毎日一体どれだけの人たちを無意識に「他人」と振り分け、無視しているのだろうと疑問に思いはじめたのです。私は、彼女とすれ違う度に、この「変な」人間と目を合わせたくないという気まずさに顔を背ける、トゥルーディーの町の住人として生きたことでしょう。他人の苦しみと現実に目を背ける傾向は、悲劇的な結果をもたらすこともあります。世界各国はナチスドイツに住むユダヤ人の窮状を何年も無視し続けました。昨今ではエイズで死にゆく多くの人や、中東やアフガニスタンに住む人たちの恐怖、戦争に破壊され絶望的な貧困に苦しむ場所で住む人々の現実に、私たちは目を背けていることもあるでしょう。

一九九一年の夏、国を横断するフライトの中で隣に座った女性と話しはじめたことがあります。彼女の息子さんは空軍の一員でイラクでの「砂漠の嵐作戦」から無事に帰還したのだと教えてくれました。そして彼女は私に身を寄せ笑顔でそっと「あの作戦、うまくいったのよ。うちの兵士はほんの数人の犠牲者が出ただけ」と言ったのです。私の心は彼女の言葉に沈みます。うちの兵士のほんの数人？　ではイラク人の兵士、女性や子供たちは？　放射能汚染や戦後の経済制裁による飢えや病気でこれから死ぬであろう何万人もの人々は？　**うちの兵士**……。

他人が一度非現実的な存在になると、彼らの痛みを感じることはできません。感情のある生き物として見なさないので、その人たちを無視するばかりか良心の呵責にさいなまれることなく彼らに平気で苦痛を与えることができるのです。他の人を現実的な存在として見れなければ、父親が自分の息子を同性愛者だからと勘当したり、離婚した両親が子供を武器に相手を苦しませたりする行動に繋がるのです。戦争と暴力によって生み出される計り知れない苦しみは、他人も基本的には自分と同じ人間なのだという現実から目をそらすことから始まるのです。

関心や嫌悪感、興味や無関心という反応は、私たちの生き残りに必要な生物学的なプログラミングの一部です。昔は人の外見や匂い、喋り方などはその人が自分と同じ部族の人間であるかを見分けるのに役立ったのです。しかしこの生物学的な見解だけに囚われていると、他人の行動や意見は敵か味方を見分けるサインとしてしか捉えることができません。確かにこの自分との違いを見分ける能力は進化の過程では効果的でしたが、私たちにはこの鎧をリラックスさせ仲間意識を広げる能力も備わっているのです。これが菩薩の道の核心にあるラディカル・アクセプタンスです。私たちは人間としてのもろさを分かち合い、生きとし生けるものとの繋がりに気がつくことができるのです。

見かけを超えて仲間意識を広げる

一九七〇年代半ば、私はマサチューセッツ州ウスターで、恵まれない家族のテナントとしての権利を守る活動をしていました。テナント組合を組織し、家主に公正な賃料とまともな生活環境を保証するよう圧力をかけていたのです。これらの組合のうちのひとつは、市内で最も悪名高いスラム街の大家から家を借りている家族の人たちで構成されていました。この組合のリーダーであるデニスは説得力のある雄弁な女性で、誰も支払うことができないほど急騰した家賃に反対するために、組合のメンバーたちを奮起させようと必死に活動していたのでした。

私はこの組合を結成するのに要した数ヶ月の間に、デニスとその家族と友人関係を築きます。夕げの食卓を一緒に囲んだり、子供たちと一緒に遊びながら、彼らの苦労にも精通するようになりました。アパートは幾度も泥棒に入られ、ネズミやゴキブリの駆除は不可能な状態。デニスの長男は監獄の中で、もう一人の男の子は薬物中毒者、彼女の現在の旦那さんは無職、その上彼らは借金を負っていたのです。彼女はいかに幼い子供たちの食べ物と衣服をまかないながら暖房代を払い続けるかという問題に常に直面していたのです。私はこうして山積みの家庭内の問題を抱えながら彼女が見せる組合リーダーとしての意気込みと熱心な努力に、尊敬の念を抱いていました。

デニスが組織した賃貸ストライキの始まる二日前に私のドアの下に彼女からのメモを見つけます。そのメモには彼女が組合を脱退すると書いてあったのです。私はもちろん驚き、気落ちしましたが何が起きたかの見当はついていました。家主たちは組合活動を壊すために組合のリーダーたちを頻繁に買収していたのです。後にわかったことですがデニスは新品の二重ロックドア、家賃の値下げ、そして息子へのアルバイトの申し出で買収されたのでした。

他のメンバーたちは彼女の行動に士気をくじかれ、裏切られたと感じていました。デニスを「裏表のある人間」で「意気地なし」だと言い、道端で彼女を見かけると道の反対側へ渡り彼女を避けたのでした。

デニスは部外者、「敵」の一員で、自分の子供たちを彼女の子供たちと遊ばせるのもやめさせたのです。確かに私も過去に他の組合のリーダーが買収されると、事の進展を妨害していると憤慨し同じような気持ちになりました。

しかしデニスに対する気持ちは違っていたのです。彼女がいかに必死に家族を助けようとしているか、私と同じように人生に不安を感じ、愛を求めていたのかがよくわかっていたからです。詩人のヘンリー・ワーズワース・ロングフェローは「敵の隠れざる過去を読み解ければ、敵意など持てなくなるほどの悲しみと苦しみを見つけることだろう」と言いました。デニスの偽らざる歴史を知る私にとって、彼女は生身の人間だったのです。私は彼女のことを気にかけていたのです。

私はデニスの取った行動にもかかわらず彼女に対しては心を開くことはできましたが、家主たちに対しては到底そんな気持ちを持つことはできませんでした。彼等は私の「悪者」カテゴリーの中に入っていたのです。それから何年も経ったあるとき、私はこの悪者カテゴリーに属するある人をより良く理解できる完璧な機会に巡り会います。私の友人は従業員に対してマインドフルネスのプログラムを導入したいと望む、ある大企業のCEO（最高経営責任者）の男性と知り合いでした。友人はこのプログラムについて話し合うためにこの男性と私のランチミーティングを企画します。このCEOは裕福な白人という私のステレオタイプにピッタリと当てはまるような人でした。彼は会社内で女性に対して男性と同じ昇進条件を否定したとしてマスコミで広く取り上げられた集団訴訟の焦点にいる人物だったのです。この差別は特にアフリカ系の女性に対して顕著でした。私は彼とのミーティングに同意はしたものの、私と彼はきっと全く異なる意見を持っているに違いないと思い、落ち着かない心持ちでした。

ところが間近で見る彼はじつに人間味があり正直な人物だったのです。確かに自慢癖があり人に好かれたいタイプだというのはすぐにわかりました。しかし彼の母親は数週間前にトリプルバイパス手術を受け、長男は若年性糖尿病、妻からは週末に子供たちと充分な時間を過ごさないと文句を言われている。もちろん子供たちに対する愛情は惜しみないし、もっと一緒に時間を過ごしたいと思っているけれどピンポンやバーベキュー、ビデオを一緒に見ていたりすると必ず携帯電話に緊急の電話が入る……。彼は「どこを見回しても自分への要求だらけな私でもマインドフルネスでリラックすることができるでしょうか？」と私に尋ねたのでした。私は政治や社会問題に対する私たちの意見の相違とは関係なく、彼に好意を抱き、彼の幸せを願ったのでした。

私たちは苦手な人たちに対してでもその人の人間としてのもろい部分を知ることで心を開くことができます。その人に投票したり、家に招いたりすることはないかもしれません。他人の安全を守るために投獄されるべきだと感じる相手かもしれません。しかし単にその人が好きだ嫌いだというだけで、この人たちも自分のように苦しみを抱え幸せになりたいと願っているのだという事実を否定する必要はありません。目の前にいる人の真の姿を見れば、その人たちを苦しめたいとは思えないばかりか、思いやりの輪はその人たちにも自然と広がることでしょう。

すべての人間が「本物」の世界に生きる

私はダライ・ラマ法王の素晴らしい点のひとつはあらゆる人を平等に扱うことだと気がつきました。ある写真では右派の重鎮政治家であるジェシー・ヘルムズを大事そうに抱き締め、また他の写真では貧しいチベット難民の肩を抱くダライ・ラマ。彼が「私の宗教とは、思いやりです」というのは無条件におおらかで愛に満ちた心で生きるというダライ・ラマの誓約の表れなのです。優しさは慈悲という宝石の一面、それは自分はこの世で出会うすべての生き物と繋がっているのだと思い出すことから生じる、他人を助けたいという願望でもあります。すべての人間は貴重ではかない重要な存在なのです。

ある敬愛されるユダヤ教の指導者のお葬式。この指導者の元でつい最近教えを請いはじめたある若者が、兄弟子にこう尋ねました。「師には何が一番大切だったのですか?」するとその兄弟子は微笑みを浮かべながらこう答えます。「誰でも、彼がそのとき一緒にいた人さ」この指導者はダライ・ラマと同様にお金持ちや権力を持つ人、家族や親交の深い弟子のみに時間とエネルギーを費やすことはありませんでした。彼は一緒にいる人、一人一人に完全に集中しながら時間を過ごし、思いやりに満ち、目覚めた心という贈り物を捧げたのでした。

怒りや憎悪で他人を退けることはなくても、他の人を見落とし、思いやりを見せるのを忘れるのはよくあることです。これは仏教の慈悲の練習でいう、いわゆる良い印象も悪い印象も持たない「顔見知り」の郵便屋さん、子供の友だち、友人の配偶者、遠戚の人たちに対して特に感じることです。私は思いやりの瞑想を教える際に、「よく顔は見かけるが個人的な関わりのない人を選んでください」とお願いすることがあります。選んだ人を頭の中に浮かべながら「この人は何を必要としているのだろう? 何を恐れているのだろう? この人の人生はどんなものだろう?」と考えてみるように勧めるのです。

ヴィッキはある日、思いやりの瞑想の練習を始めてからある素晴らしいことが起きたと私に報告に来てくれました。仕事場の同僚や、犬の散歩をする近所の人、お店の店員さんらを見かける度に「あなたは生身の人間、あなたは生身の人間」と頭の中で繰り返すことで、その人たちが単に自分の人生の背景としてではなく、より鮮明に彼女の目に映ってきたのだと言います。彼女はある人の目に浮かぶかすかな好奇心、惜しみない笑顔、不安そうに歯をくいしばる様子、失望し諦めたように肩を丸めるさま、落胆した眼差しに浮かぶ哀しみというさまざまな様子に気がつくようになったのです。もう少し長くその人に注意を向けてみるとシャイで気まずく不安がっていることも感じ取ることができました。ヴィッキは「その人がより生身の人間に見えると、私も生き生きとして温かい気持ちになるわ。人間同士としての親近感も湧く。誰でも関係なしに私の人生の一部として受け入れることができるような気がするわ」と教えてくれたのでした。

時間を取り他の人を生身の人間だと見なしはじめると、あらゆる生き物の間に存在する隠れた繋がりを発見できるのです。詩人のナオミ・シハブ・ナイエは「思いやり」という詩の中でこう綴ります。

思いやりの大切さを習う前に
白いポンチョを着たまま道端で死んでいる先住民のもとを訪ねなければならない
彼はあなたのように　夜通し旅程を立てながら旅を続け　普通に呼吸しながら
歩んだ　あなたも彼のようにこうして横たわるかもしれないのだから

私たちは皆、夜通し旅程を組みながら旅を続け、呼吸し、この神秘的な人生を歩んでいるのです。「思いやりの大切さ」は他人に注意を払うことで自然に目覚めてゆくでしょう。

心が閉じてしまったらどうしたらよいのか?

何年か前、私は自分が主催していた心理療法グループにいた出しゃばりのクライアントさんに苛立ちを覚えた経験があります。トムはミーティングのあと毎回居残り、私に無駄な質問をしたり、その晩のミーティングで起きた出来事へ長々とコメントし続けるのでした。ミーティングの最中でも彼が他の参加者から反感を買っているのは明らかでした。あるミーティングで若い男性が、妻が自分をひっきりなしに批判するので彼女と一緒にいると緊張して自意識過剰になると打ち明けたことがあります。トムは彼に、君が自信を持っているふりをしないと奥さんに尊敬されないぞと偉そうに助言をしたのです。この若い男性は顔を真っ赤にして、残りのミーティング中一言も発しませんでした。他のセッションでも、誰かが問題を持ち出すたびに、自分がいかに似たような状況に直面し解決したかというトムの長話を私が度々中断しなければならないあり様でした。自分は注目の的になり重んじられたいと思っていることは明らかで、彼はそれを止めようとする私の努力にもかかわらず注目をさらい続けたのです。

五回目のミーティング終了後、またしても他の人が去るのを待っているトムを見て私の心は沈みます。さっさと帰ればよいのに、と怒りが湧き上がるのを感じます。深呼吸をしながら歩み寄りトムの隣に腰を下ろすと、彼は自分はこのグループに中々溶け込めない、そのことを話し合いたいと言います。確かに妥当なリクエストではあるものの、私の身体は強張り緊張します。彼が私の注意と興味を引こうとしているのは一目瞭然でしたが、私はそれを彼に与えたくなかったのです。このグループを構成している過剰に繊細な女性たちと、受け身で感情を抑え込んでいる男性たちというコンビネーションがいかに良くないかとトムが喋りはじめると、私の苛立ちは急上昇し、不寛容な気持ちと軽蔑の念でいっぱいになります。私は「あら、そう、じゃあこのグループをやめたら？　あなたがいなくなればすべて問題が解決するわ」と心の中で思っていたのです。

私がこうして気がつきはじめていたように、他人の欲求に対して常に思いやりを示すのは容易なことではありません。それどころか腹が立ったり、負担に感じたり、うんざりしたり、無力感や罪悪感、不安感を覚えることもあるでしょう。自己防衛で心が硬くなっても、自分は菩薩を目指す者として失格だと思う必要はありません。これは単に、他の人への思いやりを自然に呼び起こしたいのであれば、まず自分の中で何が起きているかをよく理解しなさい、というサインなのです。

トムと話しながら私の意識の一部が内側に向きます。すると自分の心の狭さの裏側には、彼に侵害されているという気持ちがあることを感じます。彼は私の時間を無駄にして、グループの他のメンバーを非難することで彼らが安心して心を開くことのできない空間を作り上げている。私の胸に熱く押されるような怒りが湧き上がりはじめると、自分を非難する声が聞こえます。「私は彼の行動に反応しないで助けるべきだわ。彼が一番苦しんでいるのだから」。しかしいかに自分が動揺しているかに気がつくと、自分自身の苦しみにも気がつきます。そんな自分に私は「大丈夫、大丈夫よ」とそっと囁きます。自分の痛みを認めると少しリラックスでき、「私はこの苦しみを気にかけているわ」というメッセージを自分の心に送ることを思い出すことができたのでした。

自分の怒りに優しく接すると、トムは一体何を感じているのだろうかという興味が湧いてきます。トムという人を目の前に見守りながら頭の中で「あなたは一体何を必要としているの？」と尋ねます。まるで彼の心が語りかけているように聞こえてきます。彼が必死に私に見てもらいたい、気にかけてもらいたい、一緒にいたいと求めているのがわかります。彼は私の誤解を恐れ、親切で役に立つ人間だと見てもらえないのではないかと心配していたのです。

私の苛立ちと優越感は徐々に弱まっていきます。私は「セラピスト」と「クライアント」としての役割で、トムとの間に距離を置こうとしていました。しかし私たちはこの場で一緒に苦しむ、もろさのある人間として存在していたのです。トムを生身で傷つきやすい繊細な人間と見なすことで、私はより一層彼と彼の心の痛みに対して優しい気持ちを抱きはじめることができたのです。

私は手を伸ばし、トムの腕にそっと触れます。私たちは暫くお互いの話に耳を傾けました。このグループミーティングと隔週のテレビ番組「フレイジャー」のどちらを選ぶか、ぎりぎりで争っているという冗談に一緒に笑うこともできました。すぐさまこの場を去れるようにと、片足を外に出しながら受け答えるような態度は私の中から消え去り、彼を思いやる気持ちでしっかりと会話に参加することができたのです。私が彼のグループ内の役割について意見を述べても、トムは自己防衛せずにそんな私の言葉に耳を傾けます。テオフェン神父の「彼らは何を必要としているのだろうか？」という質問の話を自分がいかに好きかと彼に言うと、トムはこの質問に自分だったらどう答えるだろうかと考えはじめたのでした。私たちの会話が終わる頃には彼の中からムキになってしがみつくような気配は消えていました。トムはまるで心が癒されたかのように軽い足取りで部屋を後にします。怒りに満ちた優越感を超え、優しい繋がりの気持ちの余韻を感じる私の心も軽くなっていたのでした。

この会話の結果としてトムは「彼らは何を必要としているのだろうか?」という問いかけを真摯に受け止め練習したのです。しかもあるグループミーティング中にトムがはずかしめたあの若い男性に対して、いかに申し訳ないと思っているかと謝罪したのでした。「君は僕の息子に似ているところがあってね、良識のある父親と思われたかったんだよ。でも息子を育てていたときと同じような間違いを犯してしまった。君が本当に何を必要としているのかを尋ねるのを忘れたんだ」トムはゴクリと唾を飲み込みこう続けます。「君を助けたいと思ったけど、どうしたらいいかわからなかったんだ」。このトムの言葉に若い男性が心を打たれたのは一目瞭然でした。この男性は暫くするとゆっくりと確かな口ぶりでこう答えます。「僕が妻からも、あなた方からも一番必要としていることは、自分は大事な存在なんだと思わせてくれる気持ちなんです。あなたの言葉は僕をそんな気持ちにしてくれた」。

私が「最も不愉快な他人」というレッテルを貼ったその人こそが、グループのメンバーすべての人たちの心を開く重要な鍵となったのでした。トムが当初見せた無神経さは、彼を非難の的としました。しかし彼が心を開くにつれて、他のメンバーは彼らが感じた怒りや不安、痛みはトムとは関係ないことに気がついたのです。その後にグループメンバーの間で花開いた深い繋がりは、グループの参加者たちの心にそれぞれが感じる苦しみを自身で積極的に受け止める気持ちと、他人の痛みも受け止める気持ちを生んだのでした。そして一緒に心を和らげることで思いやりの輪は広がり、お互いの人間性を認め合い、お互いを大切に思うことができたのでした。

お互いの目線で見る

ときには自分に一番身近な人たちが非現実的な存在に見えることもあります。あたかもその人のすべてを知っているかのように、その人の人生はこういうものだからと気軽に思い込んでしまうのです。そして、その人たちも自分と同様に常に変化しながら新しいことを経験しているのだという事実を忘れがちになり、その人たちも痛みや恐怖とともに暮らし、内面では辛い思いを抱えているという事実が見えなくなってしまうのです。

ジェフとマルゴは結婚生活がうまくいっていないことを理由に、セラピーにやってきました。ジェフは八年前のキャンプ旅行中にダニから感染するライム病を患うまでは活力に溢れた人でしたが、彼の身体の痛みと疲労は月毎に増し、指は腫れて硬くなり、名大工としての仕事への道は閉ざされてしまったのです。希望を持ち続けようと努力はしていたものの、彼のうつは悪化する一方でした。マルゴは残業したり食事を作ったり、家の掃除をしたりとできる限りのことをしていましたが、ジェフはそんな彼女に対して感謝の気持ちがないと感じていたのでした。「どうせ私は充分な人間じゃないのよ」と彼女は言います。

ジェフにはマルゴがすべてを嫌々こなしているように見えていたのです。険しい顔つきと彼女の素っ気ない言葉。病気を患って動けないことがまるでジェフの責任で彼女は彼に罪悪感を感じさせようとしているようだと。

彼等とのセラピー中に「役割交替法」と呼ばれる簡単なサイコドラマ（心理劇）を試してみました。まず自分の病気に対していかに羞恥心を抱き、意気消沈しているかと話すジェフにマルゴがじっくりと耳を傾けます。自分はまるで頼りにならない無力で弱い存在で、将来への不安やマルゴがまるでことの重大さを全く理解していないようで孤独感を感じていると言う彼。彼は自分の健康と今まで生きてきた人生をすべて失ったのです。

彼が話し終えるとお互いが座っていた場所を交換し、マルゴはジェフの姿勢や表情、声のトーンをできるだけ真似して彼になりきったのでした。ライム病と生きるのはどんなことかを彼の目を通して語るマルゴ。お互い元の椅子に戻ると、ジェフは自分の経験を明確に表現した彼女との距離感が縮まったと言いました。

マルゴの番が来ると、彼女がいかにジェフから感謝の念を感じられないかと話しはじめます。しかし数秒の沈黙後、彼女は「あなたがずっと病気に悩んでいて私だって心細いのよ。愛するあなたが病気に……。私は何もしてあげられないし、将来どうなるかもわからない」と漏らしたのです。マルゴはジェフに対してではなく、人生に対して怒りを感じていたのでした。そして彼女はその怒りの表面下で、いかに自分たちの人生が難しいものになったかを嘆いていたのです。再度座る場所を交替すると、今度はジェフがマルゴとして無力感を感じ人生が台無しになるとはどういうことか、自分は何もコントロールできないと感じるのは一体どんなことかを語ったのでした。

このプロセスを終えたマルゴとジェフは涙を流しながらお互いを抱き締め合います。彼女がいかに意気消沈し悲しみに悩んでいるかに気がつかなかったジェフ。マルゴは彼が自分の理解のなさでいかに孤立感を味わっているか知らなかったのです。お互いの「あなたのせいで……」という非難は「どうしたらあなたを助けてあげられる?」に変わったのでした。

作家のヘンリー・デイヴィッド・ソローはこう書きます「一瞬でも他人の目を通して見るという奇跡に勝ることはあるだろうか?」と。マルゴとジェフが発見したように人の目を通して物事を見ることは、思いやりの中心にあるのです。配偶者や子供、姉妹や友人の人生がどんなものかを理解するのにこうして正式に役割交替のプロセスをたどる必要ありません。相手の心と身体でこの人生を経験するのは一体どんなことか、と想像すればよいのです。他人の意識と脆さを身近に感じれば感じるほど、自然とその人との親近感が生まれ、優しい気持ちになるのです。イラン人の詩人ハーフェズはこう書きます。

天国では普通のこと　いつかは地球でも再び普通になるだろう
お互いに光を差し伸べる男女が　ひざまずき
目に涙を浮かべながら　真摯にこう言う
「愛しい人よ
　どうしたらもっとあなたに　愛情を示せるだろう?
　どうしたらもっと　優しくなれるだろう?」

友人でも、見知らぬ人に会う際でも「どうしたらもっと優しくなれるだろう?」と自分に問えば、すべての生き物は聞いてもらいたい、愛されたい、理解してもらいたいと望んでいるのだと必ず理解できるはずです。はじめのうちは、自分に近い人たちのニーズにしか気がつかないかもしれません。しかしすべての生き物に意識を向け、気にかけることも可能なのです。**意識を向ければ向けるほど、人生で一番大切なことは優しさなのだと理解できるはず。**他人の脆さに心を開けば私たちを隔てるベールは消え去り、自然と助けの手を差し伸べることでしょう。

生きとし生けるものの輪

シーク教徒の間に伝わる感動的な物語があります。年老いたスピリチュアルな師が特に敬虔な弟子の二人を彼の小屋の前の庭に呼び出します。彼はおごそかにニワトリを一人ずつに手渡し「誰も見ていないところでこのニワトリを殺しなさい」と指示します。一人の弟子は直ぐに自分の納屋の後ろで斧を手に取りニワトリの頭を切り落とします。もう一人の弟子は何時間もさまよった後に生きたニワトリを手にして師の元に戻ります。「どうしたんだ?」と師が尋ねると「誰も見ていない場所が見つからないのです。どこに行ってもこのニワトリが私を見ている」と答えたのでした。

この弟子にとってニワトリは生身の生き物で、意識を持ち痛みを感じる存在でした。自分の意識や脆さに優しく注意を払えば払うほど生きる物すべては知覚を持ち、痛みを感じ、生き延びたいと感じる存在なのだと理解できるでしょう。ニワトリと自分を同等の存在と見なすことはあまりないかもしれませんが、私の息子がアリに注意を払ったように、より注意を深めることですべての生き物が持つ根本的なバイタリティと脆さに触れることができるのです。

詩人のゲリー・ローレスはこう綴ります。

動物が助けを求めに来たときに　彼らが何と言っているのかわかるだろうか?
植物に繊細な美しい言葉で　声をかけられたときに
我々は答えることができるだろうか?
地球が夢の中で私たちに歌を歌うとき
我々は目覚めて　行動できるのだろうか?

植物や動物も自分の一部であると知っていれば彼らの声を聞き、それに応えることができます。木々を無視するのはまるで呼吸ができないほどうっ血した自分の肺を無視するのと同じこと。ツグミの絶滅はこの世の音楽の終焉なのです。すべての生き物との繋がりという真理を理解していれば、夢の中で私たちを呼ぶ地球の声は、心に思いやりを呼び覚ますでしょう。そしてこの生命の繋がりという関係こそが私たちのふるさとであることを思い出すのです。

「自分の人生がすべての生き物の役に立ちますように」という菩薩の志は自分の帰るべき場所を思い出し、思いやりの輪を広げるためのパワフルな助けになります。苦しみに悩むすべての生き物を救おうという志は、大それた役割を担ったり、手の届かない理想像を作り上げることではありません。自分は世の中の問題を担うべき小さく孤独な存在なのだという観点を持つのは、間違った思い込みで自分の失敗のお膳立てをするようなものです。この世の中で役に立ちたいと思う志は、あらゆる生き物は皆生命の網で繋がっていて、その中で起きる出来事はあらゆる生き物に影響を与えるのだという革新的な理解から生ずるのです。私たちの思考や行動は良くも悪くも、あらゆることに影響をおよぼすのです。オーストラリアの先住民であるアボリジニの女性はこの生命の繋がりについてこう力強く語ります。「私を助けに来たのならば、時間の無駄。でもあなたの運命が私の運命と結び付いているからここに来たのならば、力を合わせましょう」と。

この連帯感を感じることができれば気づかいを示す方法はいくらでもあります。ある人は温かい家庭を作ることに集中し、またある人は貧しい子供たちに教育とより栄養の高い食べ物を提供するために法律を改正することに焦点を当てるでしょう。一人で何時間も祈る人もいれば、いつも電話で話している人もいます。私たちは今よりもっと何か違うことをしなければと思い込みがちですが、一番大切なことは人を気遣う気持ちなのです。マザー・テレサが「私たちは偉大なことなどできません、小さいことを偉大な愛で成し遂げてゆくのです」と教えたように。

まばゆい太陽の光が氷を解かすように、私たちが優しい気持ちで人との繋がりを感じると、周囲の人たちの心を開きリラックスさせるような温かい雰囲気を醸し出すことができるのです。笑顔や抱擁、傾聴や祈りで輪を広げていく度にこの気づかいの波紋は果てしなく広がってゆきます。自分の隣に座る人を慰めればその優しさは世界に広がります。菩薩の思いやりは自分の内面で感じても、それを他の人たちに捧げても、まるで穏やかな雨のように差別なく生きとし生けるものに降り注ぐのです。

実践

トンレン——思いやりの心の目覚め

―ガイド瞑想―

チベット仏教の練習であるトンレンはすべてを受け止める思いやりの心を育てる訓練です。**トンレン**とは「取り入れ、送り出す」という意味があります。これは呼吸の流れに合わせて自分と生きるものすべての苦しみを直接取り入れ、その苦しみを取り除き、代わりに思いやりを送り出すというものです。次の瞑想方法はトンレンの瞑想方法のひとつで、苦しみに直面しながら思いやりの心を目覚めさせるというものです。

トンレンの練習をしないほうがよい場合もあります。例えば虐待を受けた記憶から生ずる恐怖感に苦しんでいたり、重度のうつや感情が不安定なときは感情が溢れすぎたり行き詰まる気持ちがより強くなる可能性がありますから、トンレンの練習をするよりも、心理療法士やこの練習を熟知している師やスピリチュアルガイドに相談したほうがよいでしょう。

リラックスしながらもはっきりとした意識が保てるような姿勢で座ります。呼吸の自然なリズムに注意を向けながら心身を落ち着けましょう。伝統的なトンレンの瞑想は目覚めた心を思い出すことから始まります。目を開けたまま自然で無限、空虚な意識を感じてみましょう。そして苦しみを感じた経験を思い起こしてみます。自分や友人、家族、ペットや他の生き物など、自分に身近な存在の痛みかもしれません。この苦しみを鮮明に、じかに感じてみましょう。この痛みや恐怖や喪失感を鮮明に思い出します。息を吸いながらこの痛みを心と身体いっぱいに受け止めてみましょう。他人の痛みならば、まるで自分の痛みのように感じてみます。どんな強い感覚でも受け止める心を持ちましょう。

そして息を吐きながらこの痛みを手放します。おおらかな意識の中に手放し、この痛みに新鮮な空気を吹き込むのです。そして息を吐きながら自分の中に自然と湧き上がる祈りや思いやりの言葉を捧げてみましょう。例えば「あなたが苦しみから解放されますように、あなたの苦しみを気にかけています、あなたが幸福で平穏な気持ちになりますように」等です。

はじめのうちは苦しみや痛み、恐怖や悲しみに繋がれないと感じるかもしれません。そんな場合は息を吸いながら痛みを「取り入れる」ことに数分間集中してみましょう。そして自分の体の感覚に特に注意を払います。苦しみを感じることができるようになってきたら、苦しみをバランスよく取り入れ、慈悲の気持ちを送り出す練習を再びはじめてみましょう。

＊＊＊

自分が苦しみとどのように関わっているのか、判断を下すことなく注意を払ってみましょう。生々しい痛みに対して勇気を持って心を開く意欲を感じるときもあれば、恐怖を感じ、心が閉じて麻痺していると感じるときもあるでしょう。抵抗感があるときはその抵抗感に対してトンレンの練習をしてみましょう（トンレンの練習はどんな感覚に対してでも行えます）。恐れや麻痺感を完全に感じながら吸い込んでみます。そしてその抵抗感に対しての許しを広大な意識の中に吐き出していきましょう。苦しみを受け止める気持ちがあっても、その苦しみにあらがっていても、呼吸をしながら生々しい苦しみの感覚を吸い込み、開かれた場所に安心感を送り出す練習を続けます。

そして自分がここまで感じてきたような苦しみを経験している、この世のあらゆる存在を思い起こしてみましょう。状況は異なるかもしれませんが、実際に感じる身体の痛みや、精神的苦痛は同じであることに気がついてみましょう。自分の不十分さと拒絶の痛みを瞑想しているなら、この瞬間に他の何百万人もの人々が同じような痛みを経験しているはずです。この苦しみの現実を感じ、同じように苦しんでいるすべての人々の痛みを吸い込んでみましょう。すべての生き物が感じている不安や悲しみ、痛みを吸い込み、自分の心の中でこの痛みの強さを感じてみるのです。そして息を吐きながら、この大きな苦しみを無限な空間に解き放ちましょう。この苦しみを無限な気づきの意識に委ねるのです。そしてもう一度息を吐きながら苦しみが取り除かれますようにと祈りを捧げてみましょう。

呼吸し続けながらこの普遍的な苦しみという経験を広大な空間の中に手放していきます。この大きな苦しみにあなたの心が開いてゆくにつれて、あなたはそのひらけた空間そのものになっていくのです。あなたの意識は優しさを提供することによって、思いやりで満たされます。苦しみを吸い込み、思いやりを吐き出し続け、自分の心が悲しみを変容させていることに気がついてみましょう。

＊　＊　＊

トンレンは苦しみに気がつく度に練習できます。テレビのニュースで洪水や火事で我が家を失ったばかりの家族を目にしたとき、高速道路を走りながら交通事故を目の当たりにしたとき、アルコホーリクス・アノニマスの集まりの中で誰かのアルコール依存症との苦闘の話を聞いているとき……。そんなとき、その場で息を吸いながらその痛みと恐れの生々しさと鋭さを自分に感じさせるのです。そして息を吐きながらその痛みを和らげるような祈りとともに、その痛みを広大な気づきの意識に手放してゆくのです。これを数分続けた後、喪失、トラウマ、または依存症に苦しむあらゆる生き物に慈悲の気持ちを広げ、呼吸し続けましょう。

Recognizing Our Basic Goodness:The Gateway to a Forgiving and Loving Heart

第10章

生まれ持つ善心に気づく：寛容で愛情に満ちる心への入り口

思いやりのある母親が
そのひとり子の命を守るように
分けへだてのない心で
あなた自身と
生きとし生けるものを抱くのだ

ブッダ

私は自分が思うよりも
大きく優れた人間だ
私にこんなにも
良いところがあるとは
思っていなかった

ウォルト・ホイットマン

エイミーはのぼせ顔で取り乱しながらセラピーに到着します。この二ヶ月間セラピーを続けてきた彼女はおとなしく、感情を抑制しているかのようにも見えました。セラピーでは主に彼女の自信のなさについて話し合ってきました。今回、茫然自失で現れた彼女は、いかに夫の浮気を発見したかを私に話しはじめたのでした。エイミーはこの半年ほど「仕事関係のプロジェクト」を口実に度々週末を留守にしていた夫を不審に思い、先週のある日ついに彼の会社のメールアカウントを調べたのです。職場の同僚の女性から多数の親密な口調のメールを発見し、怒りに震えます。その夜、夫のドンに問いただすと彼は打ちのめされたように青白い顔で悲しげにうなずき「君の言う通りだよ」と浮気を認めたのでした。彼は話し合い、説明しようとしましたが、彼女は聞く耳を持てません。彼女はこの結婚はこれで終わり、一生許さないと彼に告げたのでした。

彼が不倫を認めた晩の後、ドンはこの不倫関係に終止符を打ちます。彼はエイミーの許しを乞い、もう一度夫婦関係をやり直したいと彼女に懇願します。エイミーは当初はあまりの怒りに石のように沈黙し続けました。娘セリアのためでなければ、この結婚は既に終わっているわと、彼女はのちに彼に告げたのです。

あの夜以来、協議会や残業、チーム計画会議への参加等を口実に彼がいかに彼女をあざむき続けたか、そのことで頭がいっぱいだと彼女は言いました。裏切られた怒りは巨大な赤い炎となって彼女の胸中で燃え続けます。彼は下品で嘘つき、冷酷な極悪人。彼の口から出るすべての言葉はエイミーを騙すための罠でこの結婚自体が偽りだと感じていたのです。

私たちは誰かに裏切られると、真っ先に相手を非難します。誰が悪いかというストーリーを頭の中で作り上げ、自分を傷つけた人に怒りを向けるのです。深い恨みを抱き、自分を傷つけた相手が自分の人生から消え去るべき証拠を集めるのです。**恨み（resentment）**という言葉は「再び感じる」という意味があります。自分がいかに裏切られたかを思い出す度に、自分の身体と心にその裏切りへの怒りが再燃するのです。しかし他人への恨みが自分自身に対する恨みの反映であることもよくあります。誰かに拒絶されると、自分は不十分で意地悪で、愛するに値しない存在だという自己評価をより一層強くすることもあるのです。

エイミーの憤りと怒りは当初ドンに集中していましたが、彼女はじきに自分を非難しはじめます。ドンの不倫は、自分は捨てられても当然だという彼女の恐れを現実にしたのです。彼の不倫によってエイミーはより一層自信を失います。彼女は世間では温かく優しそうな人間のように振る舞っていましたが、内心では自分は中身のない歪んだ人間だと感じていたのでした。そんな彼女を最もよく知るドンが彼女を拒絶したのです。自分には価値がないという思い込みの中に自分を見失ったエイミーは、自分は無価値で愛される資格がないと確信していたのです。

職を失ったり、ひどい怪我を負ったり、愛する人と別れたりと、まるで人生が崩壊していくような出来事が起きると、自分がダメな人間だからこうなるのだという痛ましい思いに自分の人生が縛られてしまうこともあります。自分は根本的に欠陥があり愛に値しない悪い人間だと信じ込むのです。そしてエイミーのように自分の善心を忘れ、己の心から切り離されていると感じるのです。しかしブッダは私たちが誤った信念に自分を見失っていても、私たちの本質である仏性は純粋で汚れのないものだと説きました。チベットの瞑想指導者のチョギャム・トゥルンパはこう書きます。「……あらゆる人間の基本的な本質は善心なのです」。この基本的な善良さこそが仏性の輝きであり、私たちの本質である目覚めた意識と愛情なのです。

これは私たちは悪いことは何もできないというわけではありません。しかし、アダムとイブの子孫であるという無意識の条件付けとは全く対照的に、仏教の見解では罪深い人や悪人は存在しないのです。自分自身や他の人に害を与えるのは、個人が「**悪い**」からではなく「**無知**」であるからなのです。この無知とはあらゆる生き物は繋がっているのだという事実や、憎しみや煩悩は私たちの間に更なる距離と苦しみを生み出すという真実を無視することです。無知とは、私たちの生まれ持つ善心の表れである意識の純粋さと愛する力を無視することなのです。

この生まれつきの善心をすべての人の中に見いだすには勇気が必要です。トゥルンパはこれを「魂の戦士の任務」と呼び、人間の勇気の本質とは「あらゆる人や物事を見捨てるのを拒むこと」であるといいます。地球を汚染する企業のCEO、幼児虐待者、殺人者の中にこの善良さを見いだすのは特に難しいことです。生まれつきの善心は、恐怖や貪欲、敵意という醜い糸の中でもつれ、埋もれてしまうこともありますし、私たちは善心を持っているからといって自分や他人を傷つける行動を無視してもよいという意味でもありません。生命を根本的に受け入れるには、この善心の真理を明確に理解できるかにかかっているのです。小説家で神秘家のロマン・ロランは、「この世で唯ひとつの勇敢な行動は世界をあるがままに見据え、それを愛することである」と述べています。この世をあるがままに見るということは、個々の弱さや苦しみだけでなく、その人の善心にも目を向けることです。自分自身と他の人をラディカル・アクセプタンスで受け入れたとき、私たちは真の自分の性質を覆い隠す役柄や思い込み、行動を超えた本質を見極めることができるのです。

他者の善心を見つけるには、まず自分自身の善心を見つけなければなりません。意気消沈して自分を恥じていたり、イライラしていて自信のないときでさえ、自分を見捨ててはならないのです。伝統的な仏教の教えには、私たちを思い込みから解放し、真の本質である善心と愛に満ちた意識を思い出させてくれるようにデザインされた瞑想方法があります。この瞑想は多くが「許し」から始まりますが、それは私たちが心にまとう恨みと非難の鎧から私たちを自由にしてくれる役目を果たします。私たちの善心の花開いた姿である愛を呼び起こすのです。

この練習の中心に位置するラディカル・アクセプタンスを実行するには善心の存在を信じきるしかありません。思い込みによる考えが何かが間違っていると囁くとき、敢えてその声をやりすごし善心の可能性を信じきるのです。それは身体が辛い感情で満たされていても、逃げるのではなく、慈しみの持つ癒しの力に身を委ねることです。そして自己防衛のために心を閉ざすのではなく、愛のために自分を含めたすべての人を心から締め出さないということなのです。信じようという意志があればその信念に裏切られることはありません。何層もの思い込みを剥がせば必ず善心と愛を見つけることができるのですから。

自分を許す：心を縛る非難の気持ちを手放す

エイミーは次のセラピーセッションで自分の欠点の数々を私に吐露します。自分は母親失格、悪い妻で、家でも仕事場でもいたるところでつまずき失敗している。その上彼女は一四歳になる娘のセリアとの距離感を痛感していたのでした。娘との会話は皆無、エイミーはセリアが何を考え、感じているのかもほとんど知らない状態だったのです。ドンが別の女性に心を惹かれるのは当たり前、エイミーのように意地悪で自分勝手な人間に誠実でいる人などいるわけがない。片付けが下手だ、バケーションもろくに計画できない、運転が下手だとドンを常に批判し続けていたのです。そんな彼女が鮮明に思い出すある出来事がありました。昨年のある晩、ベッドの中でドンは彼の上司と口論になったという話を始めたのです。するとエイミーは怒って彼の言葉を遮り「あなた、昇進の機会を台無しにしたの？　失敗したわけ？」と言い放ったのでした。ベッドから起き上がり暗闇の中で一瞬立ち尽くすドン。単に「そんなことはないよ、エイミー」と言い、部屋から出て行ったのでした。彼はその夜も翌日もベッドに戻ってくることはありませんでした。エイミーはこの話を私にすると、深く椅子に座り、床を見つめます。そして疲れきった声で「ドンに対して怒っているのか自分に怒りを感じているのか……わからないわ」と言ったのでした。

他の人に向けられていようと自分に向いていようと、怒りや非難はより深い所で感じている羞恥心や痛みから、私たちを遠ざけてしまいます。こういった感情を避け続ける限り、鎧に閉じ込められたまま自分や他人への愛を感じることはできないのです。

今まで幾度も見てきたように、解決策は痛みをラディカル・アクセプタンスで受け止めることです。非難という物語を手放し、自分の身体の中に感じる恥と恐れをじかに感じるとき、自分に対して思いやりの気持ちで対応しはじめるのです。過去の出来事へのリアクションとして現在を生きるのをやめ、自分を「怒っている人」「裏切られた人」「悪い人」として定義するのをやめることで、自分自身を自由にし、叡智と優しさで今という瞬間に直面することができるのです。これが許しの心髄です。怒りが自分に向いていても他人に向いていても、許しは**非難の気持ちを手放し、押しやろうとした痛みに心を開くことで始まります**。

しかし、自分に完全に背を向けているときには許しは不可能に見えるかもしれません。マリアンがクリスティーの性的虐待に罪悪感を抱いていたときのように、自分が大きな苦しみを引き起こしたと知っているときに、その自分に対する思いやりを感じるなど、想像もつかないことでしょう。私はエイミーに「批判的な自分、間違いを犯した自分を許せると思う?」と尋ねてみました。彼女は躊躇せずに「とんでもないわ! 自分を許したら責任逃れになってしまう……、自分を許すことが一体どうやって私を良い母や妻にするの?」と答えました。私はそっと続けます「エイミー、自分を許せない理由は他にも何かあるの?」と。

彼女は苦々しくこう答えます。「なぜ自分を許さなくちゃいけないの? そんなことしたって私が傷つけてしまった人たちの助けにはならないわ。私のせいで家族はもう台無し。手遅れよ」。しかし、私はエイミーはどこかで自分の首にかかる自己嫌悪の縄を必死で取り除きたいと願っているのがわかっていました。私は彼女に「自分が悪い人間だという思いをほんの少しの間でも脇に置いてみるとどうなると思う?」と尋ねました。わからないけれど試してみる気持ちはある、と彼女は答えてくれました。

身体に感じる感情に注意を向けるように彼女をガイドしていくと、エイミーはまるで自分が腐った沼、恥の深い穴に落ちていくかのように感じると言いました。すると突然、何年も前の記憶が彼女の頭に蘇ります。自宅の仕事部屋でぐずるセリアにイライラしていた彼女。そんな彼女は文字通り娘の腕を鷲掴みにして書斎に引きずり込み、テレビをつけて彼女がその部屋を出るのを禁じたのでした。時折聞こえる部屋から出してという娘の泣き声を二時間無視し続けたのです。この話を終えると彼女は私にこう尋ねました。「タラ、我が子にあんなことをした自分をどうやって許せというの? 自分が恥ずかしすぎるわ」

私はエイミーに自分を許そうとするのではなく、彼女の感じている羞恥心に許しのメッセージを送れるか尋ねます。「恥の存在自体を許すことができる?」と私。エイミーはうなずき「私はこの恥を許します……、私はこの恥を許します」と囁きます。長い沈黙があり、私は彼女に何が起きているのと尋ねました。「そうね」彼女はゆっくりと喋りはじめます。「もう恥のようには感じないわ。どちらかというと恐怖を感じる」。この恐怖にも恥と同じようにあるがままに感じ、許しを提供できるのだと彼女に伝えます。数分後、エイミーはこう言いました。「何が怖いかわかっているのよ。私は一生誰とも親しくなれないかもしれないってこと。私はみんなを押しのけてしまう。自分の本当の姿を見られたくないの」。エイミーは泣きながら手で顔を覆います。私は彼女にこの恐れを、そしてこの悲しみを許すように優しく促します。ただ「許します、許します」と言うのでもいいのよと彼女に伝えました。彼女は膝を抱え身体を前後に揺り動かしながら、恐れを許し続け、恨みの下に埋もれる悲しみに心を開いていったのでした。「セリア、ドン、友達にももっと優しく接するチャンスが幾度も有ったのに……」

燃えるような怒り、むしばまれるような不安感、残酷な思考や、落ち込む気持ち等、何が現れてもすべてに許しを示すことで、私たちは自分の内面で起きるあらゆることを認めるのです。「自分」を許すのではなく、自分と一体化してしまっている経験や感情を許すのです。抵抗感は心を固くし、精神と身体を収縮させますが「私はこれを許します」あるいは「許された」という言葉は、感情の広がりと変化をもたらす温かさと柔らかさを作り出すのです。

エイミーの悲しみがようやく落ち着くと、身体は静まり、顔はリラックスしていました。頭を椅子の後ろにもたせかけた彼女の呼吸は長くゆっくりとなっていきます。私を見る彼女の目は赤く腫れていましたが、穏やかでした。椅子に丸まって座ったまま、エイミーは二年生のときに家に帰る途中でゴミ箱の周りで匂いを嗅ぐ野良犬を見つけた話を私に教えてくれます。その犬に「一目惚れ」した彼女。両親がその犬を収容所に連れていこうとするとエイミーは大泣きしたのでした。エイミーの家族は最終的にはこの犬ルディを引き取ることにします。ルディはエイミーが拾ってきた更なる野良犬数匹、子猫たちや怪我を負った鳥等を含む沢山の見捨てられた動物たちの第一号となったのでした。エイミーの表情は和らぎ、こう言います。「みんなにお前は本当に動物に優しいって言われた……動物が大好きだったわ。動物は私の友達だったのよ」。彼女は自分が動物園を作ることを妨げている唯一の砦はドンの軽度な動物アレルギーなのよと冗談を言いました。

そして小さな声でこう言います「私、他の人を大切だと思うのよ……動物も……私はいつもこういう人間だったわ」こうして語る彼女が自分の癒しへの扉を開きはじめていることが私にはわかります。「エイミー、あなたはいい人なのよ。それをあなたが信じることができるとよいのだけど」。私は彼女がペットと写る写真を持っているかと尋ねました。もしあればその写真をゆっくりと見返してはどうか、そして自分が赤ん坊の頃の写真を見ながら何か気づくことはあるか試してみたら、と提案してみました。

セラピーセッションの終わりに、私は彼女に自分を許したり自分の善良さを信用することを習うのにはとても長い時間がかかるかもしれないと伝えました。私もときには日に二〇回や三〇回、自分自身を繰り返して許さなければならないこともあるのよ、と。必ずしも正式な瞑想で自分を許すわけではありません。自分を非難していたり、嫌っていることに気がつき、単にその痛みに思いやりを向けるのです。そして自分を責める気持ちを手放そうという意思を持ち、自分にもう少し優しく接する努力をするのです。

私は彼女に就寝前に「許しのスキャン」をしたらどうかしらと提案してみました。一日の終わりに仕事でミスを犯したり、ドンを見下すような言葉を口にしたりと、自分自身を責めるような出来事があったかスキャンしてみるのです。自分を見下していると気がついたら、自己非難や恐怖、怒りや恥の痛みを感じ、その痛みに対して「許します、許します」というメッセージを送るのです。自分は最善を尽くしているのだと優しい気持ちで思い出すこともできる、と彼女に伝えます。

自分への許しは生涯を通して続くプロセスです。私たちは自分自身や他者の欠点ばかりを繰り返して思い出すことに慣れているので、怒りながら固い心で生きるのが普通に思えるかもしれません。また自分がいかに間違っているかという思い込みに何千回も飲まれてしまうかもしれませんし、その都度何千回も批判の表面下に潜り、より深い痛みを感じている場所を訪れなければいけないかもしれません。こうして許しを通してその度に自分を解放しながら、生まれつきの善心の認識を深めてゆくのです。そしてエイミーのように、人生を大切に生きれることを再び信頼できるのです。

許しは時間とともに私たちの人生を完全に変えていきます。死刑囚が自分の引き起こした苦しみに正直に向き合うことで自分を許すことができた話は誰もが耳にしたことがあるでしょう。彼らの心は膨大な痛みを感じることによって柔らぎ、目覚め、他の受刑者や看守たち、刑務所の牧師や親類たちもそんな彼らが放つ内なる自由の輝きを感じることができるのです。彼らは自分たちの犯した罪の責任から逃げたわけではありません。自分の取った行動の全責任を負いながらも、生まれ持った自分の善心に目覚めたのです。

エイミーのように自分を許せば人を傷つける行動を大目に見たり、そんな行動を自分が続けるのを許すことになるのではないかと心配になるかもしれません。自分を許すということは「もう起きたことなんだから仕方ない、忘れてしまおう」と自分に言い聞かせることではありません。責める気持ちを手放すのは、責任回避でもありません。自分の取った行動に罪悪感を感じたり、バツの悪い気持ちを持てば確かに短期的に同じような行動に出るのを控えるきっかけになるかもしれませんが、自分を責めたり憎んだりすれば結局は更なる有害な行為に繋がるのです。自分を罰することで良い人間になることはできません。私たちは思いやりと許しで自分を抱擁することを通してのみ自分の善心を理解し、自分の置かれた状況に対して分別と思いやりで対応することができるのです。

自分の善心を見る訓練

エイミーはそれからの数週間ドンとほとんど口を利くことはありませんでした。彼は毎晩居間のソファで寝ていて、彼女は次にどのような行動に出ればよいのかわからなかったのです。彼女は私に、結婚生活に終止符を打ちたくはないが、まるで何事もなかったかのようには過ごせないし、彼の行動をただで済ますわけにはいかないと言います。こんなエイミーの苦痛と疑念にもかかわらず、私は彼女とセッションを重ねるうちに彼女の中で何かが変化しはじめ、開きはじめているのを感じました。

エイミーは次のセッションに沢山の写真の入った小さい包みを持ってきました。彼女はその写真をコーヒーテーブルに並べ、私たちは並んでカウチに座り写真に見入りました。母親の胸に抱かれる赤ん坊の頃のエイミー。私たちはその写真に写る大きな目をした愛らしい子供を見ながら微笑みます。ある写真には父親に肩車をしてもらっている二歳くらいの彼女が父親の頭を抱きしめながら笑う姿が写っています。エイミーは満面の笑みで「この子の幸せそうな顔を見るだけで幸せな気持ちになるわ！」と言いました。八歳か九歳ごろの写真では犬のルディを抱きしめていたり、眠る子猫のサムを胸に乗せてベッドに横たわっていたり、小鳥を大事そうに手のひらに持っていたりと、彼女が引き取った動物たちと過ごすエイミーの姿が写っています。エイミーは動物たちとの写真を見つめながら、自分が良い人間であるのはどんな気持ちか思い出すわ、と私に言います。「タラ、先週あなたに私は良い人間だと言われたときはあなたの言葉を素直に受け止められなかったけど、この写真を見ながらだと自分の良さを感じることができる。私の善良さと純真さは自分の中にまだ残っているんだわ」

エイミーが自分自身の善心を思い出そうと考えはじめることさえ、ダメで愛される資格のない人間という彼女自身の思い込みを手放せるかにかかっていました。前回のセラピーの中で自分の痛みに心を開き、思いやりで支えるという許しのプロセスを始めていた彼女。許しのスキャンも役立っていると言います。ある夜、彼女はその日クライアントさんと一緒にいた自分がいかに集中力を欠き、モタモタしていたかを思い出していたと言います。そんな彼女はシンプルに自分の身体の中に感じる恥と不安感をあるがままに受け止め、その存在を許したのです。エイミーは笑いながら「神経質でもいい人間でいられることに気がついたの」と言いました。

エイミーがテーブルの上の写真を片付けはじめると、私は自分のオフィスの本棚にあるお気に入りの詩集を手に取り、インドの詩人カビールの詩の何行かを声に出して彼女に読みます。

「私たちは鳥や動物、アリを愛し、母親のお腹の中であなたに輝きを与えた何か、魂のようなものがあることを知っている……」

「エイミー、この詩は**あなたの**愛に満ちた魂を彷彿させるわ……あなたが世話した動物たちはあなたの本質を思い出す手助けをしてくれたのよ」エイミーは笑顔で同意しながら写真の束を手で軽く叩きます。「この写真は私の祭壇に置いておくわ。今度こそ忘れないようにするためにね」

仏教の修行では自分の善心と向き合うことは、私たちの心を開き、精神の成長への信頼をいっそう強くする方法と見なされています。自分は悪い人間だという考えに囚われてしまうと、真の自分は小さく隠れてしまいます。対照的に、私たちが自分の良さを信じれば他者に心を開き、その人を助けようと奮い立ち、献身的に喜びに満ちてスピリチュアルな道を進んでいけるのです。

善心を思い出す練習にはいくつかの伝統的な方法があります。自分でもよいと思える自分自身の気質や行動を考えることから始めても構いません。例えば私は、自分が誰かに優しくできたときのことを思い出すことで思いやりと寛大さを味わうことができます。自分の意図を脇に置いて誰かの話に深く耳を傾けたときや、友人の好みの本をプレゼントしたときのことを思い出すこともあります。

モーツァルトの音楽に感激したり、夜空の星に荘厳な気持ちを抱いたりするとき、私自身もこの生命の美しさの一部なのだと感じ、人生は愉快だと感じれば、自分は正直で基本的にはよい人間なのだと感じるのです。

それでも自分への感謝は利己的で不自然に感じるときもあります。そんなときは幸福になりたいと願う自分の基本的な欲求や、私もすべての人間のように愛されたい、自分の良さを感じたいと心から願っているのだと認めるほうが正直な気がします。この自分の切望の深さに意識を向けると、自分自身へ温かい気持ちを向けることができるのです。

自分を愛してくれている人たちの目を通して自分を見つめることが、ときには自分を感謝する一番簡単な方法となります。私の友人は彼のスピリチュアルな師の目を通して自分を見つめると、自分がいかに真実への探求に身を捧げている人間かを思い出すと言います。あるクライアントさんは、彼の少年らしい好奇心と創造力に彼の祖父がいかに喜びを見ていたかを思い出すと自分は憎めない存在なのだと思い出すと言います。ときには親友の目を通して自分を見ることが自分の長所を思い出すきっかけになるかもしれません。あなたの友人は自分のユーモアのセンスと温かさ、環境保護への情熱、自分の人生で何が起きているかを正直に話そうとする誠意が大好きだと思っているかもしれません。自分への感謝を見つけるのに必ずしも人間の目を通す必要もありません。私は「神様、どうか愛犬の目を通して自分を見ることができますように」という車のバンパーステッカーを見たことがあります。飼い犬が自分を見ると幸せになるのはなぜだろうと自問してみてもよいでしょう。たとえその答えが単に散歩に連れていってもらいたいから、餌をもらいたいからであっても、この継続的な自分の行動に対する犬の感謝の気持ちは、自分の価値ある部分を照らし出すことでしょう。愛する人の目を通して自分を見る練習は驚くほどダイレクトでパワフルに自分の長所と善心を思い出させてくれるのです。
私たちは自分の良いところを見るというシンプルな練習を通して、孤独で価値のない存在だという思いに自分を縛る根強い非難と自己嫌悪の癖をゆるめてゆくのです。現代のインド人のマスターであるバプジは私たちの長所を大切にするようにと愛情をもって思い出させます。

愛する我が子よ
もう心を砕くことはない
あなたは自分を非難するたびに　あなた自身を悲しませている
生命の源である愛に育まれることを　やめてしまったあなた
そんなあなたのときは来た
生き　祝い　そしてあなたの善心を見るときが
「真実」という名においても　誰にも　何にも　どんなアイディアや
理想にも阻まれることなかれ　阻もうとする者の無知を許すのだ
戦うことなかれ
手放すのだ
そして自分の善心の中で　生きるのだ

私たちは、自分の善さに目をつぶり自分を裏切る度に自分を悲しませ、自分の失敗を非難する度に自分自身を失望させているのです。エイミーは長年自分を悲しませてきましたが、自分の善心を見いだしはじめた彼女は遂に癒しへと向かいはじめていました。自分をどう受け止めるかは、人間関係によって深く影響されるので、エイミーがさらに彼女自身の善心を信用するには他の人から許されたと感じることが重要だったのです。

許しの恵み

ある午後遅く、オフィスからの帰路にラッシュアワーの交通渋滞に出くわしたエイミー。帰宅した彼女は、夕食の準備をする時間がほとんどありませんでした。ドンはその夜外出していて、彼女の新しい上司と彼女の旦那さんが来る予定だったのです。台所に入ると、カウンターの上にトマトソースで汚れたお皿が積み重なり半分飲みかけのソーダの缶が散らかっているのを見つけます。エイミーは怒りで爆発しセリアの部屋に押し入り、けたたましく鳴る音楽を止め娘の友達を家に送り返したのでした。

ドアを閉じると、彼女はセリアを激しく攻撃しはじめます。「どうしてあなたはこんなに身勝手なの！　お客さんが来るのを知っていたくせに」。セリアは「片付けろって言ってくれればよかったのに」と言います。エイミーはそんなセリアを遮り、自分が手伝いをしてちょうだいと聞いて回る必要はないと怒鳴ります。「友達と音楽のことしか気にしてないんでしょう……あなた他のことなんかちっとも気にしてないのよ！」と言い放ちドアを思い切り閉め、セリアの部屋を後にしたのでした。

その後の沈黙の中で、エイミー自身の叫び声のエコーが耳に鳴り響きます。心臓はドキドキし息は浅く速くなっていました。突然、娘の幼い頃のイメージが頭に浮かびます。セリアがよくタンポポの花束をエイミーに摘んできてくれたこと、お互いの髪の毛に春の花を織り込み、五月の女王様になりきったときのことを思い出したのです。エイミーは振り返りそっとドアをノックします。ドアを開けエイミーの言葉を待つセリア。「セリア、信じられないわ。私、あなたにこんなことをするなんて……」エイミーがベッドに座ると言葉が溢れ出します。いかに皆の人生を惨めなものにしているのを申し訳なく思っているか、セリアの父親との間で起きていることをいかに情けなく思っているか、こんな母親であることをいかに反省しているか、セリアのことを十分に見てあげていないことをいかに申し訳なく思っているか……申し訳ない、申し訳ない、申し訳ないと。

セリアはしばらく沈黙した後こう言いました。「ママ、完璧な人間はいないのよ。でもいつもママに愛されているのはわかってたわ。それが大事なことじゃないの?」エイミーはセリアの純粋な青い目を見つめながら娘が本心を語っているのだと理解します。彼女はエイミーが不安に満ち、疲れ果て批判的なときでさえ母親からの愛を一度も疑ったことはなく、母親の愛は揺るぎないと感じていたのです。もちろん母親に怒りを感じたり、そばに居たくないと思うときもありましたが、彼女は自分が母親を必要とするときは必ずそばにいてくれるという確信を持っていたのです。エイミーは大きな安堵感の波を感じます。彼女は罪悪感を感じ、自分はどうしようもない人間だと思う代わりに、許されたと感じたのです。

その後数日間エイミーは、自分が不機嫌で批判的であると気がついても、セリアの優しい青い目を思い出すことでその自己嫌悪の痛みが和らぐのを感じます。自分自身を非難するクセは続きましたが、自分は悪い人間だという思いにのみ込まれることはありませんでした。エイミーはセリアの許しを得ることで自分に対してより穏やかに優しく接することができたのです。

人が自分の欠点を受け止めた上で自分を許したと知ることは、私たちに真の解放感をもたらします。エイズにかかり病院で瀕死状態だったある女性の感動的な話を聞いたことがあります。その女性は過去一〇年間の人生をヘロイン中毒者として過ごし、手あたりしだいにあらゆるヘロインを使用していました。そんな彼女が人生でたった一人愛していたのは自分の娘でしたが、娘への愛さえも、自分の人生を破壊し続ける彼女を留めることはできなかったのです。

ある日、若いカトリックの神父が地域の病院を訪問中に、肝臓病のため顔が黄色くなり、衰弱しきったこの女性にバッタリと出くわします。彼は彼女のベッドの横に座り、具合はどうですかと尋ねます。「どうしようもないわ。私は自分と周りの人の人生をすべて台無しにしたの。もう望みはないのよ。私、地獄行きだわ」と彼女は答えました。

この神父は沈黙したまま暫く座り続けます。ドレッサーに飾られた額に入った可愛らしい女性の写真に気がついた彼は「これはどなたですか?」と彼女に尋ねます。彼女は少し元気を取り戻し「私の娘よ、私の人生で唯一の美しいもの」

と答えます。

「彼女が困っていたり、間違いを犯したりしたら、あなたは彼女を助けますか？　許しますか？　それでも彼女のことを愛しますか？」と神父様。

「もちろんだわ！」と大声で答える彼女。「この子のためなら何でもやるわよ！　この子はいつまでも私の大切な美しい娘よ。なぜそんなことを聞くの？」

「神様はあなたの写真を神様のドレッサーの上に飾っているのだと知ってもらいたいからですよ」と神父は彼女に言ったのでした。

この神父は無条件の許しと愛のメッセージを通して、この女性に彼女が本来持つ善心と純潔さを取り戻させていたのです。仏教では、自分の間違いや罪を思いやりの目で見ることができれば、自己嫌悪と自責で自分を縛る無知から解放されるといいます。自分が不完全であっても、それが私たちの善心を汚すことはないと理解できるのです。これが許されたと感じることの意味です。己の真の姿を知れば、己の無垢を知るのです。

許されたという思いは、私たちの心を確実に開く道でもあります。このパワーは仏教の伝統的な修行でも認められています。生きとし生けるものに慈悲（愛と思いやり）を送る瞑想の練習の前に、自分たちが意図的に、あるいは知らずに、傷つけた人たちからの許しを沈黙の中で乞うのです。この許しを乞うというベーシックな行為でさえ、私たちの心を和らげてくれます。自分が傷つけたかもしれないと思われる特定の人物からの許しを無言で乞うことで、自分が許される可能性をさらに広げることも可能です。

エイミーが経験したように、他人からの許しは自分自身への許しを深めます。伝統的な許しの練習におけるさらなる一歩は自分自身に許しを示すこと。自分と他人から許されたという思いは、自責という苦しい鎧から私たちを解放し、そして瞑想の中で他人を心から許すことを可能にするのです。

人を許す：自分の心から誰も締め出さない

人生のすべてがそうであるように、許しにも独自の自然なプロセスがあります。まだ自分自身を許せない、自分を傷つけた人を許せないという思いを持つのも当然のことです。許しを自分に無理強いすることはできません。許しは努力からではなく、オープンな心から生まれるのです。これが許そうという意志が許しのプロセスの中で非常に重要な要素である理由なのです。まだ心の準備はできていないけれど、いずれは許そうと思うことで、許しへのドアをほんの少し開けておけるのです。

知人に傷つけられた経験があると、誰をも心から締め出さないなどという勇気を持つのは大変難しいことです。しかし誰も心から締め出さないという魂の戦士としての意志の最大の試練は、赤の他人からひどい被害を受けたときなのです。自分の娘に性的暴行を加えた見知らぬ人間や、友人を爆弾で殺したテロリストをどうして許すことができるというのでしょうか？

私の瞑想リトリートに来たある生徒さんは、彼女の息子さんを生涯歩行不可能にしたある男性との許しの道のりがいかに困難であったかを私に語ってくれました。ある夕方、彼女はバル・ミツバー（ユダヤ人の男の子が一三歳になるときに行われる成人式）のための準備クラスを終えた息子ブライアンを車で迎えにいきます。その帰路、飲酒運転をしていた男性の車が道路の中央線を越え、彼女とブライアンが乗る車に直撃したのでした。彼女は軽傷で済みましたが、ブライアンの足はひっくり返った車の下に挟まり、潰されてしまったのです。許しへの道のりは長く辛いものでした。彼女は煮えたぎる怒りと喪失の苦悩の嵐を何千回も経験します。憎しみで心が頑なになることもありました。この苦しみからの解放と愛への唯一の道は許しであると理解していた彼女は、この男性を許そうという意志を持つことから始めたのです。彼女の心は彼女の内側で荒れ狂い湧き上がる感情を何年もかけて許し続けることで、この男性を許せるほど大きくなっていったのでした。この男性を個人的に知っていたわけではありませんが、彼も苦しんでいるのだとわかっていたのです。この男性が故意に自分たちを傷つけたのではないということも理解していました。彼女はすべての人間の善心を思い出すことで遂に、この男性を許しの心で抱くことができたのでした。

許さないということは自分の心を頑なにし、完全に閉じてしまうことです。だからこそ許そうという意志を持ち続けるのです。誰かを憎んでいれば過去の苦しみという鎖に繋がれ続け、真の平穏を味わうことはできません。許しは私たち自身の心を自由にするのです。

ドンの浮気発覚から六ヶ月の間、エイミーの怒りと痛みはあまりにも強烈で彼を許すことなど想像もつきませんでした。しかし彼女が自分を許しはじめ心を開いてゆくにつれ、ドンへの気持ちもいつかは変わるかもしれないと気がつきはじめたのです。ある日彼女はいつか心の準備が整ったらドンを許そうと思っていると私に言いました。

この許しはいつしか気がつかないうちに起きていました。セリアにとても優しく、熱心に耳を傾けるドンを見る度に彼女の心はほんの少し和らぎます。友人が病気になれば病院に連れて行ってあげ、食事を毎晩彼に届けたりと、ドンがいかにこの友人を助けてあげているかに気がつくこともありました。仕事に出かけるために着替えたエイミーの洋服を褒めたり、自分がどこに行くのか、出張の際はどうしたら連絡が取れるかを彼女にきちんと伝えたり、ドンが彼女に対して優しい態度で接しようと一生懸命努力しているのは明らかでした。ある日の夕食中、ドンの会社のアマチュアバレーボールチームの功績の話を聞きながら笑っている自分にエイミーは気づきます。話を続ける彼を見ながら、このドンのどんな話でも面白おかしくできる才能をいかに自分が好きだったかを思い出します。エイミーは未だに裏切りの痛みが幾度となく自分の中で広がるのを感じていましたが、その彼女の中で何かが変化していたのでした。

それがいつのことだったかははっきりしませんでしたが、彼女はある日廊下の壁に掛かる自分たちの結婚式の写真を見ながらドンは悪い人間ではないのだと気がついたといいます。確かに彼は大きな間違いを犯したし、それが自分に痛烈な痛みをもたらしたかもしれない。でも彼は悪意のある邪悪な人間ではなかったのです。「『よし、もう彼を許そう』なんて思った瞬間はないのよ、でもいつの間にかそんなに彼を押しのける必要がなくなっていたの」と彼女は私に語りました。

エイミーにはハッキリと何が起きたのかわからなかったかもしれませんが、私は彼女と一緒に過ごすことで、彼女が自分に自信を持ちはじめると同時に、ドンにより心を開いていくのを見てきていたのです。彼女は自分の善心に気がつくことで彼の善心にも目がいくようになったのです。片方のパートナーの浮気を経験したカップルの間でたまに見られるように、エイミーとドンは徐々にお互いに歩み寄り、より深く正直な関係を築いていったのでした。確かに二人とも変わったかもしれませんが、私はこの成功は、自分には価値がないという思いの下に潜む感情を意欲的に受け止め許そうと努力した、エイミーに大きな要因があると思いました。

恨みや、非難の気持ちを手放そう、許そうという意志や意欲は、他人の有害な行動や、自分が今以上のダメージを受けることを容認するわけではありません。エイミーの許しはドンが結婚生活に対する不満を浮気という形で表現したことを承認したわけでもなければ、彼の偽りを大目に見ることでもありませんでした。夫婦カウンセリングを受けることを彼に要求し、彼女自身もカウンセリングを続けたのです。許すことで彼のなすがままになったわけでもありませんし、自分の中に湧く怒りを否定したわけでもありません。もし彼がいつか再び浮気をすれば、傍観するということでもないのです。彼女はドンの善心を認めながらもきちんと一線を引いたのでした。

私たちは許すことで他の人の思わしくない行動とその人自身を頑なに同一視するのをやめ、何事も否定することなく、相手の真の姿が見えるまで自分の心と意識を広げるのです。そして彼らの善良さを理解するのです。そうすることで、私たちの心は自然と愛へ開いてゆくでしょう。

他者の善心を見る

私はナラヤンが幼い頃、彼が眠るベッドの横に座りこの子は一体どんな人間なのだろうとよく思いを馳せたものでした。彼の愛らしい顔とゆっくりと呼吸する身体を見ながら、彼が誰であるかを生身の姿を通り越して見てみようとしました。いかなる思考やイメージが浮かんでも、それに気がつき、脇へ置きます。彼が私に質問する姿や、犬と遊ぶ姿、

「ママ、愛してるよ」と心が温まる記憶が浮かぶものの、再度「あなたは一体誰なの？」と尋ね続けたのです。この質問は私が持つ彼というイメージを超えて、彼の真の姿である気づきの意識、命を愛する存在という姿を露わにしたのでした。そして今度はその問いを自分にも向け、「私は一体誰なのか？」と質問します。母親という自分や、自分の肉体、自分がナラヤンのベッドの横で一体何をしているのかという思考の裏にある何かを感じようと試みたのです。するとそこでまたしても露わになるのは、純粋な気づきの意識と愛だったのです。私とナラヤンを隔てるものは何もなく、私たちの真の姿は同じものだったのです。

ほとんどの親御さんは私のように眠る我が子を見つめながら純粋で澄んだ優しさが胸に湧き上がるのを感じた経験があるでしょう。彼らが寝ているときはもうクッキーは一〇個食べたからおしまい、という必要もありませんし、学校への相乗りバスの時間に遅れないように急かすことも、電話を邪魔しようとする彼らを押しのける必要もありません。彼らが寝ているときは子供たちの可愛らしさや、魂の純粋さに集中することが出来るのです。自分の心からいかなる存在も締め出さないという努力をしたければ、他者を赤ん坊や幼子として見る練習が役に立つかもしれません。人格や役割を超えた大事な生命の存在に気がつくには、これが人生最後の出会い、あるいはその人がすでに亡くなっていると想像する方法もあります。あの人はこういう人、と定義するクセを手放すことで、私たちはその人たちの真の姿である輝く気づきの意識と善心を見出だすことができるのです。

しかし、私たちの多くは自分の周りにいる人々を狭く確固としたアイデンティティで定義する癖があります。そしてこのアイデンティティは大抵の場合その人が見せる不愉快で煩わしい行動に基づいているのです。自分の子供の頑固さや、態度の大きさ、いかに同僚が自慢話ばかりするかという思考が頭を離れないかもしれませんし、自分が誰かに傷つけられれば、その人を見かけるたびに用心深く警戒するようになるでしょうし、朝仕事に出かける前、自分のパートナーがキツイ一言を言えば、帰宅してもその続きが始まると思ってしまうのです。これは自分を含むすべての人は常に変化しているのだということを忘れてしまうからです。

トマス・スターンズ・エリオットは**「カクテルパーティー」**というお芝居の中でこう書いています。

私たちが他の人について　知ることは
私が知っている間の記憶だけ
その瞬間から　彼らはすでに変わっている……
出会うたびに　見知らぬ人に会っているのだと
覚えておかなければならない

もちろん自分や他の人の行動パターンを知ることはできますが、思い込みの寄せ集めで相手を定義することはできません。立ち止まり「本当はあなたは誰ですか」と尋ねることで、より一層の理解に繋がるのです。私がナラヤンに問うことで理解できたように、その人の内在する善心や仏性に気がつけば、私たちの反応は常に愛情に満ちたものとなることでしょう。

慈愛（愛と思いやり）の心の目覚め

他者の善心に気がつくことで自然に目覚める優しさと愛と善意は仏教では「メッター」または慈愛（愛と思いやり）と呼ばれています。この慈愛は私たちの本質ではありますが、過去二五〇〇年にわたり継続して受け継がれ、改良され続けてきた練習によってより磨きをかけることができるのです。

私たちは誰かを愛すると、自ずとその人の幸せと健康を願うものです。この自然な反応がいわゆる「慈愛の瞑想」として形式化されたのです。この瞑想は伝統的には自分自身の善心に目を向け、シンプルな気遣いのフレーズを自分に送ることから始まります。「どうか私が幸せになりますように。どうか私は平穏な気持ちになれますように。どうか私は愛と思いやりに満ちますように」これらは標準のフレーズですが、いかなる幸福を願う祈りでも自分の心に響くのであればそれはすべて慈愛の表現と言えるでしょう。慈愛は思いやりの輪を広げるように、自分から始まり他者へと広がってゆきます。愛する人たち、「顔見知り」の人たち、善意を感じることが難しい人たち、そして最終的には生きとし生けるものすべてを含んでゆくのです。

愛する人たちに慈愛を送るときはその人の善さを一番簡単に感じることができる人から始めます。祖母や我が子を思うことで心が最も和らぐのであれば、その人たちから始めるのです。その人がなぜ自分にとって大切な存在なのかを思い出し、気遣いのフレーズを送ります。「どうぞあなたが幸せになりますように」と唱えながらその祈りの意味を感じ、その人が明るく、幸せに輝いている様子を想像することもできます。そうすることで温かい感情は一層強まり、その人に対する感謝の念も深まっていくのです。

慈愛の輪を苦手な人にまで広げるには戦士のような勇気が必要です。自分の中に怒りや反感を湧き起こす人たちに対してさえも、ほんの少しでも感謝できる資質を見つけようと試みるのです。私は誰かに反感を感じているときは、その人が愛する誰かに抱き締められ、温かく心地よい気持ちになっているところを想像したり、その人が熱心にお祈りしている姿や、新雪の中を感嘆の思いで歩く姿を想像したりすることがあります。こうした想像は何かをでっち上げたり、自分の感情や見識を否定することではありません。これはむしろ習慣的に他人を批判する自分の癖を超えて、その人の真の美しさを見出す努力なのです。ダライ・ラマは「人は皆幸せになりたいと願っている。苦しみたいと思う人はいないのだ」と言います。この人に良いところなどないのではないかと思うような人に対してでも、自分と同じように幸せを願い、苦しみから解き放たれたいと願っているのだと思うことはできるでしょう。苦手な人に慈愛の念を送るのは非常に難しいかもしれませんが、敢えてそうすることで無条件に愛する心の能力を高めてゆくのです。

マットは母親を心から愛していましたが、彼曰く、彼女の自信の無さと欲求の強さに「ゾッとする」こともたまにあると言いました。この母親はマットが成人してから常に彼に頼り切り、自分は良くやっている、良い選択をしている、自分は大丈夫だという安心感を常に彼を通して得ようとしていたのです。マットはそんな母親から離れたいという思いもあって国の反対側に引っ越しました。彼女を定期的に訪ね、必要なときはいつもそばにいましたが、マットは母親の温かすぎる抱擁から身を引いたり自分の私生活を秘密にしたりと、母親と一緒にいても彼女を押しのけるような行動に出る自分に気がついていました。彼女の言動を考えるだけでイライラしたり怒りを感じることもあったのです。彼には他人に不信感を抱き愛情を出し惜しむ傾向がありましたが、それは母親に対して最も顕著に表れていたのです。私はマットを長年知っていましたので、彼がいかに自分の反応に罪悪感を感じているか、でもどうしたら彼女に愛情を持って接することができるのかがわからないと漏らすのを頻繁に耳にしていました。

ある日マットから電話がありました。すぐに何かがおかしいと察します。彼は怒りと苛立ちのこもる声で、死に瀕している母親の所からまたしても国を横断して戻ってきたところだと言います。自分の人生を中断して死の床につく母親の元を訪ねたのはこの三年間で六回目。彼女はその度に予想を覆して回復したのです。彼女は死ぬのが怖い、天国に行けないことが怖い、そばにいてほしいと彼に懇願するのでした。彼はあらゆる手を使って彼女を慰めようとするものの、私に「タラ、正直言って彼女が自分をブラックホールに引きずり込んでいるような気がする。もういい加減死んでくれればいいのにと思うこともあるよ」と言いました。

マットと私は彼の瞑想について話し合ったことはなかったものの、彼はここ数年間瞑想の練習を続けていたので、私からの提案に抵抗はないだろうとわかっていました。「マット、あなたのお母さんと自分自身に対して慈愛の瞑想をするのがベストだと思うわ」。すると何ヶ月か前に既に試したけれど続かなかったし、気乗りもしなかった、と彼は言います。「難しいと思うけど、もう一度やってみるよ。愛する人に心を閉ざすのはいい気持ちがしないからね」

長所を見つけることができない人に対してでも慈愛の気持ちを送ることは可能です。初めのうちは嘘っぽく感じたり、腹が立つかもしれません。思いやりが薄っぺらく中身のないものだと感じることもあるでしょう。それでもこうした感情を優しく受け止め、瞑想を続けることで驚くべきことが起きるのです。**気遣いを送れば、気遣う心が目覚めるのです。**

毎朝の瞑想後、マットは数分間座り続けて慈愛の瞑想を行います。自分の善心を思い出すことで彼の心は少し柔らかくなります。友人や顔見知りの人に慈愛の祈りを送るのは簡単で気分が良くなりましたが、母親の番になると、この瞑想が機械的に感じられます。それでもとにかく彼は慈愛のフレーズを唱えることにしました。「母へ、どうかあなたが幸せでありますように。平穏な気持ちを持てますように。愛と思いやりに満ち溢れますように」。あるときは「あなたがあるがままの自分を受け止められますように」と繰り返し唱え続けたのでした。

マットは日毎に少しずつ母親の良い面を自然に思い出すようになります。困っていたり、病気にかかった近所の人に食事と明るい空気を届けたのはいつも彼女でした。彼が希望の大学に合格したときに見せた彼女の輝くような笑顔、愛する人と教会の祭壇へ向かう彼に歓喜の涙を流す母親。数週間の間に彼の母親への幸福の願いは偽りのないものに育っていきました。母親に平穏な気持ちでいてほしい、彼女自身の善心に気がついてほしい。自分の心が開いていると感じたときには、この祈りと慈愛の輪を純粋に生きとし生けるものに広げることもできたのです。

ある晩遅くに彼女が本当に危篤状態で数日中に亡くなるだろうという電話を受け取ったマットの中では、既に何かが変わっていました。一瞬これは本当か、それともまた単なる人騒がせかという思いが彼の頭をよぎります。しかし母親が彼を必要としているときに、彼女のそばにいてあげたいと純粋に思ったのです。恐らく母の居る東海岸に向けて飛ぶのはこれが最後、マットは母親が自分を彼女の世界に引きずり込もうとしても、息苦しく思っても今までのように彼女を押しのけることは絶対にしないと心に誓います。慈愛の瞑想の中で感じた母親に対する愛を直接経験したかったのです。

ブッダは慈愛の練習は最も価値ある精神的な修行である、と説きました。彼は「心の自由である慈愛は、すべてを吸収する。それは光り、輝き、燃え上がるのだ」と言いました。平和と幸福の願いを自分と他者に送る瞑想は、純粋で美しい自分の本来の姿に触れることです。善心を見出す瞑想は慈愛を目覚めさせ、慈愛の練習は私たちの内面と周りにある善良さにより目覚めながら人生を歩むことを可能にするのです。

愛情に満ちた優しい心：真の姿の輝き

ダライ・ラマはシンプルかつ深遠な教えの中で「人間性の基本は優しさであるというのが私の基本的な信念のひとつ

です」と言います。彼はさらにこれは「仏性という思想に頼らないでも」明確に見ることができると言います。

「例えば、幼い頃から死ぬまでの存在のパターンを見れば、私たちを根本的に育むのは愛情だということがわかるでしょう。その上、愛情を持つことがいかに内面に自然に影響を与えるかもわかります。それだけではありません。愛情や、より健全な行動や思考は、身体の健康への影響という点でも私たちの身体の物理的構造に、より適しているように見えます。また、反対のことは健康に有害である可能性があることも特筆すべきでしょう。これらの理由からも推論できるように、私は人類の基本的な性質は優しさであると言えると考えます」

優しさという私たちが生まれ持った性質の「証明」は誰もが人生で経験したことがあるはずです。私たちは愛を感じると気分が良くなり、本当の自分に一番近いと感じます。自分の仏性を知ることで、私たちの穏やかな心はおおらかで無条件にすべてを愛することができるのです。マットの物語はこのよい例です。

マットが病院に着くと、そこにはひどい痛みに苦しむ母親がいました。身体は癌に冒され、腰の骨折で身動きができません。彼は五日間、彼女の手を握りながら座り、悪化し続ける痛みを目の当たりにしながら慈愛の祈りを無言で繰り返します。そして彼は五日目の夜にはっと悟ります。いよいよです。彼の母親は本当に死に瀕していたのです。彼女の余命は長くありませんでした。母親の苦しそうな呼吸を聞きながら彼女の青白く痩せこけた顔を見つめると、彼への欲求ばかりをいう人間でもなく、絶え間なく安心感を求める恐れに満ちた人間でもない、単に愛されたいと願う人間が横たわっているのが見えたのでした。彼女は一五年間未亡人として生きてきたのです。その間一体誰が彼女を愛情を持って抱きしめたのでしょう？　誰が彼女を支え、彼女の脆さを受けとめ、自分は護られ愛されていると思わせたのでしょう？　そして今彼は自分が定義し続けてきた母親の役割とアイデンティティを超え、彼女は単に愛し愛されたいと願っていただけだという真実を理解したのでした。

マットは母親のベッドの手すりを降ろし、身を乗り出して、小さく痩せた彼女の身体をそっと抱きしめます。彼女のはかなさを感じながら、小さい頃自分の具合が悪いときに彼女がいかに優しく自分の額を撫で続けてくれたかを思い出します。彼女の心の本質は、愛されたいという切望よりもさらに深く、マットには彼女がまるで愛の輝きそのもののように感じられます。「あなたが慈愛に満たされますように」と囁くマット。「ママ、どうかあなたが穏やかな気持ちになりますように。この苦しみから解放されますように」

マットは彼女の顔のそばで愛しているよ、そばにいるよ、愛がここにあるんだよと幾度も囁き続けます。彼女の額にキスするマット。彼女の全身が善心の真実の輝きを放っていました。彼は彼女の貴重な生命を紡ぐ糸が細くなり続けるのを感じながら、数時間にわたり彼女を抱きしめ、ときには彼女に優しく話しかけ、ときには泣きじゃくったのでした。彼が病院を出るころには彼女の呼吸はいささか軽く、ホッとしているようで、穏やかに見えました。

翌朝七時に病院からの電話で母親が亡くなったことを知らされました。電話をゆっくりと切り、ベッドの端にじっと座るマット。彼女は遂にもうこの世を去ってもよいのだと感じたのだと直感しました。彼女は汚れない純粋な愛に祝福されながら死へ解放されたのでした。涙は数分後に訪れました。彼は泣きじゃくりながら幾度も「みんな、ただ愛されたいだけなんだ」と繰り返している自分に気がつきました。彼が今まで何年もの間持ち続けてきた抵抗感、批判と不信感は優しく柔らかい心に姿を変えていたのでした。

その夜マットは私に電話をかけてきました。彼の一番の願いは「みんなただ愛されたいだけ」ということを生涯忘れないようにしたい、というものでした。医師で作家のレイチェル・ナオミ・リーメンは「一瞬の無条件の愛は、自分には価値がないと思い続けた一生に疑問を投げかけ、その信念を無効にするパワーがある」と綴りました。マットはこの愛の癒しの力を目の当たりにしたのです。彼は泣きながら「僕の生涯の役割が何かわかったんだ。すべての人間は愛される価値があるというメッセージを広めていきたい」と言いました。マットは他人の幸福を願う愛の善性を自分の中に見出したのでした。

ティク・ナット・ハンは「『愛しているよ』という言葉を口先や理性だけでなく全身全霊で伝えることができれば、

世の中を変えることができる」と言います。私たちは皆繋がり合う存在なので、自分に内なる愛を目覚めさせ、この愛を表現することで私たちの周りの世界を変えていくことができるのです。この愛に触れられた人たちの心は開き、そしてその人たちはまた違う人たちの心に触れてゆきます。愛は私たちが生まれ持つ姿であり、現れ出るのを待っているだけなのです。この愛を静かな祈りとして捧げても、口に出して表現しても、それは至る場所に存在する生きとし生けるものの中に新たな愛を花開く手助けとなります。私たちの最も深遠なる本質の表現である愛は、慈愛の生命力。ブッダの言葉通り「それは光り、輝き、燃え上がる」のです。

愛の中に生きる

カトリックの神秘主義者であるトマス・マートンは「人生はシンプルだ。我々は神の輝きが常に降り注ぐ透明な世界に生きているのだ。これは単に気分を良くする話でもなければ、作り話でもない。真実なのだ」と言います。私にとっての神とは私たちの源、本質である愛情に満ちた気づきの意識。注意を払えば、すべての人間は愛と善心の表れなのだと理解できます。そしてすべての存在は「最愛の者」となるのです。マートンはこの根底を揺るがす真実に気がついた瞬間をこう描きます。

「まるで突然、彼らの心の秘密の美しさ、罪も知識も届かない心の奥深さ、現実の中核、神の目を通して一人一人の人間を見たようであった。彼らが自分たちの真の姿を見ることができれば、常にお互いをこうして見ることができれば、戦争も憎しみも、貪欲さも残虐さも必要なくなるであろう。このとき最大の問題は我々がひざまずき、お互いを崇めあうことであろう」

自分を含むあらゆる人間の秘密の美しさを見れば、閉ざされ、批判し恐れる自我を超越した、私たちの真の姿である善心の輝きを見出すことができるでしょう。

自分が基本的には善良な人間であることへの信頼が深まっていくと、私たちはこの世の中で一層自由に愛情と創造力を表現することができるのです。自分を疑ったり自己不信に身をすくませたりする代わりに、自分の善心から生まれる呼びかけに敬意を払い、それに応えることができるようになるのです。同様に他の人の善さを信用し、その善さを鏡として相手に映し返すことでその人たちが自分自身を信じる手助けとなるのです。慈愛の心から生じる行動は菩薩の道の一部。自分や他人を責める気持ちに我を失わなければ、お互いの素質や才能を自由に啓発し合い、その才能を世の中で役立たせることができます。そしてお互いやすべての人生を、ためらいなく自由に愛することができるのです。

実践

許しの心を養う
──ガイド瞑想──

心を無理やり開いたり優しくすることはできませんが、この瞑想は許しを可能にする意欲を育む助けとなります。これはまず他者から許しを請い、そして自分自身を許し、最終的には私たちを傷つけた人たちを許すという仏教の伝統的な修行に基づいています。

＊　＊　＊

許しを請う

楽に座り、目を閉じて意識を今という瞬間に向けながら心を落ち着けましょう。息を吸いながらリラックスします。息を吐きながらリラックスし、暫く呼吸に意識を向けてみましょう。

そしてあなたが誰かを傷つけた場面を頭の中で思い出してみましょう。馬鹿にした言葉で故意に誰かを傷つけたかもしれません。怒りに任せて電話を切ったことがあるかもしれません。恋愛関係に終止符を打つことで、意図的ではないにしろ相手を傷つけてしまったこともあるかもしれません。子供があなたの注意を引こうとしているのに、頭がいっぱいで気がつかなかったことや、あなたの怒りや思いやりの欠如が特定の人を長年にわたり繰り返し傷つけてきたかもしれません。少し時間をかけていかなる状況で自分がこの人を傷つけたかを思い出し、その人が感じたであろう痛みや失意、裏切られたという気持ちを思い起こしてみましょう。

そしてこの人を自分の念頭に置きながら、許しを請いはじめましょう。その人の名前を心の中で囁き「あなたが感じた痛みがよく理解できます。私はあなたに許していただきたい。どうぞ許してください」と言ってみましょう。そして暫く沈黙しながら許されるかもしれないという可能性に心を開いてみましょう。

自分を許す

次に、許し難いと感じる自分の側面を思い起こしてみましょう。批判的でコントロールばかりしようとする自分を許せないと思っているかもしれませんし、他人を傷つけた自分を許し難いと感じているかもしれません。臆病で人生におけるリスクを取ることができない自分に嫌気がさしているかもしれません。人生を台無しにするような依存性のある行為を続ける自分を許し難いと感じているかもしれません。強迫観念や嫉妬心にうんざりしているかもしれません。あなたは自分にとって許し難い行動や感情、考え方をどのようにダメだと思っていますか？　こんな自分をどう思っているのでしょう？　これはいかにあなたの幸せの妨げとなっているのでしょう？　自分の依存性、自信のなさや批判的な部分を押しのけたいと思わせる痛みの存在に気がついてみましょう。

そして一体何が自分を許せない状況に追いやっているのか掘り下げてみましょう。食べ物やタバコ、アルコールに依存しているのでしたら、それを通して自分は一体いかなる欲求を満足させ、何に対する恐れを和らげようとしているのか？　他人を批判しているときにあなたは何を恐れているのでしょうか？　あなたの自信のなさや心の痛みが誰かを傷つける行動に走らせたのでしょうか？　権力や安心感を感じたいがためだったのでしょうか？　自分の根底にある欲求や恐れに気がつきはじめながら、それを自分の心、身体、頭で直接感じてみましょう。

そして自分が押しやろうとしている感情や思考、行動に真摯な許しのメッセージを送ります。心の中で「自分がいかに自分自身を苦しめているのかがわかりました。今、自分を許します」という言葉を囁いてみてもよいでしょう。もしくは「許された、許された」という言葉を自分に捧げてもよいでしょう。恐怖や批判、羞恥心や哀しみ等、自分の中で湧き上がるあらゆる感情を許しのメッセージで出迎えましょう。痛みを広大な許しの心の中でほぐしてゆきましょう。

こうして練習をしていると、ただ単に許すふりをしているだけで、実際には自分自身を許す能力はない、と感じるかもしれません。自分は許されるに値しない人間だと感じることもあるでしょう。自分を許してしまえば、また同じ過ちを繰り返すのではないかという恐れが湧くかもしれません。心を開き自分を許せば耐え難い真の自分の姿と直面しなければならないと恐れているかもしれません。こうした猜疑心や恐怖感が生じたときはそれを認識し、思いやりで受け止めてみましょう。そして「いつか自分を許すことができるようになったときに許すつもりです」と自分に言ってみましょう。許そうとするあなたの意志こそが許しの種となり、次第にあなたの心を開き、リラックスさせていくのです。

他人を許す

誰もが他人を傷つけたことがあるように、私たちは皆、人間関係の中で傷を負ったことがあります。自分が深い失望感を経験したり、拒絶感を味わったり、虐待されたり、裏切られた経験を思い起こしてみましょう。自分を批判することなくあなたの中に未だに自分を傷つけた人に対する怒りや責める気持ちがあるか、気がついてみましょう。あなたはこの人を自分の心から締め出していますか?

自分がいかに傷つけられたかを思い起こすことのできる具体的な状況の詳細を思い出してみましょう。親の怒った顔、友人の辛辣な言葉、信用している人に騙されたとわかった瞬間、パートナーが怒って家を出て行ったときのこと等を思い出すかもしれません。哀しみや羞恥心、怒りや恐怖感といった湧き起こる感情に注意してみましょう。あなたの身体、心、頭に感じるこの痛みを優しく受け入れてみましょう。

そして自分を傷つけた相手をよく見ながら、その人が自分を傷つける行動に出る原因となった恐怖感や痛み、欲求を感じてみましょう。この人を不完全で脆く、生身の人間として感じてみます。そしてこの人の存在を感じながら、心の中でこの人の名前を囁き、許しのメッセージを送ります。「あなたの引き起こした痛みを感じています。私が可能な範囲で、今、あなたを許します」。今はまだ許しの気持ちを送ることができないようであれば「あなたが私に引き起こした痛みを感じています。そして私はいつかあなたを許すつもりです」というメッセージを送っても構いません。自分自身の脆さを感じながら許しの、そして許そうという意志のメッセージを納得がゆくまで繰り返しましょう。

＊　＊　＊

許しは形式ばらずに一日中練習することもできます。自分自身や他人を厳しく批判していると気がついたときに、間を取り、責める思考や感情に気がついてみましょう。そして少し時間を取り、この批判的な感情の原因となっている自分の欲求や恐れと繋がってみるのです。そして自分や他の人の内面に向けて、最も自分が自然に感じる許しのメッセージを送ってみましょう。焦る必要はありません。練習を続けるにつれ、心から愛するという意志は、許しの心を開花してゆくことでしょう。

―ガイド瞑想―
慈愛の目覚め

この慈愛の瞑想を通して自分と他の人たち、そして全世界で生きるすべてのものに心を開きます。

＊＊＊

リラックスして楽に座れる姿勢を取りましょう。身体全体をスキャンしながらできるだけ緊張感を手放していきます。肩を緩め、手のひらとお腹をリラックスさせましょう。数秒の間笑顔のイメージと感覚を感じてみましょう（第４章実践「笑顔で人生を包み込む」参照）。この笑顔を通して優しさと和らぎの精神に繋がりましょう。

そして自分自身の基本的な善良さを思い出し、それに対して心を開いてみましょう。自分が親切だったり、寛大に振る舞えたときのことを思い出してみてもよいでしょう。幸せになりたい、苦しみたくないといういたって自然な願いを思い出しても構いません。自分の本質である目覚めた意識、誠実さや愛に敬意を払うこともできます。自分の善さを認めるのが難しいようでしたら、あなたを愛する人の目を通して自分を見つめてみましょう。その人はあなたのどんな面を愛しているのでしょうか？　ブッダや観音様、聖なる母、イエス・キリストやシヴァ等の最愛の人を体現する人物像を思い起こしてみても構いません。そしてこの存在の賢く愛に満ちた眼差しを通して自分を見つめてみるのです。自分の本質的な善心を感じることができたら、それに対する優しい感謝の気持ちを持ち、その中に数秒留まってみましょう。

そして自分自身に対する慈愛の言葉を優しい祈りを通して静かに囁きはじめましょう。一つひとつのフレーズを繰り返しながらその言葉の意味を感じ取り、その言葉を誠実な気持ちで唱えてみましょう。自分にとって意味のあるフレーズを四～五点選んでください。

私が慈愛に満たされますように。
あるがままの自分を受け入れることができますように。
私が幸せになれますように。
私は自然で偉大なる平穏を知ることができますように。
生きることへの自然な喜びを知ることができますように。
私の心と精神が目覚めますように、自由になれますように。

自分に慈愛の祈りを送ると、気持ちが落ち着かなくなるかもしれません。自分を責めているときには、この言葉は人工的で不自然に感じるかもしれません。こうして自分に思いやりを示す練習は、ときには、いかに自分はそんな気遣いに値しないダメな人間かという思いを浮き彫りにするかもしれません。そんなときでもその思いを判断することなく「この思いも慈愛に抱かれますように」と、こうした自分の反応さえも瞑想に取り入れてみるのです。そして再び自分が選んだ思いやりのフレーズを自分自身に唱え、いかなる思考や感情が生じてもそれをマインドフルに受け止める気持ちを持ってみましょう。

この瞑想中に、自分はこのフレーズを機械的に復唱しているだけだと気がついても心配する必要はありません。許しの練習の際に習ったように、あなたの心は自然に閉じたり開いたりする季節があるのです。一番大事なのは慈愛を目覚めさせようというあなたの意志なのです。

＊　＊　＊

それでは慈愛の輪を広げましょう。あなたにとって大切な誰かを思い起こしてみます。この人の基本的な善良さ、あなたが特に大好きなこの人の資質を思い起こしてみましょう。その人の心の広さ、正直さやユーモアのセンスが好きなのかもしれません。この人も幸せになりたい、苦しみたくないと願っているのだと思い出してみてもよいでしょう。その人の本質は善良で覚醒し、愛に満ちていると気づいてみましょう。心の中でこの大事な人への感謝の気持ちを感じながら祈りを唱えはじめましょう。次のフレーズの中から四～五点選んでもよいですし、自分でフレーズを作っても構いません。この慈愛のフレーズを一つひとつ静かに唱えながら、この人にとって、自分を受け入れること、平穏、喜びや自由といったあなたの祝福のたまものを受け取るというのは一体どんな経験だろうかと想像してみましょう。

あなたも慈愛に満たされますように、慈愛に抱かれますように。
今あなたが私の愛を感じることができますように。
あなたが自分自身をあるがままに受け入れることができますように。
あなたが幸せでありますように。
あなたが自然で偉大なる平穏を知ることができますように。
あなたが自然と生きる喜びを知ることができますように。
あなたの心と精神が目覚めますように、あなたが自由になりますように。

愛する人への祈りを数分捧げた後に、思いやりと意識の輪を広げるために「中立的」な第三者を思い起こしてみましょう。これは普段よく見かけるけれどあまり知らない人、あなたが特に強い嫌悪感や好意を抱いていない人です。この人もいかに幸せを求め、苦しみたくないと願っているかを感じながら、この人の善良さに思いを馳せてみましょう。

この人の生命力と人生への興味を感じ取ってみましょう。ここにあるフレーズやあなた自身が選んだ他のフレーズを使い、この人に慈愛の気持ちを送りましょう。

今度は、その人のことを考えただけで怒りや恐れ、痛みを覚える、あなたと難しい関係にいる人物を思い起こしてみましょう。まず少し時間を取り、この人を思い出すことによって湧き上がる感情にいたわりの意識を向けてみましょう。自分自身の感情を慈愛で抱くのです。そしてこの人物に意識を戻し、この人の基本的な良い面を少しでも見出してみましょう。その人の優しさや誠実さを感じ取ることが困難であれば、単純にこの人も幸せになりたい、苦しみたくないと願っているのだという事実に思いを馳せてみましょう。この人の奥に眠る目覚めた意識を感じ、あなたと同じようにこの人にとっても自分の人生は大切なのだと思い出してみましょう。その人を優しい意識で包み、あなたにとって一番しっくりとくる慈愛のフレーズを唱えはじめましょう。

次に、ここまで祈りを捧げてきた人たち——自分、大切な人、中立の人と難しい関係にある人——をすべて呼び集めたと想像し、その人たち全員に同時に慈愛の祈りを捧げてみましょう。あなたとこの人たちが共有する人間性、脆さ、そして基本的な善心を感じてみてください。思いやりの祈りを送りながら、あなた自身と他の人たちを心に抱き、私たちは皆この人生を一緒に生きているのだと認めてみましょう。

次に意識をあなたの前方、両横、後ろ、足元と頭上、あらゆる方向に広げてみましょう。この広大なスペースの中で、あなたの愛に満ちた存在感があらゆる生物を抱いているのだと感じてみます。飛び、泳ぎ、荒野を駆け巡る野生動物たち、私たちとともに住む犬や猫たち、絶滅の危機に瀕している生命体、木々や草、花々、全世界の子供たち、貧困に苦しむ人々と巨大な富の中で暮らす人々、戦争の渦中にいる人や平和に暮らす人々、死に逝くものたちと、産まれたばかりのものたち……。私たちの母である地球をあなたの膝に抱き、あなたの無限なる心でこの世に存在する生きとし生けるものすべてを包み込んでいると想像してみましょう。あらゆる生き物が経験する喜びと悲しみを承知の上で、再びこの祈りを捧げましょう。

すべての生き物が慈愛で満たされますように。
すべての生き物が自然で偉大なる平穏を知ることができますように。
地球に、あらゆる場所に平和が訪れますように。
すべての生き物が目覚め、自由になりますように。

このフレーズを何度か繰り返し、そして広々とした静寂の中に身を置きながら心と意識の中に湧き上がるいかなる感情や感覚も慈愛で触れてみましょう。

＊＊＊

この慈愛の練習は日常生活に織り込むこともできます。愛する人、苛立ちや不安な気持ちを自分の中に引き起こす人と一緒にいるときに、間を取り、自分の心に留意しながら頭の中で「あなたがどうぞ幸せになりますように」と囁いてみましょう。一緒に住んでいる人の長所を一週間、毎朝思い出してみると決めてもよいでしょう。そして一日を過ごす中で思い出す度にその人たちに無言で慈愛の祈りを送ってみるのです。頻繁に見かける中立的な人を誰か一人選んで、一週間その人を見かける度に無言でその人の幸福を願うこともできます。または自分が苦手な人を一人選び、その人に毎日慈愛の祈りを捧げてみてもよいでしょう。この練習をしながら、この自分が選んだ人に対する自分の感情がいかに変化していくかに注意を払ってみましょう。あなたに対する彼らの行動に変化は表れるでしょうか？

この慈愛の瞑想の正式な練習のフレーズと順序は機械的に感じる可能性があるので、この練習の新鮮味を保つ方法がいくつかあります。これを念頭に置きながら次の方法を試してみましょう。

——自分が共感できるフレーズをその場で選ぶ。

——祈りを静かに声に出してみる。

——祈りを捧げている人の名前を口にする。

——慈愛の念を送っている人たちを胸に抱いている、自分の手をその人たちの頬に優しく当てていると想像する。

——その人たちがあなたの祈りで癒され、愛され、励まされていると想像する。

ほんの数秒でも慈愛の念を捧げれば、あなた自身の愛に満ちた心の純粋さを再確認することができるでしょう。

Awakening Together: Practicing Radical Acceptance in Relationship

第 11 章

ともに目覚める：対人関係の中でのラディカル・アクセプタンスの練習

友よ　一緒にいるのだ
バラバラになって
眠りに落ちてはならない
我々の友情は
目覚めによって成るのだから

ルーミー

我が神を探し求めたが
我が神は見えなかった
我が魂を探し求めたが
我が魂は逃れていった
同胞を探し求め
三つ　すべてを見つけた

作者不詳

ヨーロッパで生まれた騎士道文学のひとつである聖杯伝説にまつわる言い伝えのひとつに、冒険の道中にいるパルシファルの話があります。若い騎士パルシファルは荒廃した不毛の地に迷い込みます。その荒地の首都についた彼を待っていたのはまるで何事もないように普通に暮らしている住民たちでした。彼らは「なんてひどいことが起きたんだ」とも「どうしたらよいのだろう?」と疑問に思うこともなく、まるで魔法にかかったようにぼんやりと機械的に生きていたのです。

お城に招かれたパルシファルは王様が青白い顔色で死に瀕しているのを見て驚きます。この国王の命はまるでこの国の周囲の土壌のように衰えていたのです。パルシファルの頭は国王への質問でいっぱいでしたが、年長の騎士にパルシファルのような若者が王様に質問するのは身分にふさわしくないと言われたので、彼は黙っています。翌朝彼はお城を出発し再び冒険の途につきますが、いくらも行かないところでクンドリーという魔女に出会います。この魔女はパルシファルが王様になんの質問もしなかったと聞くと、烈火のごとく怒り出します。お前はなぜそんなに冷たいのか? お前の質問は王様と王国を救うことができたかもしれないのに、と。

その言葉を真摯に受け止めたパルシファルはきびすを返して不毛の地に戻り、お城に真っ直ぐ向かいます。彼は歩みを緩めることなく王様が横たわる長椅子のそばに行き、膝をつき穏やかに尋ねます。「陛下、あなたは一体何を患っていらっしゃるのですか?」。その瞬間、王様の顔には血の気が戻り、彼は完全に癒されて立ち上がったのでした。すると王国のすべてが活気づきはじめます。新たに目覚めた住民たちは元気に喋り笑いはじめ、そしてともに歌い出し力強い足取りで歩み出します。農作物も育ちはじめ、丘は新緑に輝いたのでした。

この物語の王様のように、自分が孤立していると感じるとまるで人生が不毛の地のように意味のない空っぽなものに見えるのです。こんな状態では自分や周りの人たちを「自分は無価値だ」という思い込みから目覚めさせることはできません。そんなとき私たちを心から気遣ってくれている誰かが不毛の地に訪ねて来るとハッと我に帰ることができるのです。私には、落ち込むとときどき私に電話をかけてくる友人がいます。彼女は自分の悲しみの痛みから切り離された状態でなぜ具合が良くないのかもわからないまま、何日も何週間もボンヤリと空虚感を味わっていることもあるのです。そんなとき私の「あなた、具合はどう？」という心からの質問は彼女の目に癒しの涙を溢れさせるのでした。

スピリチュアルな道を歩んでいると感情の葛藤から自分を解放するには瞑想したり祈ったりすればよいのだと思いがちです。しかしいくら瞑想し祈り続けても、孤独感の壁を取り壊し自分の帰属感を思い出すためには他者の助けが必要なのです。自分は他の人やこの世界と繋がっているのだと思い出すことは癒しの本源なのです。

瞑想の生徒さんの一人であるアンは、彼女が四歳のとき、家族で町の反対側に引っ越したことがありました。その引っ越しの日のゴタゴタの中で起きたある出来事は彼女を何十年も精神的に苦しませていたのです。引っ越しの日の午前中、箱を詰めたりそれを車に運んだりと忙しくする両親を尻目にアンは地下室で一人で遊んでいました。人の出入りがしばらくないと気がついたアンは母親を探しに、地下室の階段を登ります。すると家には恐ろしいほどの静けさが広がり、地下室のドアには鍵がかかっていたのです。彼女は泣き叫びながらドアを叩き蹴りましたが、ついに諦め、怯えながら隅に座り込んでしまいます。アンの母親と父親がお互いにアンは相手と一緒にいると思い込んでいたのに気がつく頃には、すでに数時間が経過していたのでした。

大人になったアンはまるで自分が恐怖感に襲われている幼い頃に舞い戻ったような感覚に度々襲われます。自分のアパートに一人でいると、砕かれるような孤独感に囚われることもありました。瞑想のクラスで習ったように、この強烈に感じる自分の脆さを大らかな気持ちで抱こうとするのですが、彼女の中では幼い子供の「一人ぼっちになりたくない。一人じゃできない」という内なる叫びが聞こえるのでした。

彼女は瞑想者として、私の元に精神的なアドバイスを求めてやってきました。彼女は私が彼女に何らかの瞑想テクニックを勧めると思っていたのです。しかしそんな彼女に私は精神的な癒しと目覚めにはいかに他の人との繋がりが大切かを強調します。私たちは対人関係の中で傷を負います。そして、その傷もまた対人関係の中で癒されるべきなのです。アンは「スピリチュアルでない」から彼女の内面の幼子の叫びを聞いているのではないとわかりホッとします。他の人の助けを必要とする自分を恥に思う必要はなかったのです。パルシファルの物語の中の王様のように、彼女の目覚めを握る鍵は、他人からの真摯な思いやりと関心を感じることでした。

私たちはともに食べ、眠り、働き、愛し、癒し、夢を叶え、目覚める、社会的な生き物です。一人で過ごしているときでさえ自分が誰と仲が良いか、他の人が自分をどう見ているかを考えています。私たちは他の人からの思いやりを感じることであの王様のように思い込みから目覚め、完全な存在となり得るのです。教師やセラピスト、同僚や家族、友人等いかなる対人関係の中でもこの目覚めという開花の可能性を養うことはできます。今の時代ではこれこそが私たちにとっての「サンガ」なのです。このサンガは意識的な対人関係すべてを指し、私たちはこのサンガの中で癒され目覚めるのです。確かに他の対人関係よりも充実感と癒しをもたらす特別な関係があるのは事実ですが、すべての対人関係は私たちの相互関連性を明らかにするものです。この関係の中にラディカル・アクセプタンスの一対の翼であるマインドフルネスと思いやりを導入すれば、この関係は魂の解放をもたらす聖なる器となり得るのです。

意識的な人間関係：精神鍛錬の中核

西洋での仏教の解釈の中では、伝統的な仏教の一環である対人的、社会的な面を脇に置いて個人の瞑想の練習に焦点を当てる傾向があります。穏やかで注意深く澄んだ気づきの意識を研ぎ澄ますために、静寂に守られた場所を探し求めるのです。確かに定期的に持つ一人きりの時間は貴重で、精神鍛錬をする上で極めて重要ですが、沈黙瞑想と内面世界のみに集中せよと強調する教えは私たちを基本的な間違いに導く可能性もあります。このような教えは自分は険しい道を単独で歩み、精神的なゴールには世間から隔離された場所でのみ到達できるのだ、という誤った考えを強化する可能性があるのです。

アメリカの仏教雑誌「トライシクル」は、仏教徒のための出会い募集欄を漫画で描写した広告を載せたことがあります。

長身　色黒　ハンサムな仏教徒
自分を募集中

この漫画は、私たちは苦しむ自分を解放するために一人で瞑想し、一生懸命修行するべきであり、対人関係は大切ではあるが魂の目覚めに比べれば些細であるという、視野の狭い仏教解釈への、巧みな注意と取ることができます。正式に瞑想することが唯一の「スピリチュアル」な練習であると見なすと、日常の対人関係が目覚めのためにいかに重要であるかを見失ってしまいます。これでは私たちの頭を悩ませ、興奮させ、混乱させる対人関係の中で、あおられる感情に直面するのを避けているだけです。そして沈黙リトリートの中では愛に満ち穏やかな人間が、他人とやり取りをするとあっという間に怒りっぽく人を傷つけるような人間に変貌するという事実に直面するのを避けているだけなのです。

私が何年も辿ってきた精神鍛錬の道を振り返ってみると、自分の心と精神は出産や子育て、失恋の痛み、誰かを助けたり誰かに助けられたり、人と親密な関係を築くことへの恐怖を感じていたり、他人を批判する心と悪戦苦闘していたとき、より愛そうと努めたときなど、濃い人間関係のなかで深い目覚めを経験してきたのがわかります。最もひどい過剰反応も、大切な繋がりの経験も、親しい人間関係の中で生じるのです。

私は初めて参加した六週間のヴィパッサナーリトリートから、幸せで、リラックスし、バランスのとれた気持ちで帰宅しました。私の留守の間、息子の世話はナラヤンの父親のアレックスが私の家でしてくれていて、私は二人に会えるのを心待ちにしていたのです。

その晩ポップコーンを食べながら私の留守の間に何が起きたか、お互いに近況報告しながら過ごしました。翌朝自宅にあるオフィスに入ると、留守の間に投函してね、とアレックスに頼んでおいた住宅ローンの支払いが入った封筒をデスクの上に見つけます。支払いが遅れると、遅延金が発生するのです。私は彼に電話をかけ、電話口で、先月はリトリートのお陰で私の収入がないことを知っているくせに、手紙一通送ることもできないなんて、あなたはなんて頼りにならないの、と叫びます。彼に対して積もっていた過去の恨みを思い出して過剰反応してるのは自分でもよくわかっていましたが、私の怒りは新鮮で鋭いものでした。

彼は暫く黙って聞いていましたが「これが仏教のリトリートで習うことなのかい?」と言ったのです。彼のきつい言葉は私を傷つけようとするものではありませんでした。それどころか彼の声には失望のトーンが混じっていたのです。彼は、私の長期の練習の成果を見るのを心待ちにしていたのに、私たちは再度昔と同じようなパターンに陥ってしまった……。私は電話を切ると直ぐに後悔の念にかられます。こんなにあっという間に攻撃的になって昔のパターンに逆戻りしてしまうのであれば、リトリート中に経験した真の受け入れと平穏な気持ちは一体何の役に立っているのか？ リトリート中に鳴らされる鐘の音のように、アレックスの反応は私にとって深刻な警鐘となったのです。湧き上がる感情をマインドフルネスと気遣いの気持ちで受け止めなければ。私はラディカル・アクセプタンスに呼び戻されていたのでした。そして私の後悔の念と悲しみは、いかに人間関係が精神修行の中心に位置しているのかを思い起こさせてくれたのでした。

ブッダは彼の教えに従う僧尼のコミュニティである**サンガ**は精神修行の道における大切な基礎のひとつであると見なしました。忠実な付き人でブッダの従兄弟でもあったアーナンダとブッダの関係はときを超えて生き続けるスピリチュアルな愛と友情のよい例でもあります。アーナンダはサンガの仲間の間で寛大で優しい魂の持ち主で知られ、ブッダに無私無欲に奉仕していました。そしてブッダはアーナンダを深い愛情で注意深く見守りながら導き、彼に教えを与えていたのでした。実際、彼らが一緒に過ごした月日の中でアーナンダの質問はブッダの教えをより明確にする引き立て役となったのでした。「アーナンダ、そうではない……」というフレーズは経典の中で頻繁に使われ、このあと何か大切なメッセージが語られるのだと私たちに教えてくれます。アーナンダの数ある質問の中に「この聖なる人生の半分は善良で気高い友人たちとの親交にかかっているというのは本当ですか？」という問いがあります。この質問に対してブッダは（もちろん）「アーナンダ、そうではない」と答え「この善良な友との親交は、聖なる人生のすべてだ」と言ったのでした。ブッダは個人での練習の価値を否定したわけではありませんが、お互いを支え合うことがいかに心と魂を目覚めさせる上で重要かを強調したのです。

ブッダは生前の活動の中で、彼の下の修行者たちが仲良くコミュニティの中で暮らしていくための原則を幾つか導入しました。彼のもっとも基礎の倫理は、生命を殺さずすべての命を尊敬するということでした。ブッダはサンガのメンバーが誰かを傷つけるような行動を取ると紛争を和解するように助言しました。また正語、真実を正しい言葉遣いで話すことを八正道（苦しみから解放され、安らかな人生を歩むために必要な八つの実践）の中の大切な基礎のひとつとしました。ティク・ナット・ハンは「Touching Peace」という本の中で他の人を傷つけた際に実行できるブッダの教えに基づいた対処方法を紹介しています。主要な要素は、人を傷つけたことへの責任を取る、その人の苦しみを理解するためにその人の話をじっくりと聞く、心の底から謝り、この人とあらゆる生き物に対して思いやりの気持ちで接する決意を新たにする、というものです。アルコホーリクス・アノニマスの一二のステップと同様に、傷つけた人への埋め合わせをするのです。他者に注意を払い、その人と賢く折り合いをつけるというこのシンプルかつパワフルな手段は私たちの心を開き自由にすることでしょう。

あの朝アレックスを批判する電話を切った後、私は彼に電話をかけ直し、話し合いたいのでお昼ご飯を食べに私の家に寄ってくれないかと頼みました。私は彼と一緒に座るとすぐさま謝ります。そしてお互いに自分が何を感じているのかを声に出しながら暫く話し合ったのです。私は彼とこうした関係を築けることができるのを本当に感謝していると伝えます。私たちは、私がリトリート中に一人で練習してきたように、自分の中に起きることに注意を払い、その嵐を乗り切りお互いをよりはっきりとした意識で理解し合うという実践をしていたのです。

お互いへの気遣いという安全な空間の中で、将来同じような状況を避けるにはどうしたらよいのかも話し合うことができました。アレックスは自分は約束をもっときちんと守ったほうがよいと認識し、私は自分の過剰反応を認め、彼に怒りを感じるときには間を置いてその怒りに任せて彼に飛びつかないようにする決意をしたのでした。これは一〇年以上前のことで、今思い返してみると完璧には程遠いゆっくりとした進歩でしたが、私たちの関係が向上したのはお互いを受け入れる気持ちがあったからだということは明らかです。私がリトリート中に発見したラディカル・アクセプタンスの深い源泉は人間関係の真っ只中で流れ、息づいていたのです。私たちは親しい人間関係の中で感じる強い欲求や恐怖を隠すためにしばしば仮面（ペルソナ）の後ろに隠れてしまいます。自己防衛や偽り、批判したり隔たりを作る自分のパターンにどっぷりと浸りきり、無意識の習い性でお互いの言動に即座に反応し合うのです。ヴィパッサナー瞑想の教師であるグレゴリー・クラマーは「Meditating Together, Speaking from Silence（ともにする瞑想、沈黙から始まる会話）」の中でこの無意識のコミュニケーションパターンを会話の真っ只中で打破する練習方法を提案しています。彼は「座る瞑想もあるし、歩く瞑想もある。だったら聞く瞑想と話す瞑想があってもよいでしょう？　対人関係の中でマインドフルネスを実践してその関係を向上させるのは実用的だと思いませんか？」と言います。

グレゴリーはこの対人瞑想の練習を「Insight Dialogue（インサイト・ダイアローグ／洞察対話）」と呼んでいます。

これは会話の最中に誰かが言ったことに即座に返答するのではなく間を取り、身体と心をリラックスし自分が何を感じているかマインドフルに気づくプロセスです。例えば「何が注意を払ってほしいと願っているのだろう？」と自問し、それに対する反応として生じる感情や思考に注意を振り向けるのです。会話をしている相手が言ったことを評価していたり、自分なりに解釈しようとしていたり、その言葉に対してコメントしているのでしょうか？　身体の中にどんな感覚があるのでしょうか？　こうして間を取り、注意を払うことで自分の反応パターンがはっきりと見えてくるのです。

こうしてラディカル・アクセプタンスを誰かと実践することができれば、あらたまって対人瞑想を練習しているときでも、日常のやりとりの場でもその対人関係により深い理解と優しさをもたらすことでしょう。間を取り、注意を深める練習を行うことで自分たちの言動が無意識な欲求や恐れに突き動かされることなく、反応の選択肢を広げるのです。頭の中でコメントすることをやめ、相手の言葉と経験により深く耳を傾けること、自分の正しさを証明するような言葉を控えること、無防備に自分の繊細さを口に出すことを選択できるのです。こうしてお互いの言葉に深く耳を傾け、マインドフルに喋り、真実を正しい言葉づかいで話すことを習ってゆくのです。

意識的な対人関係を通しての目覚めはスピリチュアルな人生の核心であると言えるでしょう。他者との関わりの中で自分が経験する欲求や恐れは、私たちの中に孤立感や無価値観をあおることにもなり、ラディカル・アクセプタンスで思いやりと慈悲にも変貌するのです。私はアレックスに無意識に反応するのをやめることで、マインドフルに話し合うことを可能にし、お互いに再び心を開くことができたのです。

ティク・ナット・ハンは「西洋ではブッダがサンガである」と言います。西洋文化の中では自分たちを孤立した個体であると捉える傾向が非常に強いので、その傾向に対抗し、直接的に自分の仏性を知るパワフルな方法は対人関係にあると言えるでしょう。意識的な対人関係を通しての目覚めに専念することで、自分は孤立した存在という思い込みの条件付けを直接的に緩めることができるのです。

もろさの挑戦と喜び

アンは一人でいることに対して感じる不安感と、見知らぬ他人と一緒にいることへの不安感という難しい問題を解決するためにセラピーに通い続けていました。ある日彼女は不安と苦痛に悩まされた面持ちでセッションに現れました。彼女が最も恐れることに直面しているというのです。アンは歌を歌うことが大好きで、それまでの数年間、有名な市民合唱団のメンバーとして活躍していました。そしてこの三〇人から成る合唱団は、ツアーを検討しはじめたのです。その次の週末には終日の集まりが予定され、ツアーの可能性、宣伝と資金集めの決定がなされることになっていました。アンはこのツアーの可能性を恐れていたのです。合唱団の中ではあまり他の人たちと密に過ごす必要はなかったので、楽しい時間を過ごせていました。この合唱団はアンにとって人付き合いを避けつつも、自分の鮮やかなアルトの声音が他のメンバーの声と混ざるのを楽しめる安全な場だったのです。しかし終日の集まりに参加したり、ツアーに参加するとなると話は別です。他の人と交流しなければならない、でももし参加しなければ自分が取り残されたように感じるのをわかっていたのです。

私たちはこの終日の集まりの日に彼女の中に恐怖感が湧き上がってきたらいかに間を取り、その感情に思いやりを送ることで対応できるかを話し合いました。会話の途中でも少しリラックスできるまで間を取り、自分の中でどんな感情や思い込みを感じているのかに気がつくこともできる……。私はアンに他の人の話を聞きながらその人の経験に細心の注意を払えば、恐怖感に囚われず自分の意識は今ここにあるのだと感じる助けになることもあると伝えました。そして「ねえ、アン、『私、今緊張している』と声に出していっても全く問題はないのよ」と付け加えました。

「グループ全員の前で!?」と抗議の声を上げるアン。確かに自分が何を感じているかを他者に認めるのは大変なことです。そしてもちろんキチンと状況を見極めなければならなりません。でも自分の周りにいる人たちが基本的には優しく善意のある人たちであれば、その人たちは本音を語る人間を歓迎するはず。「確かに自分の本当の気持ちを語るには勇気がいるわ、それがどうやって受け止められるかわからないとなおさらね」と私は言いました。「でも自分の心を開くのは他の人に対しての贈り物になることもあるのよ。あなたの正直さは他の人もどうぞ正直になってくださいという招待状なんだから」その日は彼女にまだ恐怖心は残っていたものの、終日集会に参加して最善を尽くしてみようという決心はついていました。

その集会の午前中、グループ全体がこのツアー案は野心的で費用がかかりすぎるのではないかという白熱した議論に巻き込まれてしまいます。アンの鼓動は速まり、彼女の身体は震えはじめます。まるで出口のない箱の中に閉じ込められているようで、時間が経つにつれて息苦しく逃げられない、という思いが強くなっていきます。お昼ご飯のときに去ろうと決心する彼女。具合が悪いと言えばいい、本当なのだから。

腕時計を見るとお昼休みにはまだ二〇分もあります。すると突然彼女の頭の中に地下室での出来事が鮮明に蘇ります。三〇人も部屋に人がいたにもかかわらず、ひとりぼっちで絶望的な気分に襲われる彼女。私と話し合った方法を思い出し、自分の感情と一緒にいながらその感情に優しい思いを送ろうと試みますが、恐怖に硬直してしまいます。合唱団のリーダーがもう半日近くこうして話し合いを続けているのに未だに全くなんの合意にも達していない、と苛立ちのトーンでいう声が聞こえます。彼の声がやむと、自分のたどたどしい小さい声が聞こえます。「すみません……、言いたいことがあるんですが」部屋全体が即座に静まり彼女に注意を払います。彼女は唾をごくりと飲み、こう続けます「何が起きているのかわからないんですけど、私、今すごく怖いんです」これだけでした。他の言葉は全く出てきません。涙が溢れはじめ、彼女は身体を震わしながら泣きはじめます。すると彼女の隣に座っていた女性が「いいのよ、大丈夫よ」とそばに寄り、彼女の肩に慰めの手を回します。アンはこの女性にもたれかかり、泣き続けました。

数分後落ち着きを取り戻すとアンを支えてくれていた女性が「何が起きているのか話してみたい?」と彼女に尋ねま

す。アンは周りを見渡します。皆が彼女を見つめていましたが驚いている気配も、うんざりしている様子もありません。彼女の言葉を辛抱強く待っているようでした。頭はズキズキするものの、彼女は語りはじめます。これは自分にたまに起きることで、なんの前触れもなしに突然孤独感と恐怖感に襲われることがある、これは滅多に人前で見せるような行動ではないけれど、こんなふうに生きてゆくのにウンザリしている、もうこのとてつもない孤独感にさいなまれるのは嫌なので、自分がこういう状態に陥るのだということだけは知っていていてほしいと伝えたのでした。周りのメンバーが頷き、優しい笑顔で彼女の言葉に返答するとアンの身体はリラックスしはじめます。

アンの勇気を尊敬する、と数人が声を上げます。ある女性は午前中のやり取りを聞きながら彼女も神経が過敏になり落ち着かない気持ちだった、と言いました。険悪ではないものの友好的なやりとりではない、と。この女性の隣に座っていた男性は彼女に同意して、この集まりはビジネスの会議ではなくてお互いをより良く知って、何か新しいことを一緒に始める機会だと思っていたと発言しました。

アンは他の人の話を聞きながら自分の鎧が溶けてゆくのを感じます。ズキズキと疼いていた頭の痛みは軽くなりはじめ、心も落ち着いてきます。グループは予定を変更してその後数時間、音楽を分かち合うことの喜びや満足感、チャレンジや不安に対して話し合ったのでした。一日が終わる頃にはツアーに出るか出ないかはもはや問題ではありませんでした。ツアーを企画するサポートスタッフとして数人のメンバーがボランティアとして名乗りを上げます。グループ全員が今まで感じたことのない親近感と活気を感じていたのです。軽蔑され拒絶される代わりに、ほとんどの人をより一層身近に感じられるようになったことに驚くアン。彼女は無防備な人間性の音を奏でることで、合唱の声に心に響く声量を加えたのでした。

自分の苦しみや恐怖を露わにするのは、他者に、より偽りのない自分を見せてよいのだという許可を与えるのと同じことです。アンの場合は幸いにもその通りになりました。しかし他の人が自分の怒りや困惑感に悩んでいるときは、あなたの言葉をオープンな気持ちで理解したりその言葉に反応できない場合もあることを、敏感に感じ取ることも大切です。私たちは無防備な人間性を他人にさらす度に、いちかばちかのリスクを取っているので、たまには傷を負うこともあるでしょう。それでもこうしてこのチャンスに賭けるのは、鎧を着たまま孤立しているほうがよっぽど辛く、苦しいからなのです。自分の人間性を無防備にさらけ出すには勇気が必要ですが、その見返りは妙《たえ》なるものです。この賭けは対人関係に思いやりと真の親密さを呼び起こすのです。

ラディカル・アクセプタンスのギフト

イエズス会の神父であるアントニー・デ・メロはある本の中で自分の人生を変えたラディカル・アクセプタンスの体験のことを綴っています。彼は何年もの間ノイローゼ状態で「心配性、うつ気味で自分勝手」でした。彼は大半の人のようにあらゆる自己啓発方法を次から次に試しますが、どれも効果がないことがわかると絶望の淵に立たされます。友人たちでさえ君は自分を変えたほうがよい、自己陶酔から目覚めたほうがよいと定期的に彼に勧めていたことがこの苦しみに拍車をかけていたのでした。

そんなある日、友人の一人が「お前はそのままでいいよ。そのままのお前が大好きだから」と彼に伝えると、神父の世界は停止します。自分の心と精神に友人のこの言葉を浸らせるのはまるで純粋な神の恩恵を浴びているかのようでした。「そのままでいい、そのままでいい……、そのままのお前が大好きだ」矛盾したことに、自分は変わらなくてよいのだという許しを受け取ったことで、彼は自分は変われるのだと確信できたのです。デ・メロ神父はこの言葉によってリラックスし、自分の中で長年にわたって絶たれていた活力が再び蘇ったといいます。

他者があるがままの自分を受け止めるということは、その人が自分がやることなすことすべてが好きなのとは違います。自傷や他者を傷つけることを、その人が傍観するということでもありません。自分がアルコール依存症に陥ったり、給料をギャンブルにつぎ込みはじめたとき、運が良ければ、友人や家族が直ぐに割って入ってくることでしょう。人の気持ちを害したら、正直にそれを教えてくれますし、さらに運が良ければ人を傷つけるような行為の裏側にある私たちの人間としての迷いを受け止め、それでもあなたを愛し続けると明確に伝えてくれることでしょう。

愛情のこもった受け止めの気持ちと、率直な正直さは薬物乱用専門家が言う、いわゆる「支援介入」（家族や友人たちが薬物使用者といわゆる『家族会議』の時間を作ること、その中で治療方法等を勧めること）の鍵を握る要素です。私の母、ナンシー・ブラックは依存症更生の分野で何十年にもわたり活動をしてきました。彼女曰く「支援介入」とは「十分に練習を積みコーチングされた共依存者たち（主に家族）が、アルコール依存症または薬物乱用者に対して愛情深く、批判的でない雰囲気で立ち向かうこと」です。このアプローチそのものは対立的ではあるものの、彼女はこう書きます。「薬物乱用の専門家たちは、依存者の『準備が整う』まで一二ステッププログラムへの導きを待つべきだという古い格言を撤回しました。あまりにも多くの依存者が『準備が整う』前に死亡し、家族は依存者たちの行動にさらに引きずり込まれる前にその人を殺す準備が十分にできているからです」

この支援介入は、依存症が誰かの家族や友人たち、同僚たちの人生を台無しにしているときに準備することができます。依存者が支援介入から、治療プログラムに直接向かえるように（その期待で）治療施設の予約も事前に入れておきます。母が特にお気に入りな支援介入の話は、ラディカル・アクセプタンスのパワーを示すよい例です。彼女はこう綴ります。

「ハリーがその予約済みの施設に行くとは思えなかったわ。度重なる深酔いは既に頬と目の周りの小さな静脈に出てきていたし、体重に余分な水の重みとして表れていたの。彼の行動は大袈裟で予測不可能、彼の職も危うくなっていたのよ。

私はこの支援介入の参加者で、怒り心頭に発していたハリーの奥さんと、二人の息子たちと年老いた父親がどうやって「愛情たっぷりで中立的な」態度を保つことができるのかと、心配していたのよ。皆ハリーへの不満でいっぱいだったから。息子たちは何をしでかすかわからない父親のせいで友達を家に呼べないし、奥さんは頼りになる優しいパートナーを失くしたと感じていたし、彼の父親は一人息子の姿を全く見ない。彼らがハリーに対して優しい態度を見せるどころか彼に罵詈雑言を浴びせるのではないかと思っていたわ。

でも私は間違っていたの。ハリーは後から私に話してくれたけれど、彼が（支援介入を行う）部屋に入って、自分がこの世で一番愛する人たちの顔を見つめると、その人たちがハリーのことを見ながら、いかに彼のためにそこにいるのかが理解できたって。するとその部屋の空気が変わって、まるで空気が脈動しているようだったと、彼は言ったわ。彼が椅子にグッタリと腰掛けると、私は彼の妻であるマージにどうぞ始めてくださいと勧めたの。彼女は、彼がいつも不在だとか、数々の約束を破ったという話をする代わりに、立ち上がって彼にキスしたの。『ハリー、来てくれてありがとう』。そして驚いたことに息子たちも皆立ち上がって、ハリーを抱きしめたの。私たちは皆涙を流していたから、その後何が起きたのかを見届けるのは難しかったわ。ハリーの家族が遂に彼らの言いたいことをハリーに伝えると、彼はそれをじっと聞いていたわ。そしてその後治療施設に予約してあった彼のための部屋に向かったの。これはもう一五年以上も前のことだけど彼は未だに一二ステッププログラムのミーティングに参加し続けている。彼は今でもこの家族の受け入れと真実を話す勇敢な愛が自分の命を救ったんだって感じているわ」

私はラディカル・アクセプタンスのパワーをいつも驚きの気持ちで目の当たりにします。何年も恥ずべき秘密を抱えた人たちが一二ステップグループや善知識（真の友人、kalyāṇa-mitra、詳細は二九七頁）グループに属することでいかにその秘密からあっという間に心が解放されるかを見てきたからです。彼らは自分は不完全な人間であっても、愛される価値があると理解し、深呼吸をして新たに人生を生きはじめるのです。このグループの愛情に満ちた受け入れに何ヶ月も支えられた私のあるクライアントさんが、彼女のパートナーと不可能に思えたレベルの親密さを築くのも見てきました。真の受け入れを経験したことで自分のキャリアを変え、心から触発される仕事に就くことにした人たちもいます。ラディカル・アクセプタンスはまるで私たちの檻を開け、この世に自由に羽ばたけと招いているようです。

真の友と道を歩む

私たちは友達という言葉を非常に気軽に使うのでこの言葉の真の意味とパワーを忘れがちです。パーリ語のメッター（mettā）または「慈悲の心」には「友好的」という訳もあります。友人の愛情と理解はまるで澄み切った井戸の水のように私たちの存在の源を潤わせるのです。すべての宗教とイデオロギーが消えて、私たちの唯一の目的がお互いと自分の内面、そしてあらゆる自然への無条件な友情を築くことになれば、どんな世界になることでしょう！

善き友人たちと時を過ごすことは、自分の心模様にリラックスした気持ちで対応し、自分の苦しい感情やおかしな行動を魂の後退と見なすのを止める手助けとなります。そしてこの意識的な友情関係に自分の無防備な人間性、洞察力と真摯な心を持ち込むことで、私たちは皆一緒に目覚めようとしているのだと理解することでしょう。この一体感のある環境の中で深い癒しは可能になるのです。

私の瞑想の生徒さんの一人であるカレンは一五年間の結婚生活に終止符を打つ離婚調停と、厄介な親権争いに巻き込まれて苦しんでいました。カレンはまるで自分の人生が崩壊し、この戦いに一人ぼっちで挑んでいるような孤立感を味わっていたのでした。

彼女が自分の怒りと自己不信にどうやって対処したらよいのかと私に相談に来たとき、私はワシントンＤＣの瞑想コミュニティの中に存在する「真の友人グループ」に参加してみてはどうかと彼女に提案してみました。パーリ語でkalyāṇa mitta（カリヤーナ・ミッタ、善知識）と呼ばれるこのグループは最初サンフランシスコ郊外にあるスピリット・ロック瞑想センターの講師と生徒たちの間で生まれました。このグループは人々が感じていたニーズを非常に効果的に満たしたので、その後次々に多数の仏教瞑想コミュニティの間でも同じグループが形成されていったのでした。グループは大抵八人のメンバーで構成され、二週間に一度集まります。典型的な集まりは短めの沈黙瞑想から始まり、それからマインドフルな意見交換へと展開していきます。トピックは職場や恋愛関係、日常の生活の中でどうしたら目覚めた心を保ち続けることができるか、いかに依存症へ直面するか、病や死に対しての恐怖感等です。正式な瞑想練習をいかに意義深いものにしていくかが話し合いの焦点になることもあります。話し合いのトピックが何であれ、グループのメンバーが共有する志は、正直に話し人の話を聞くこと、集中して心の意思疎通を図ることです。

カレンは私の提案にすぐに興味を持ち、カリヤーナ・ミッタのミーティングに参加しはじめます。彼女はこのグループの中ではいかに激昂したり役立たずに感じるか、恐怖感を感じているかという感情を話しても、場違いな気持ちになったり判断されていると感じることもないのだとわかり、安心します。前夫に批判されたり、欺かれたと感じカッとなり叫び続けたことなど、彼女は自分の醜い行動さえも認めることができたのです。このグループの優しい受容は「これもこの道の一部なのだ」、と信じて受け止める助けとなったのでした。彼女の抑えきれない反応は彼女をダメな人間にしたわけでもなく、それはスピリチュアルな道に属さない行動でもありませんでした。この痛ましい感情はむしろ彼女の注意を深め、思いやりを練習せよという招待状だったのです。

グループの他のメンバーが自分たちのややこしく厄介な人生の経験のことを話すと、カレンは自分の状況が場違いではないのだと理解します。「瞑想の集まりに参加したりすると他の人たちが皆静かに平穏そうで、まるで仏性を悟っているかのように見えたわ。そんな中で自分一人が神経症で、自分の修羅場のことでいつも頭がいっぱいのように見えたの」そして、今彼女は誰しもが経験する気分や感情の荒れはその人自身を定義するものではないということを理解しはじめていたのです。気分も感情も天候のように変わり、過ぎ去ってゆくもの。さらに真の友人たちと一緒に過ごすことで自分の共感力の高さ、ユーモアのセンス、直感的な叡智といった自分が尊重する部分を思い出すことができたのでした。

このカリヤーナ・ミッタ・グループを通して自分自身に対する態度に変化が表れただけではなく、彼女の前夫であるリチャードとの関係にも変化が生じます。彼女は結婚生活を通して自分の傷つきやすさは自分が弱い人間だから、愛情と安心感への欲求は根本的に自分に自信がないからだと信じるようになっていたのでした。ところがカリヤーナ・ミッタ・グループで自分の痛みや恐れを分かち合う他のメンバーと何ヶ月も一緒に過ごした彼女は、自分はどこも「悪い」

わけではないのだと理解したのです。リチャードとやり取りしなければいけない度に圧倒されたり、打ちひしがれたり、激怒する代わりに彼女の中には真の自信、しっかりとした中核が備わってきていたのでした。

カレンはある集まりの中で数日前に起きた出来事の話をしました。彼女が電話で、リチャードと長女のメラニーは私立学校へ転校したほうがよいのではないかという話し合いをしていたときのことです。リチャードはカレンの自信の無さが娘に移ったから公立学校に満足できなくなったわけじゃないといいんだが、という意地悪なコメントをします。カレンは熱い怒りがこみ上げるのを感じましたが、何も言い返しませんでした。その代わりにカリヤーナ・ミッタ・グループのメンバーたちの優しく見慣れた顔を思い浮かべたのです。彼らの受け入れの態度を思い出すと、自分はもう自分の欠点や制約の思い込みを信じる必要はないのだという気持ちが強い感謝の念とともに押し寄せるのを感じます。カレンはそれでもリチャードの言葉にイラつき、その会話を早々と終わらせましたが、同時に興奮と期待にも満ちていたのでした。支えられ、受け止められていると感じることで彼女はリチャードとの古い反応パターンというダンスステップから一歩外に踏み出すことができたのです。

カレンの深まる自信は彼女の娘がどちらの学校により向いているかを決める手助けにもなります。彼女はよりリラックスしていたので、メラニーの心配や恐れに圧倒されたり、自分は不十分な相談相手だと感じることなく、娘の言葉に耳を傾けることができたのです。一緒に高校の進路相談教員と面接に行き、娘が通いたがっているクエーカー教（キリスト友会）の学校にも訪れます。「メラニーの話を聞けば聞くほど彼女が必要としていることは当然だとわかってきたの」と彼女は私に言いました。「新しい学校が娘にピッタリなのもね」。リチャードとこの話をすると彼は反対もしませんでした。「彼が賛成したのは私が自分の選択を完全に信じていたからだと思うわ。自信があったの」真の友人たちから受け取った「受け入れ」は、彼女の中に根を張りはじめ、自分自身への信念は、周りの人たちとよりよく、しっかりとした関係を築くことを可能にしたのでした。

ラディカル・アクセプタンスが対人関係の中で花開くと、真の自分の善良さと美点を信用することを可能にする「魂の再養育」のような関係が生まれます。良い子育てとは、両親が子供たちに彼らがいかに愛するに値する存在であるかを鏡のように映し出すことであるように、他者への理解と受け入れはその人たちが本来持つ人間としての価値と居場所を肯定するのです。このようなラディカル・アクセプタンスを受け取ることで、私たちの人生は変貌します。誰かの善良さを映し出す鏡になることは、お金では買えない贈り物を贈ること。その祝福の波紋は生涯を通して広がってゆくのです。

レイチェル・ナオミ・リーメンはこう書きます。「他者に神の火花を見つけたらそれに自分の注意という息を吹きかけその火花を強めるのです。それがどんなに長い間深く埋もれていたとしても……。私たちが誰かを祝福するとき、私たちはその人の中に眠る善心に触れ、その善心が無事でありますようにと願うのです」お互いの内面の美しさを反映するのは、誰もが互いに与え合えることのできる祝福です。立ち止まり、目の前にいる人をはっきりと見つめ、大きく心を広げるだけでよいのです。

最も意味深い目覚めは自分の真の姿を思い出させてくれるような愛情に満ちた親密な関係の中で起きることもあります。イスラム神秘主義のスーフィーの師であるイドリース・シャーは、あるイスラムの修道僧の物語を語ります。その修道僧は、お気に入りのコーヒーハウスに座るとあっという間に生徒や信奉者に囲まれ、皆に愛され、非常に賢い人でした。この修道僧は謙虚で、自分は特別だと宣言することはありませんでしたが、この謙虚さこそが信者を引き寄せる彼の力強いオーラとなっていたのでした。この修行僧はスピリチュアルな生き方についてさまざまな質問を受けましたが、一番多い質問は個人的なものでした。「いったいどうやってそんなに神聖になられたのですか?」その質問に彼はいつもこう答えます。「私はコーラン（イスラム教の聖典）の中に何があるかを知っているからだ」と。

同じようなやりとりがしばらく続いたある日、この返答を聞いた傲慢な新参者が修道僧に挑戦します。「コーランにいったい何があるというのですか?」と修道僧を問い詰めます。すると修道僧はこの新参者を優しそうに見つめ、こう答えました。「コーランの中には二つの押し花と私の友人アブドーラからの手紙があるのだよ」

聖典は私たちを導いてくれますし、練習は集中力を養い心を静めてくれますが、この修道僧の話からもわかるように、自分に内在する完全性と輝きは愛をダイレクトに経験することで露わになるのです。私たちの人生は相互依存する世界の中に組み込まれているので、一人一人が意識を持って他者と接していれば――ルーミーが言うように「私たちの友情が目覚めから」成り立っていれば――個人の苦しみという思い込みは消えてなくなるのです。

痛みは自分のせいではない

名高い作家、講師でもあるマイケル・ミードはザンビアでのある癒しの儀式についてこう語ります。この部族の中では誰かが精神や肉体を病むと、その人の中に祖先の歯が引っかかり、それがこの病の原因になっているのだと信じられています。部族のメンバーは全員繋がりがあるので、ある人の苦しみは他の人すべてに影響を与えると考えられ、部族全員が病んだ人の癒しに携わるのです。その癒しの儀式はミードが言うように「その歯は真実とともに取れる」という理解に基づいています。病を負う人は、その人が内面で感じる激昂や憎しみ、情欲をさらけださなければなりません。そして、真実を完全に明らかにするには、他の部族のメンバー全員がそれぞれの人の中に埋もれる痛みや恐怖、怒りや落胆の気持ちを表現しなければならないのです。ミードはこう書きます。「踊りと歌とドラムの音の真っ只中ですべてをさらけ出さないと、その病んだ人は自由になれない。この難しい真実を手放すことで、この歯は取れ、すべての村人が浄化されるのだ」

この儀式には偉大なる叡智が潜んでいます。病やうつ病を個人の責任と苦悩と見なす私たちの社会とは違い、この部族のメンバーはこの苦しみのために責められたり、孤立させられたりすることがないのです。それどころか苦しみは皆で共有する懸念、誰もが経験することであると見なされます。痛みは個人に属すものではありません。**ラディカル・アクセプタンスの実行には痛みを自分のせいだと思わないことが絶対不可欠なのです。**ブッダが教えたように、人生の苦難は個人が所有するものでも、個人によって引き起こされるものでもなく、私たちの身体と精神が無数の要素に反応して変化し続けることによって起きるのです。この教えを理解しお互いに対して心を開き、弱みを隠さずに真実の自分を見せ、お互いを受け止め合えることができれば、私たちはともに癒されてゆくのです。

自分の痛みは自分のせいではないという理解は、私たちの概念に大きな変化をもたらします。私たちは自分を批判しないように努力をしていても、自分の嫉妬心や自己中心的な傾向、衝動的な行動やとどまることを知らない批評を、個人的な欠陥だと捉えてしまいます。しかしミードのいうジンバブエの部族の儀式や、カレンがカリヤーナ・ミッタ・グループの中で他者に細心の注意を向けて気がついたように、欲求や恐れを持つのはあなた一人ではないのです。それだけではありません。私たちはより愛情深い人になりたい、人生をよりはっきりとした意識を持ちながら生きたいという、同様の願望も持っているのです。私たちは皆一緒にこの人生の中で苦しみ、**そして**目覚めつつあるのだという真実は、自分の無価値観に対する最も効果的な解毒剤です。ラディカル・アクセプタンスは**「私の」**恐れや、**私の**羞恥心が**「私たちが」**共有する苦しみになることで、花開くのです。

孤独感は生涯を通して定期的に感じることでしょう。これは単に私たちの条件付けの一環なのです。インド人のマスターであるシュリー・ニサルガダッタはこの根強く感じる他者との距離感をどうしたら縮めることができるかという質問に対して、実に美しくシンプルなアドバイスを与えました。「『私は神である、あなたは神である』という以外の思考をすべて手放しなさい」。私たちはラディカル・アクセプタンスでお互いに繋がり合うことで、自分たちの真の姿を確認し合うのです。私たちは友人関係の中で距離を作るあらゆる思考やアイディアを手放し、明確に愛情を持ってお互いを支えあうときに、悟りの種を養うのです。

実践

意識的なコミュニケーション

―ガイド内観―

私たちは喋り方や聞き方で愛や憎しみ、受け入れや拒絶感を相手に伝えることができます。ブッダは真実で役に立つことのみを言葉にし、人生に敬意を示すことを正語と呼びました。しかし自分の欲求や恐れに囚われ、無意識に相手の言葉に反応してしまう私たちは、一体何が真実の言葉なのか知ることができるのでしょうか？　役立つ言葉を見極めるにはどうしたらよいのでしょう？　どうしたら心から話したり、聞いたりすることができるのでしょう？

以下の瞑想の実践方法はいかにマインドフルで率直に人とのコミュニケーションを取るかというガイドラインです。これは多様な情報源から集められたもので、アメリカのカリヤーナ・ミッタ・グループやそれに似たグループの中でさまざまな組み合わせで使用されています。誰かとの会話の最中に練習することもできますし、マインドフルな意見交換を目的として集まる二人以上のグループの中で対人瞑想の正式なガイドラインとして使用することもできます。

＊　＊　＊

まずこころざしを決めましょう

自分の精神鍛錬の基本のひとつとして、いかなる状況においても全身全霊で正直に優しく人に対応すると決意しましょう。この決意を一日のはじめ、対人瞑想を始める前、他者との交流の前に思い出してみましょう。

自分の身体をアンカー(錨)にします

自分の身体の中に二〜三点自分の意識を戻す場所を選びます。呼吸の感覚や肩に感じる感覚、両手や胃、両足、どこでも構いません。他の人とのコミュニケーションの最中にこのアンカーにできる限り頻繁に意識を戻してみましょう。

瞑想の練習中や日常生活の中でこの場所に意識を置く練習を行えば行うほど、他の人と一緒にいながらも心の開いた存在感を保つことができるようになるでしょう。

相手に心の耳を傾けます

他の人が話している間は自分の思考を手放し、相手が何を言っているのかに注意を払います。これは自分の意向を手放すということです。身体の中、特に心臓のあたりに起きる感情や感覚に意識を払ってみましょう。そして思考が批判的になっていないかに特に注意します。頭の中で相手を非難したり、分析したり解釈していると気がついたら、このすべての思考をマインドフルに受け止め、手放し、受容的に耳を傾けることに戻ります。

これは相手が言っていることにすべて賛同するということではなく、心を開いた存在感と全身全霊の意識で相手に注意を払うことで、その人に敬意を払うということです。心から深く相手に耳を傾け、その人の声のトーン、間隔、ボリュームと言葉に注意を向けます。相手の話の内容に加えてその人が醸し出す話の雰囲気や本質も受け止めてみましょう。

自分が話すときには本心を心から話します

相手が話している最中に前もって返答を考えたり、リハーサルしないようにします。それよりその瞬間に本当で意味があると感じることを話しましょう。これは相手の言葉に対する返答かもしれません。あるいは瞑想的な意見交換の際にみられるように、相手の言葉に答える必要がないかもしれません。あなたが何を言うかは、今という瞬間にあなたが経験していることから生まれるのです。本心を話すことは自分の内面に耳を傾けることから始まります。自分の身体と心を感じとるマインドフルな意識を途切れさせないためにゆっくりと喋りましょう。

間を取り、リラックスして注意を向ける

やり取りの最中に何度も間を取ります。喋る前と後にほんの少し間を置いてみましょう。喋りながらでも間を取り、自分の身体と感情に再度繋がってみましょう。相手が話し終えたら間を置き、その人の言葉の意味が染み込むのを待ちます。間を取る度に身体と心をリラックスします。広々とした意識の中で、今という瞬間の経験に完全に注意を向け続けましょう。

間を取った後に自分の心と頭に質問し、注意をより一層深めることもできます。自分自身に「今、何が本当なのだろう？　自分は今何を感じているのだろう？」と問い掛けてみましょう。そして相手への気づきを深め

るために自分にこう質問します。「この人は一体何を感じているのだろう?」。この質問は積極的であると同時に受容的でもあります。意図的に質問し何が起きているのかを探ると同時に、起きていることにオープンな気持ちを持ち続けるのです。この「間を取る・リラックスする・注意を向ける」というプロセスを心の開けた存在感への聖なる道のりとして、思い出す度に試してみましょう。

ラディカル・アクセプタンスの練習

明確な意識でお互いと接しようとする努力は、とても謙遜のいることです。私たちは身体の感覚に注意を払い続け、余計なことを考えず、相手の話に耳を傾け、どう受け答えしようかと頭の中でリハーサルせずにいようと思っていても、たびたび忘れてしまうのが常だからです。それでもそのプロセスをラディカル・アクセプタンスで支え、完全に不完全である自分と相手を幾度も許し続けるのです。ラディカル・アクセプタンスを対人関係の器とすれば、相手（他人）と真の繋がりを築くことができるのです。

＊　＊　＊

お互いをしっかりとした意識で受け止める訓練は、日常生活の中にマインドフルネスと慈愛を取り入れる方法でもあります。その人との距離感という思い込みは私たちが正直に優しく誰かとコミュニケーションする瞬間に、解けはじめるのです。自分は無意識の欲求や恐れに突き動かされていると感じる代わりに、より一層おおらかに、これこそが自分の真の姿であると感じることができるようになるでしょう。他者と目覚めた意識で繋がることで、瞑想と同じように人との繋がりと真の居場所の甘美さを発見することができるでしょう。

Realizing
Our True
Nature

第12章

真の姿の悟り

ああ　切望する心よ
自身の純粋さの
深みに　宿るのだ
他に住処を探してはならない
ああ　心よ
汝のありのままの　気づきのみが
無尽蔵に　豊かなのだから
汝は　それを
必死に求めているのだから

シュリ・ラーマクリシュナ

ある古代インドの伝説に、爽やかな春の日に神秘的でこの世のものとも思えない香りに気がついたジャコウ鹿の物語があります。その香りはまるで平和と美、愛をほのめかし、ささやき声のようにこの鹿に前進せよと招きます。この香りの源を見つけずにはいられなくなった鹿は、世界中を回ってでもこれを突き止めると決意し、旅に出ます。彼は何人も寄せ付けないような氷の山の頂上に登り、蒸し暑いジャングルの中をのろのろと歩き、果てしない砂漠の砂を何日もかけて越えていきます。その香りはわずかではあるものの鹿がどこに行こうと常に漂っているのでした。過酷な探索に疲労困憊しきった鹿は遂に倒れ、生命の終焉を迎えます。転倒する鹿の腹に自分の角が刺さります。すると突然、周りの空気がこの世のものとは思えないあの良い香りに包まれるではないですか。ジャコウ鹿は死の床に横たわりながら、この香りは自分が常に発していた香りだったのだと気がついたのでした。

自分が孤独で無価値な人間であるという思い込みに囚われていると、仏性はまるで自分の外側にあるもののように思えます。魂の目覚めや悟りは欠点だらけの自分には程遠く、まるで違う世界と時代の出来事のようにも見えるでしょう。悟りは何世紀も前のアジアのある地で起きたものであるとか、僧院の中でのみ起きることであるとか、自分より遥かに敬虔で自制心の強い人間しか得ることのできない経験だと想像するのです。私たちはまるであのジャコウ鹿のように、悟りや目覚めへの道を歩んでいるのに、立ち止まり意識を深めれば見つかる自分の内面に既に存在する「何か」を、一生をかけて探し続けるのです。気が散った私たちは常に何処かへ辿り着く道の途中で人生を過ごし続けるのです。

自分の魂の成長に伴い、できるだけ痛みを避けて楽しみばかりを追い続けようとする無意識の行動よりも、真実を知り心を開いて人生を歩みたいという切望は、強く抑え難いものとなります。パートナーから不当な扱いを受け怒りを感じても、自分の責任と相手の苦しみを認め、その人を許し、愛し続けようとします。また、寂しく、悲しいときにもその痛みを食べ物や薬、忙しさで紛らわす傾向も少なくなるのです。こうして私たちは人間本来の叡智と思いやりに目覚めるという進化の宿命に、一層寄り添ってゆくのです。

私たちの真の本質は大乗仏教の**プラジュニャーパーラミタ（般若波羅蜜）**、智慧の完成として描写されています。この**「智慧が完成」**した者はすべてのブッダの母、「この世をあるがままに見せる者」と呼ばれています。彼女は「あらゆる恐れと苦悩を消し去る光の源」なのです。自分の本質と一致していれば、あらゆる思い込み（トランス）は消えてなくなります。もはや恐れることも縮こまることもなく、自分の一番奥深い本質は愛情であり、あらゆる生命を見守る純粋で目覚めた意識なのだと知るのです。

ときには突然、この世の真理を理解し深遠な同察を得たと感じるような経験をするかもしれません。しかしこの真理が自分の中で定着し、それを信じながら日常を過ごせるようになるまでの道のりは、通常は段階的で緩やかなものなのです。これが自分の真の姿に気がつくプロセスが目覚めの「道」と呼ばれる理由なのです。道という言葉はどこか違う場所にたどり着くことを示唆しますが、スピリチュアルな人生においてはこの「道」は、T・S・エリオットが書いたように、「今、ここに、つねに」ある、気づきと愛に私たちを開くのです。

自らの仏性を疑う

私が生徒として参加していた一週間の瞑想リトリートの中盤、講師が私たちにシンプルかつ深刻な質問をしました。「あなたは自分が本当にブッダだと信じていますか?」。私の内なる答えは「もちろん……時々」というものでした。私は心と精神が目覚め解放される感覚を幾度となく体験してきました。そんなときは自分の本質は純粋な気づきの意識であるという確信が全身を通して湧き上がるものでした。その真理を感じているときの私の心は落ち着いていますが、また同時に、自分は一日の大半を不十分で小さい存在なのだから完全になるためには違う人間にならなければ、と信じながら過ごしていたのも知っていました。

この小さい自分という根強い錯覚をよりマインドフルに見たいと思い、私はリトリートの残りの中で「私は自分を誰だと思っているのか?」と定期的に自問し続けたのです。私は強迫観念に我を失う努力の足りない瞑想者。仏教のリトリートには不向きなセクシーで露出度の高い服を着る女性。他人の見かけや行動を絶え間なく批判的に解釈する人間。面接の際に講師を感心させようとする自意識過剰のヨギーニ（ヨーガを練習する女性）。……この質問は自分がいかに頻繁に完全に思い込みに陥っているかを知るために大変役立つものでした。自分を小さな自己だと信じているときは心の開けた存在という自分の真の姿に目覚め気がつくこともなければ、それを信用することもできないことがわかります。常に強烈ではないにしろ、自分は常にある程度の恐れと孤立感を感じていたのでした。

このリトリートの余波で自分の真の姿を疑う癖はさらに極端になったように感じました。ある朝私は自分の寝室でナラヤンが学校に行く支度をしている間、瞑想していました。心はかなり静かで落ち着いていて、何かに注意を集中しているというよりも単に気づきの意識の中に身を置いているような感覚でした。限りない空間である心の中で、イメージや音、感覚が現れては消えていくのを感じながら、何事にも囚われることのない、えも言われぬような解放感の中で、この世への果てなき慈しみを感じていたのでした。仏性の芳香をありありと身近に感じます。まるで自分が広大に広がる空のようで、太陽のように輝き、目覚めているようにも感じていました。どこに行く必要もなく、気づきの意識の外側や、それから欠けているものは何もなかったのです。

そうして座っていると激しくドアをノックする音とともに、ナラヤンが私の部屋に飛び込んで来ます。息を切らしながら申し訳なさそうに、一生懸命頑張って走ったけれどバスを乗り過ごしてしまった、学校へ送ってくれないかと尋ねます。私の光り輝く宇宙は突然母親という役割と義務の下に崩壊します。私はジーンズを手早く履き、学校に向けて出発します。ワシントンＤＣの激しいラッシュアワーの交通渋滞の中をのろのろと進みながら、自分のイライラが積もりはじめるのを感じます。その日に行われる予定だった化学の小テストへの準備はできているのと、息子に尋ねると、ボソッと「いや、別に」。さらに質問を重ねると、彼は前日の実験のノートを家に持ち帰るのを忘れたことが明らかになったのです。私は自分をぐっと押さえ、彼の計画の立て方に対する典型的な小言や、彼をいさめるようなコメントを控えなければなりませんでした。しかし内面では自分の胃が苛立ちで硬くなるのを感じていたのです。いつものようにラジオをつけようとする彼の手を「冗談でしょ」と荒く押しのけます。ラップ音楽を聴いている気分ではありませんでした。

口を厳しく結び心が固くなるのを感じながら、これもマインドフルネスを実践するひとつの機会なのだと自分に言い聞かせます。しかしこれは単なる概念にとどまります。自分は条件反射に囚われ、神経質でピリピリとした鎧を着た母親というのがれっきとした現実だったのです。つい先ほどまで自分の本質として感じていた大切な気づきの意識の芳香は、遠いどこかに消えさり、渋滞の中を運転している人間とは全く関係ないものになってしまっていたのです。

私は家に到着すると、車道に車を止めてエンジンを切り、そのまま車の中に座り続けます。車という保護膜の中は、ときには最も神聖な瞑想ホールに座っているかのように、その瞬間に意識を戻す最適なスペースとなります。初めは落ち着かない気持ちで、速足で家の中に入りEメールや留守番電話をチェックしたい欲求に駆られます。しかし私は行動に移る代わりに、自分の身体を感じ、自分の中で何が一番注意を引こうとしているのかを感じながら、待ったのでした。こうして座っていると自宅の脇の木の幹の周りで、お互いを追いかけ回すリスたちの姿が目に入ります。私の感情もこうしてお互いを追いかけていたのです。この感情の動きが自然に落ち着くまで待つしかないのだとわかっていました。丸くなった背中と忍び寄る疲労感の中で、私は失態の感覚に襲われます。

息子が私の部屋に入ってくる直前まであんなに平穏でおおらかな気持ちだったのに。どうしてあんなにあっという間に縮こまり、自分は不完全だと思いはじめ、苛立ち、頑なになってしまったのだろう？　瞑想も、母親としても、人生すべての面で不十分な自分。この自己不信の感覚はお馴染みでした。私はいつか人生における日々の浮き沈みの中で、思いやりのあるおおらかな存在感を維持することができるようになるのだろうか？

ゴータマ・ブッダは目覚めの頂点で疑惑の巨大なるエネルギーと直面しました。彼は貪欲と憎悪、欺きの神であるマーラからのあらゆる挑戦にマインドフルネスと思いやりで応えながら菩提樹の下で一晩を過ごします。夜が明けはじめる頃、ゴータマの心と精神は目覚めていましたが、彼はまだ自分は完全に自由ではないとわかっていました。そしてマーラは最も困難な最後の挑戦を彼に突きつけるのです。シッダールタは一体なんの権利があって悟りを志すことなどできるのか？　つまり「お前は何様のつもりだ？」というものでした。このマーラの声はお前はどうせ進歩できるわけはないのだから今のうちに自分自身に背を向け、精神鍛錬の道を諦めよと私たちを説得する声なのです。

ゴータマはこの挑戦への答えとして地面に指先を触れ、彼が幾度も生まれ変わりその人生を思いやりで生きてきたことへの証人として、地球自体を呼び起こしたのでした。ゴータマは地球に触れることで、覚醒し開いた心、悟りを開いたあらゆる存在の基礎に触れたのです。彼は自分の真実の姿を呼び覚ますことで、自分を完全なる自由から妨げていた疑いの念すべてを打ち消そうとしたのです。伝説によると、ゴータマが地面に触れた瞬間に地球は大きく揺れ動き、空には轟音が鳴り響いたと言います。単なる人間ではなく気づきそのものの創造力と対面しているのだと気がついたマーラは、恐れをなして撤退したのでした。

あの日の朝自分の車の中に座りながら、混沌とする感情をラディカル・アクセプタンスで受け止めなければと思い出しました。すると心の周りに感じていた固さと厳しさが和らぎはじめたのです。自分がじかに感じていた自己不信の痛みを認め、それを許すことで次第に目が覚め、自分らしさを取り戻しはじめたのです。時間が経つにつれて自分が優しい大らかな気づきの意識に戻っていくのを感じます。

木の幹の周りを狂ったように駆け回り続けていたリスたちは姿を消し、木の葉の間にはそよ風が吹いています。私は自分の内面が落ち着いてゆくのを感じます。自分はダメな母親で瞑想が下手な人間だという疑いの気持ちはまだ残っていましたが、それはまるで不安で用心深い自己の囁きのようでした。私は「自分」という狭い見解から自分を解放し続けるために「誰が今気がついているのだろう?」と自問します。そこには失敗している存在も、恐れたり取り乱す自我も、自己不信の足場も見つかりません。感覚や感情は私の身体と心の中に絶え間なく流れ続けていましたが、それを誰かが舞台裏でコントロールしていたり、所有しているわけではありませんでした。そこには形のない、開けた全能の気づきの意識という無限な空間だけがありました。

マーラの最後の挑戦にブッダが地面を触れて応えたように、自分が疑いの声に悩まされているときはすぐさま、その瞬間に、意識を戻すことが、地面に触れるのと同行動なのです。地球と、身体に宿る生命と、呼吸と、まるで天候のように自分の内面で刻々と移り変わる感情や感覚、そして思考と直接繋がり、私たちの生命の源である気づきの意識を直接見つめることで地面に触れるのです。私たちは自分の目の前で起きていることと繋がることで、自分の真の広大さを知るのです。

気づきの意識に身を委ねる

瞑想は自分がその瞬間に感じていることから始まります。身体と心は自分の中で特に注意を引こうとしている部分に対して優しく、心を開いた気持ちで応えることで、落ち着いていくのです。細心の注意を払えば「自己」という感覚がゆるんでいくのもわかるでしょう。しかしこの時点では「落ち着いてきている自分」や「瞑想中に自分をガイドしている自分」という「自分」という小さい存在に戻ろうとする、微妙かつ根強い傾向に囚われることがあります。これは確固とした「自分」という感覚に比べれば大きめで境界のない定義に見えますが、私はこれを「自分ゴースト」と呼んでいます。これを「観察する目撃者」や「見つめる自己」と呼ぶ人もいます。この罠の力は怒っていたり恐れに満ちる自己に比べれば弱いものの、この「自分ゴースト」は違う形でのアイデンティティにしがみついているのと同じで、結局は自己の解放の妨げになるのです。

ブッダは観察者という意識も含め、**あらゆる**しがみつきは気づきの解放感を覆い隠すと説きました。こんなときはあの車の中の私のように、このかすかな膜のような「自分っぽさ」のカーテンを「誰が気づいているのか?」という質問で開けてみるのです。「何が気がついているのか?」や「自分は誰?」または「誰が考えているのか?」と問うこともできます。気づきそのものをマインドフルに見て、気づきの**中を見てみる**のです。質問をして気づきの意識の中をのぞくことで私たちを隔て縛り続けた「自己」という最も深い錯覚を断ち切り、一掃することができるのです。

ジムが私の毎週の瞑想クラスに通いはじめて八ヶ月が経過していました。彼はフラストレーションを抱えて、クラス終了後に幾度か私に質問に来ました。彼は気づきの中を見ることができるほど自分の心が落ち着く度に、それを見る自分の気配を感じていたのです。それに対して「誰がこの見る自分に気がついているのか?」と自問すると、再びそれを観察する自己が現れるのでした。自分は「わかっていない」と心配し、彼はクラス終了後再び私の元にやってきます。私は彼が感じている「見ている自己」が居るときの感覚、イメージと気分をマインドフルに受け止めると何か気がつくことはあるか、と尋ねてみました。彼は自分の背後に光の雲が見え、自分の声が「これは自分だ」というのが聞こえると言います。私が「誰がその光と声に気がついているの？」と尋ねると、彼は「もちろん私ですよ！」と即答しました。確実に存在する「自己」というアイデンティティをまるで誰か――私や仏教そのものが、疑っているようで苛立ちを覚えると、私に話してくれました。暫くすると彼の苛立ちは落胆に変わり「私は一体何をしたらよいのかもわかりません。何が何だかよくわからないし、この瞑想自体が自分を落ち着かない気持ちにさせる」とにべもなく言ったのでした。

特別な経験をしようと思いながら不安な気持ちで気づきを見れば、先入観を持たずにあらゆる経験を受け止める代わりに、思考や音、感覚に意識が集中してしまいます。変化し続けるさまざまな現象の流れを認識するのではなく、何でもよいから何かを見つけたい、掴みたい気持ちになります。自分の位置を確認したいがために、自分の経験を頭で写真に撮り、その写真を解釈しようとするのです。最初のうちは期待感や先入観を持たずに気づきを調べようとするものの、直ぐに概念を使って何が起きているのかを理解しようとしてしまいます。永続的で安定した「自己」という概念にすがりつこうとするのは、この最も基本的な方法です。私たちは自分の経験を見極めることで自分のアイデンティティを確保しようとするのです。

私は気づきを見る練習をしながらどうしたらもっと自分をリラックスできるか試してみてはどうか、とジムを励まします。私のチベット人の瞑想の師であるソクニー・リンポチェが教える「注意を向けて、見るのだ……手放し、自由になるのだ」という真実の姿を知るための練習方法をジムに教えました。リンポチェはこの教えを自分の顔の約三〇cm前に、手のひらを外側に向けて置きながら解説します。この外側に向いた手のひらのように私たちの意識は常に自分の外面と内面で上映されている人生という映画に集中しているのです。

そして彼は手のひらを自分に向け「注意を向けて、見る」という気づきを見る、という行動を実際にしてみます。これは思考やその他の経験への集中を手放し、見ている存在に目を向けることなのです。そしてリンポチェは「手放し、自由になるのだ」と言いながら手のひらをゆっくりと下げ、彼の腿に置きます。気づきの中を見て何が本当であるかが見えれば、その現実に完全に身を委ねリラックスすることができるのです。

その次の週、ジムはクラスの後に残り、前夜の瞑想中に深い悟りの経験に触れることができたと私に話してくれました。今まで幾度も経験してきたように、心が静まるとそれを見ている光の球体を自分の背後に感じたと言います。好奇心を持った彼はこう問います。「誰がこれに気がついているのか?」。彼はこのように経験を描写してくれました。「『自分』を見つけようとする緊張感を頭に感じたんですが、実はその思考が着地できる場所が見つからなかったんです。その瞬間、自分の頭がそれを説明しようとする前に、完全にリラックスできたんです。これでした……固形のものはなく、動かないものは何もなかったんです。自己もいませんでした……全世界が気づきだったんです」

中国禅の古い逸話があります。慧可《えか》が彼の師である菩提達磨（中国禅宗の開祖とされるインド人仏教僧）に「私の心を鎮める助けをしていただけませんか?」と尋ねます。菩提達磨は「ではここにお前の心を持ってきなさい。静めてあげよう」と答えます。慧可は長い沈黙の後「でも、自分の心を見つけることができません!」と言うと「それだ」と菩提達磨。そして笑顔で「ついにお前の心を鎮めたぞ」と言ったのでした。

慧可が気がついたように、私たちも自分の内側を見れば何の存在も、精神という物体も、自己も、確認できる「もの」は何もないことがわかります。そこには気づき――開けた、空《くう》の気づきがあるだけなのです。自分の経験に中心を見つけることもできなければ、その境界線を見つけることもできません。思考に意識を戻したり、望ましい感覚や感情を持つ以外には、足場も、固い地面も見つかりません。これは無秩序で恐ろしく非常に謎めいた経験でしょう。自分の中では音や感覚、イメージといった多数の活動が起きているにもかかわらず、掴めるものは何もなく、カーテンの後ろに自己が隠れてこれを管理しているわけでもありません。この何もないことを見るのが、チベット仏教の教師たちが言う「究極の見ること」なのです。

しかしこの空《くう》、この「何もない」は、人生の空しさではありません。それどころかこの空《くう》の気づきは存在感と**認識に満ちて**いるのです。気づきの本質とは経験の流れを常に知る意識なのです。今こうしてあなたがこの文章を読んでいる最中でも周囲の音が耳に入り、振動を感じ、形と色が見えていることでしょう。この認識は自ずと瞬時に起きているのです。気づきは、まるで太陽が輝く空のように認識の輝きを放ち、無限で、あらゆる生命を含んでいるのです。

ジムが気がついたように、この純粋な気づきを知るためには、私たちの本来の姿を覆い隠す思い込みや思考、欲求や恐れのベールを取りさらなければなりません。シュリー・ニサルガダッタはこう書きます。「真の世界は私たちのアイディアや思考を超越したものである。我々は世界を快楽と痛み、善と悪、内面と外面というように自分の欲求という網を通して分類している。宇宙をあるがままに理解するにはその網の外に出なければならない。これはそんなに難しいことではない、**網にはたくさんの穴が開いているのだから**」。

私たちの注意は常に何かに向けられています――誰かの褒め言葉、来週の日曜日の予定、自分の散らかった台所のイメージ、口論の再演。私たちの現実は、頭の中で上映される映画のドラマや思考と化しているのです。私たちはこの思い込みや追求を手放し、その網から抜け出して、気づきに向きを変えるのです。これはまるで映画館で振り返り、映写機を見ることでスクリーンの生きたイメージは光のせいなのだと気がつくようなものです。後ろを振り返ると、あらゆる思い込みや感情の創造の源である空《くう》を、あらゆる存在を生じさせる形のない肥沃な空間を、見ることができるのです。そしてそこで私たちは「宇宙をあるがままに理解する」ことができるでしょう。

私たちが見たり聞いたり感じたり想像するあらゆるすべてのこと――全世界――は、すばらしく陳列され気づきの中で現れては消えてゆくのです。思考は一体どこから生じて、どこに消えてゆくのでしょう？　思考の合間の空間、網の穴を通して見えるのは、気づきそのものなのです。静かに座ってしばらく耳を傾けてみましょう。あらゆる音が形のない気づきの中で生じては消滅していくのに気がつきますか？　音のはじめと終わりに気がつくことができますか？　音の合間は？　すべては気づきの中で起こり、気づきによって認識されているのです。

「注意を向け、見て……手放し、自由になる」。これは革新的で直感に反する行動です。自分の経験をコントロールしたり解釈したりせずに、むしろ自分の制御本能をリラックスさせるように訓練するのです。今ここに起きている経験に自分を委ねることで私たちの真の姿である美と神秘に帰りつくことができるのです。

ラマ・ゲンドン・リンポチェはこう綴ります。

幸福は多大なる努力や意思の力で見つけることはできない、幸福は既にそこにある、くつろぎ、手放すことによって見つかるのだ。

無理をする必要はない。何をする必要もない……

幸福を探すから、それが見えないのだ……いい経験や嫌な経験という現実を信じてはならない。

それはまるで虹のようなものなのだから。

掴めないものを掴もうとするから自分を無駄に疲れ果てさせているのだ。この掴もうとする力を弱めれば、ひらけた、心地よい快適な空間がそこにある。

だから、それを活用するのだ。すべてはもうあなたのものなのだから。もう探すのはやめるのだ……

何もする必要はない。

何も強制する必要もない。

何も求めるものもない。

――すべては自然に起きるのだから。

目覚めへの道とは目を覚まし、心の底からリラックスするだけなのです。今ここに何があるかを見つめ、そのあるがままの人生に我が身を委ねればよいのです。なんて解放的なのでしょう！

練習を重ねていけば自然な気づきを認識するための努力や何かをしているという感覚は次第に減ってゆくでしょう。丘を登り、景観にたどり着くのではなく、力を抜き、しっかりとした意識で、その眺め全体の中に身を置く術を習っているのです。振り返り、**気づきの意識の中に見えることに自分を委ねるのです**。すると不十分であるとか、どこかに辿り着かなければいけない自分という思い込みの中にいるよりも、気づきの中のほうがよほど心地よくなるのです。私たちの源である広大で光り輝く存在を直接見て、体験することでホッと息を吐き、くつろぐことができるのです。

人間の本質――空《くう》と愛

大乗仏教ではひらいて、覚醒した空《くう》の気づきこそが私たちの絶対的な本質であるといわれています。私たちの元々の本質は不変で無条件、永久で純粋なものです。この気づきを「形」の世界に持ち込むことで、愛が目覚めるのです。生まれては死にゆく、呼吸をする世界の中で起きる千変万化の人生の流れを受け止めの気持ちを持つ存在感で出迎えることができれば、私たちの心は必ず開いてゆくのです。精神が空の気づきと認識するものを、心が愛として経験するのです。

私たちの存在は、一目瞭然なものとそうでないもの、絶対的なものと相対的なものの両方の中に宿っています。この真理は般若心経の中に描写され、大乗仏教の珠玉の教えと見なされています。般若心経の言うとおり「色不異空　空不異色　色即是空　空即是色」(この世のあらゆるものや現象には実体がない)のです。形なき海である気づきは、感情、木々、人々、星など、多様で絶え間ない人生の波を生み出します。あらゆる生命はこのひとつの気づきから生じるのだと理解することで、あらゆるものはお互いに関わり合っていると理解し、愛の豊かさを知るのです。生きとし生けるものを大切に思いやることで、覚醒した空の気づきという、私たちの共通の源を知ることができるのです。

人生を愛することと、私たちの本質は形のない気づきだという理解は、切っても切り離すことはできません。次のようなことわざがあります。「純粋な気づきを知りながら、愛情なく生きる人生は単なる空想である。理念なき人生は悪夢である」(作者不詳)。ときには執着を捨てようと目指すがために、荒野のような自分の身体や感情、対人関係から遠ざかりたいという誘惑に襲われることがあります。しかしこうして人生から身を引いてしまうと、この世界における気づきに基づかない、現実離れした空想の中に生きることになるのです。その一方で、覚醒した空《くう》の気づきが自分の本来の本質であると思い出すことなく、感情や人生で起きる出来事に浸りきってしまえば、自分は孤独で苦しむ存在だという悪夢の中でさ迷うことになるでしょう。

ときには死別の苦しみに直面することで、この愛と空《くう》の相互依存関係への悟りを得ることもあります。最近私は最愛の友である飼い犬を亡くした際、このことを理解しました。彼女は黒いスタンダードプードルで、名前は私と同じ「タラ」。ユーモアに溢れた遊び好きの犬でした。ランニングルートの急な勾配の坂に来ると彼女はいつも私を応援してくれていると感じたものです。坂道で私のペースが落ちると、私の周りをぐるぐると駆け回りはじめるのです。彼女が私の目の前に飛び出したために、道端で転んでしまったことも幾度かありましたが、もちろん彼女に悪気はなく、倒れた私を申し訳なさそうに優しい驚きの目で見つめるのでした。多くの方がこんな友情関係をご存知でしょう。いつもは静かに背景にいる存在。それでも私たちの人生にとってかけがえのない存在なのです。

タラの脳腫瘍の診断には六ヶ月を要しました。タラは元気がなくなりぎこちない歩き方をしながらも私の後をついてまわりながら、果敢にも私の動きに付き合い続けます。この腫瘍が見つかると、私は彼女の命を救う精一杯の努力を始めました。彼女専用の薬の棚、数ヶ月の放射線治療に忍耐強く耐えた彼女。私はわずかな可能性にしがみついていたのです。

治療は失敗に終わり、タラの痛みは悪化します。ステロイド薬のせいで毛が塊になって抜けはじめ、朝起きるとベッドの足元にいる彼女の肌に新たな赤く痛々しい露出した斑点が増えていたものです。力なく尻尾を振ったり、愛情のこもった柔らかい舌で私を舐めるものの、一日一日を過ごすのが苦痛なのは明らかでした。私には彼女を安楽死させる以外選択肢はないと感じたのです。獣医さんのオフィスでスチール台の上で見せた彼女の信用しきった目の表情を今でもよく覚えています。獣医さんが彼女の心臓を止める注射を打っているときも静かで、まるで準備が整っていたかのようでした。

私がタラの亡骸と時間を過ごせるようにと、獣医さんが部屋を後にすると彼女の死の痛みが洪水のように押し寄せ、深い悲しみとともに私は泣き崩れました。彼女の可愛らしい頭にキスしながら撫で続け、彼女の存在と不在が私の中で激しくぶつかり合い、渦を巻いていたのです。私の愛する友は逝ってしまった。もう私を見て顔を輝かすことも、一緒に走ることも、温かい体で私の隣で眠ることもありません。それなのにこの痛いほどに感じる彼女との愛の繋がりはまだありありと残っていたのです！　彼女を抱きしめながら、この愛する「形」という世界がいかに容赦ない力で変化していくかを感じます。**色不異空――空は形である。**まるでこの世に存在するのは、自分という失望しきった存在の中に打ち寄せ続ける巨大な波だけのように感じます。私は彼女に完全に執着し、我を忘れ、傷つき、愛していたのです。押し寄せ続ける深い嘆きの波を気づきの中に包含するしかありませんでした。

しかし私はこの、胸が締め付けられるような痛みの中で、深い悲しみと「一緒にいる」柔らかく優しい存在感も、同時に感じたのです。この巨大な悲しみは気づきの優しい空間に抱かれていたのです。私が「誰が気づいているの」と尋ねると、広大でひらけた気づきの中でヒリヒリと痛い、重い感覚の流れが現れ、展開していくのを感じます。この覚醒し、ひらけた空間と自分が一体となっていくと、深い悲しみを「持つ」存在も、亡くす友人も消えていきます。私はこの驚くほど鮮明な展開をまるで嵐の動きや嵐の前に突然現れる暗闇を見るように、目撃し続けます。空不異色――形は空である。この気づきという柔らかい空間のみが生と死を経験していたのです。

私たちはあらゆる感情、そしておそらく特に深い嘆きに、ラディカル・アクセプタンスで直面することで般若心経の真実を知るのです。詩人のデビッド・ホワイトはこう綴ります。

悲しみの井戸の静かな表面の
下に潜らない者
黒い水の中を潜り
呼吸ができない場所まで行き着くことのない者は
我々が飲む　冷たく澄んだ秘密の水
この水の源を知ることはない
何か違うものを望んだ人々が投げ入れた
暗闇の中で光る

嘆きとは、この大切な人生は常に過ぎ去っていくのだと正直に認めること。何を失っても、深い嘆きの海に我を失うのは、このはかないすべての生命を嘆いているからなのです。それでもこの喪失という黒い水中を泳ごうとする気持ちは、私たちの源である不死の愛情に満ちた気づきを露わにするのです。

ラディカル・アクセプタンスはこの世をいかに全身全霊で謳歌するかを学ぶ術です。この貴重な人生を心の底から大切に生きつつも、この人生が生まれ死にゆくのを可能にしている、形のない気づきの中に身を置くということなのです。もちろん「形」のある出来事が自然と気づきの前面に現れることもあります。タラが死んだとき、自分の中に起きていた痛みをしっかりと受け止めていなければ、私は哀しみを避け、後回しにしていたことでしょう。自分が欲望や悲しみ、恐怖で溢れているときに早々に気づきに向かおうとするのは、生々しい感情の痛みから逃げる術にもなりかねません。

この人生を受け入れなければならないのは明らかですが、形のない気づきの広さを忘れてしまっては、ラディカル・アクセプタンスで自分の経験と直面することはできません。私は気づきの中を見た瞬間に、不変で時間を超越した愛犬タラの本質、あらゆる生き物の空の本質を見ていたのです。これが私を見つめたあの温かい目の源、忘れることはあっても、決して失われることのない気づきだったのでした。

帰り道：無条件の存在感の中へ

ジャータカ（本生経）というブッダの前世物語のある話の中で、ブッダが北インドの小さな村に住む善良な商人として描かれているお話があります。ある午後、店で働いていた彼が外を見ると、町の広場を歩きながら美しく光を放っているような人物がいるではないですか。彼は衝撃を受けます。この人物を観察し続けると彼の心がなんとも明るくなるのを感じます。目に見えるような思いやりを発している人間を初めて目の当たりにしたのです。内在する神々しさがこうして光輝くのを目の当たりにしたのも初めてでした。

商人はこの人に仕えてこのような愛を自分の心に目覚めさせることに人生を費やしたいと直ぐに直感します。そしてこの人物への捧げ物として熟れた果物とお茶を丁寧にお盆に用意したのでした。彼は日の照る道に足を踏み出し、マインドフルに喜びに溢れながら、まるで彼を待っているかのように立ち止まるこの輝く人物の元へ向かいます。

町の広場の真ん中あたりに来ると突然太陽は隠れ、暗闇が空を覆います。地面は激しく揺れ、彼が仕えようと決心した人物と商人の間に深い溝が現れるのでした。彼は暗雲を引き裂く雷光の中でギラギラとした目と血に染まる口を持つ悪魔と直面するのです。マーラの声が彼の周りに響きます。「帰れ！　去るのだ！　危険すぎる……お前は死ぬぞ！」雷鳴が空気を震わせる中、その声が再び警告します。「この道はお前が歩むべき道ではない！　お前は何様だと思っているのだ？　自分の店に、慣れた人生に戻るがよい」

恐れをなした善良な商人は方向転換し安全な場所に逃れようとします。しかしその瞬間彼の心は全宇宙を満たすほど膨れ上がる切望の思いで満たされたのです。この愛と自由への切望はどんな警告の声よりも強いものでした。彼は光を放つ人物のイメージを頭に浮かべながら、マーラの暗黒混沌の中に一歩踏み出します。そしてもう一歩、またもう一歩。すると悪魔は消え去り、まばゆい陽の光が空に戻り、地球の割れ目は癒え、再び元に戻ったのでした。

この商人は愛と感謝の気持ちに溢れ、生きる喜びで震えながらあの光を放つ人物の目の前に立ちます。この偉大なる人物は商人を抱きしめ、「菩薩よ、よくやった。よく頑張った。人生におけるあらゆる恐怖と痛みの中をこうして歩み続けるのだ。気づきの力を信じ、己の心に従い、歩み続けるのだ。一歩ずつ歩み続ければ、想像を絶する自由と平穏を知ることであろう」

商人はこの言葉を聞きながらまるで自分の中から光が溢れでるように感じます。周りを見渡すと地面や木々、唄う鳥たち、草の葉すべてから、この神聖な存在感が輝いているのが見えます。彼も、この偉大なる人物も、生きとし生けるものすべては限りなく光り輝く存在の中に属していたのでした。

恐怖や恥、困惑の雲がどんなに厚くても、この商人のように誰もが思いやりを目覚めさせたい、賢明で自由になりたいという願いを思い出すことができます。何が大切かを思い出すことができれば、恐れと疑いの念を気づきで包み込むことができるのです。一瞬一瞬をこうして過ごすことができれば、自分が心から切望するものを見つけることでしょう。

マーラが現れたとき、私たちは今という瞬間を思いやりに満ちた存在感で触れることで、目覚めの一歩を踏み出すことができます。怒りに満ちた言葉のやりとりの最中に胸に感じる圧迫感、顔の火照りを気づきで見つめることで一歩を踏み出す。我が子が熱を出して苦しんでいれば、額に冷たいタオルを乗せながら自分の恐れに気づきをもたらすことで、また一歩踏み出す。見知らぬ街で日暮れの後に道に迷い、別の角を曲がりさらに見知らぬ道に出ることへの不安が身体を硬くするのを気づきで見つめることで、さらなる一歩を踏み出すのです。優しい気づきで、この瞬間瞬間に、幾度も幾度も戻ること。これこそがこの「道」なのです。この悟りへの道で大事なのは一歩ずつ進むこと、その一歩を踏み出す勇気を持つこと、そしてこの一瞬だけ地面を触れることなのです。

ラディカル・アクセプタンスの道は、孤独で無価値な人間だと囁くマーラの声から私たちを解放します。今という瞬間を生きることで私たちに内在する自然な覚醒と思いやりを発見することができるのです。そして私たちは自分が誰であるかを鮮明に、細胞レベルで知ることができるのです。

ルーミーはこう書きます。

我は水　我は誰ぞの衣服を捕らえるトゲ……
信じることは何もない
自分を信じることをやめたとき
我はこの美しさを知った……
昼も夜も守り続けた我が魂の真珠
この真珠のように輝く波の中で　どれが我が真珠の輝きであるかを見失った

気づきの中で生きるのは愛の中に生きることです。この掛け替えのない愛に満ちた気づきは遠い芳香でも、苦難の旅の末に見つける財宝でもありません。これは戦い、守らなければならない宝物でもないのです。ジャコウ鹿が死に直面したときにやっと気がついたように、私たちが探し求める美は既にここに存在するのです。「自分が誰であるか」という思い込みを緩めることで、この瞬間にしっかりとした意識で一歩踏み出すことで、私たちに欠けるものは何もなく、すべては輝く海の波の中にあるのだと悟ることでしょう。

道に迷い自分の真の姿を見失うこともありますが、自分が愛するものを思い出すことで神聖なる存在感に再度導かれることでしょう。『チベットの死者の書』は最も深遠な安心感を与えてくれます。「この教えを忘れてはならない、この澄んだ光を忘れてはならない、己の輝く本質を。あなたがどれだけ遠く、どこを迷っても、この光はほんの一瞬、半呼吸先にあるのだ。あなた自身の純粋なる気づきの澄んだ光に気がつくのに遅すぎることはない」。私たちは真のふるさとである気づきと愛を信じてよいのです。迷ってしまったら、間を取り、何が真実かを見つめ、心を緩めて再びこの瞬間に戻ればよいだけ。これこそがラディカル・アクセプタンスの本質なのです。

実践

私は誰？

―ガイド瞑想―

さまざまな宗教やスピリチュアルな伝統にある根本的な謎は「私は一体誰だろう？」というもの。チベット仏教の練習である**ゾクチェン**（**「大いなる完成」**）は私たちの真の本質を直接的に知るための訓練です。以下のゾクチェンを練習する前に少しリラックスし、心を落ち着ける時間を作ることがベストです。ボディースキャン（第5章実践「プレゼンス／存在感を増す」参照）やヴィパッサナー瞑想（第2章実践「ヴィパッサナー瞑想（マインドフルネス）」参照）を行うとよいでしょう。ゾクチェンの最中にも自然に思考や感情が生じ続けますが、この練習は自分が強い感情を感じていないときに試すのが一番効果的です。空が見える場所や気が散らない景色が見える場所で練習するのが理想的です。窓の外を見たり、壁や部屋の空間を見ながら行っても構いません。

＊　＊　＊

リラックスしつつも意識がはっきりと持てるような姿勢で座りましょう。目を開けたまま、自然な視線よりもほんの少し上の一点を見つめます。視覚の周りにあるイメージも目に入るように眼差しを柔らかくします。目の周りの筋肉をリラックスさせ、眉間を滑らかにしましょう。

空を見ながら、または青空を想像しながら気づきの意識をこの無限な空間と混ぜ合わせてみましょう。心をリラックスさせ、広々と大らかに開いてみましょう。しばらく音に耳を傾けながら、その音がいかに自然に起きているかに気がついてみます。最も遠くに聞こえる音さえも含む気づきの中でくつろぎましょう。

音が現れては消えてゆくのと同じように、感覚や感情が自然に現れては消えていくことを受け入れましょう。そよ風のように優しく呼吸をします。思考が雲のように流れていくのに注意を払いましょう。オープンで集中した気づきの中でくつろぎ、音や感覚、感情や思考が変化していくことに注意を向けてみましょう。

頭が不可避的に批判の気持ちや頭の中のコメント、イメージや物語などに囚われていると気がついたら、気づきの中を柔らかく見つめ、その思考の起点に気がついてみましょう。「誰が考えているのか?」や「何が考えているのか?」「今、誰が気がついているのか?」と尋ねてみましょう。軽い気持ちで気づきの意識を振り返り、誰が考えているのかを単に確認してみましょう。

何に気がつきますか? そこに静止した、固い永続的な「もの」や「自己」が見えますか? 変化し続ける感情や感覚、思考の流れとは別の存在がありますか? 気づきの中を見ると実際に何が見えますか? あなたが経験していることに境界線や中心がありますか? あなたが気づいていることに、気づいていますか? 思考や欲求、恐れの網の全体は穴だらけです。それを越して見ると、人生のすべては気づきの意識から生じ、その意識に溶けてゆくのだと理解しはじめるでしょう。

この覚醒の海の中に自分を解き放ち、完全にリラックスしましょう。人生を気づきの意識の中に手放し、あるがままにするのです。気を散らさずに何もしない気づきの中でくつろぎましょう。再度頭の中の思考に囚われてしまったら、気づきの意識に戻り、思考の起点を見つけてみましょう。そしてすべてを手放し、あるがままにするのです。思考への囚われを和らげる度に必ず完全にリラックスしましょう。目覚めた状態でリラックスし人生をあるがままにすることの解放感を知りましょう。注意を向け、見て……手放し、自由になるのです。

感覚や感情が注意を引くようなら、思考のときと同じように気づきの意識へ戻り、誰が熱い、疲れた、怖いと感じているのか尋ねてみましょう。感覚や感情が強かったり、抑え難いようであれば、気づきに戻らず優しい受け入れの意識を直接その経験に向けてみましょう。例えば、恐れに囚われていると感じたら呼吸を通してひらけた感覚と柔らかさに繋がってみましょう（第9章実践「トンレン――思いやりの心の目覚め」参照）。自分が体験していることに再び冷静に思いやりを持って関わることができるようになれば、もう一度気づきの中でくつろぐゾクチェンの練習に戻ってみましょう。

これらの強い感情の結果として、恐怖や痛みを思いやりで抱いている自己、という「自分ゴースト」の印象が残っていると気づくことがよくあります。これに気がついたら「誰が思いやりのある人なのか？」と尋ね気づきの中を見てみましょう。そしてその中に見えるものの中に自己を解き放ちましょう。自己のない気づきの中に、思いやりに満ちた空の中に、自分を解き放つのです。

自然に生じる感情は、気づきの自然な表現は愛であると理解することのできる意義深い機会です。こうして気づきの中を見るゾクチェンの練習とトンレンがあやをなすのです。

＊　＊　＊

ゾクチェンは正しくやらねば、と硬くなることなく、軽く楽な気持ちで練習することが大切です。ストレスにならないように練習時間を五分から一〇分に限りましょう。短い練習を正式に何度も行っても構いません。形式張らない練習として思い出す度に何が本当かを気づきの中に見出してもよいでしょう。そしてすべてを手放し、あるがままにするのです。

Acknowledgements

感謝の言葉

この本の執筆は私たちが所有するものは何もない、まして創造的なプロセスを「所有」することはないのだという偉大なる教訓のひとつになりました。この本は多数の親愛なる人々の優しさと知性、そして寛大さがひとつになり誕生したのです。

ショシャナ・アレクサンダーに感謝の念を送ることから始めたいと思います。彼女の編集上の手助けと愛情に溢れる友情は、私をあらゆる面でサポートしてくれました。ショシャナは私が何を伝えたいのかより理解できるように、そしてそれに一番適した表現方法を見つけるために私をガイドしてくれました。才能のある作家であり、長年の仏教の修行者である彼女は、このプロジェクトを引き受ける際に私が出会った最高の教師の一人でした。

この本を書きたいとジャック・コーンフィールドに打ち明けた最初の日から、彼は私に不動のサポートと励ましを提供してくれました。素晴らしい助言者で友人でもあるジャックの思いやりのある先見の明、そして私とこの本に対する信頼感は、現在に至るまで私の心を満たす滋養の源となっています。

バンタム社の編集者トニ・バーバンクにも心から感謝の念を表したいと思います。あなたは最高！　このように巧みで深遠なる知恵と人間性を持つ方の指導を受けることができたのは類い稀なる栄誉でした。私のエージェント、アン・エーデルスタインにも深く感謝します。彼女の明るさ、ユーモア、温かさ。彼女はなんとも心強く、信頼できる手で私を最初から最後まで導いてくれました。そして、堅実さと知性、この本に対する信念を分かち合ってくれた私の広報担当者アニタ・ハルトンにも感謝したいと思います。

本の展開のさまざまな段階で章を読み、フィードバックをくれた方々にも感謝の気持ちでいっぱいです。ジョセフ・ゴールドスタイン、妹のダーシャン・ブラック、弟のピーター・ブラック、両親のナンシーとビル・ブラック、友人のタルン・シン、キャロリン・クランプ、ダグ・クランプにも特別の感謝の念を送ります。そして、アリスとスティーブン・ジョセフスは、原稿を最後まで読み通し、彼らの明晰な頭脳と思いやりのある心を何時間にもわたり提供してくれました。私の姉ベッツィー・ブラックには永遠の感謝を捧げます。彼女は原稿を読む暇もなく、私の無数の頼みを引き受けてくれました。

私は他にも多くの方々にさまざまな形で助けていただきました。この本の企画書を明瞭に熱意を持って準備する手伝いをしてくれたバーバラ・ゲイツに感謝します。レベッカ・カルドーゾは許可を取るために骨の折れるような努力を惜しみませんでした。バーバラ・グラハムは執筆中、編集の才能だけでなく、出版業界での経験も私と分かち合ってくれました。何時間にもおよぶデザインの助けを提供してくれたティム・キニーにも感謝します。バンタム社とのやりとりはメラニー・ミルグラムの力量と温かみのおかげで簡単でスムーズでした。シャロン・サルツバーグは本当に色々な面で私の面倒を見てくれました。彼女と彼女のアシスタント、ギャノ・ギブソンは両者とも私に貴重なアドバイスと姉妹のようなサポートを提供してくれました。私はフォーカシング（www.focusing.org）のパワーにも敬意を評したいと思います。私はフォーカシングのパートナーであるメリー・ヘンドリックスとともにラディカル・アクセプタンスを花開かせてゆくことができました。そして名前を挙げるにはあまりにも多すぎますがクリエイティブなプロセスの相談に乗ってくれた私の友人たちすべてへ、ありがとう。

私のクライアントさんたち、Insight Meditation Community of Washington、そして生徒さんや友人たちのつくるグローバルなサンガへ――私はあなた方とこの聖なる道のりを一緒に歩めることを心から大切に思います。あなた方の物語やひらめきなしではこの本は存在しなかったでしょう。そして古来の真理と練習方法を伝授してくれた慈悲深い存在である私の師すべてへ、愛情と感謝の気持ちで頭を垂れさせていただきます。

最後に、長い間の留守やほったらかしを許し、過去数年間私を変わらぬ無条件な愛情で包んできてくれた家族や友人を持つ私はなんとも幸運です。あなた方一人一人に深い感謝の念を送ります。そして私の大切な友人、アレックス、愛する息子ナラヤン、いつも私のそばにいてくれてありがとう。

訳者あとがき

マインドフルネスが現在アメリカで大きな注目を浴びているのは、もはやたくさんの方がご存知であろう。アメリカではGoogleやSalesforceなどの大企業や教育機関、近年では政府機関さえもマインドフルネス瞑想を取り入れ始めている。最近は日本でもよく「マインドフルネス」という言葉を耳にするようになった。マインドフルネスは仏教の教えを基本としているので日本人には理解しやすいし、親しみやすいものだと思う。

タラ・ブラックはそんなアメリカのマインドフルネス業界の中で知らない者はいないほど著名な存在である。彼女は心理学者、マインドフルネスの講師として何十年にもわたり簡潔かつ心に直接響く言葉で世界中の人々を癒し続けてきている。そんな彼女の存在が日本では全くと言ってもいいほど知られていないのは不思議でならない。

この本を翻訳するきっかけは二〇一七年の春、日本に一時帰国していた時に訪れた。時差ぼけで寝付けず実家の台所の床に座りタラ・ブラックのポッドキャストに初めて耳を傾けた私はそれまでにも何十年にわたり、欧米に数多く存在するさまざまなスピリチュアルな「講師」に師事していた。そんな私が彼女の教えに出会い「この教えはすごすぎる」と体の奥に閃光が走るような思いを覚えたことを今でもはっきりと覚えている。そしていかに自分が「自分を受け止め、許す」という行為を実行してきていなかったか、その気づきに涙をこぼした。

その後、彼女とジャック・コーンフィルド（マインドフルの大御所）が講師として開催したマインドフルネス瞑想講師養成コースの初期生として、六〇〇名の中でたった二名の日本人のひとりとして彼女の教えを密に習うことになったのである。この講師養成のトレーニング期間中とその後にわたりタラと彼女のご主人と友情を深めていった私はどうしても彼女の本を日本の読者の方々に読んでいただきたいと心に決め出版会社と交渉を始め、この本の出版に行き着いたのである。元々は旧サンガ出版、そして今回は金剛出版の皆様に再出版へと導いていただいたことに深い感謝の念を抱くことしかできない。

タラ・ブラックはこの本の中で自分を許し、受け止める術を私たちに教えてくれる。これは半生を国外で過ごした私の観察であるが、アジア系の人間はどの国に住んでいようとも、自分に対して大変厳しい傾向がある。かの私も自分には厳しく、他人には気を使い常に頑張りながら生きるべきだと思いながら育って来たので、自分への優しさを前面に押す彼女の話を聞いて「えっ、自分を大切にするなんてただの自己中心ではないの？」という思いを抱いた覚えがある。しかし彼女の言葉は目からウロコ、まるで心のバンソウコウのように感じる。私は涙無くして原書を読むことはできなかった。自分自身をまるで大切な親友に接するかのように扱う。すると次第に全ての人、全ての感情を受け止められる心の広がりができ、人生をより大らかに生きていける。この本は誰からも教わることのなかった内なる優しさをわれわれの中に見出す手助けをしてくれる。

どうか一人でも多くの方が自分への思いやりと真の優しさを育むことができますように。そんな気持ちを持ちながら自分の心のフィルターを通して渾身に翻訳した本である。多くの人たちの心を揺さぶり続けるブッダの、そしてタラ・ブラックの言葉がどうかあなたの心にも届きますように。

二〇二三年二月二〇日　　横浜

マジストラリ佐々木啓乃

プロフィール

著者　タラ・ブラック　TARA BRACH Ph.D.

タラ・ブラックの教えは西洋の心理学、東洋のスピリチュアリティを独特に調和させ、西洋仏教を教える数多くの講師の中でも例を見ない独特なスタイルを持っている。タラは個人の幸せにとどまらず社会全体を幸せに導く道を教え続けている。クラーク大学で心理学と政治学を二重専攻。在学中はテナント（借主）の権利保護に関わる草の根活動に没頭。また、同時期にヨーガと出会い、東洋のスピリチュアリティに惹かれてゆく。大学卒業後アシュラム（集団生活をしながら精神修行をともにする場）で一〇年間暮らしながらヨーガと瞑想を学び、教える。その後アシュラムを離れ、ジョセフ・ゴールドスタインが主催する仏教のヴィパッサナー瞑想リトリートに初めて参加。「私の居場所はここだ」と気がつく。「厳しすぎるアシュラム時代とは異なり、心とマインドをありのままに受け止め、かつ鍛える事のできる教えについに出会う事ができたのです」と彼女は言う。「真の自由へ導いてくれる道だと直感的に感じました」。その後、フィールディング・インスティチュートで心理学の博士号を取得。瞑想を依存症の治療法として活用する論文を発表。そしてジャック・コーンフィールド氏の指導の下、スピリット・ロック瞑想センターで五年間に及ぶ仏教講師養成プログラムに参加。臨床心理士、瞑想教師として働きながら瞑想をセラピーのクライアントに治療の一環として勧め、その一方で瞑想の生徒に西洋の心理学的洞察を分かちながら、ごく自然に瞑想と心理学という二つの伝統を融合させた独自のスタイルを築いてゆく。この経験は近年において臨床心理士の訓練の中にマインドフルネスを取り入れるというタラ独自の講師養成プログラムへと進展している。

一九九八年　Insight Meditation Community of Washington, DC（ＩＭＣＷインサイト・メディテーション・コミュニティ・オブ・ワシントンＤＣ）を創設。ＩＭＣＷは現在米国で最大級の瞑想センターのひとつである。活動は米国やヨーロッパでの数々のプレゼンテーション、講習、ワークショップ、沈黙瞑想のリトリート等、幅広い分野にわたる。タラのポッドキャストは全世界で毎月二八〇万回以上のダウンロードを記録する。

タラは癒しと精神的な目覚め、生きとし生けるものの苦しみを無くしていくにはマインドフルネスと、全てを包み込む大らかな意識を、個人個人が鍛錬していく事で可能であると教え続けている。

マインドフルネスの基本理念、思いやりの心を人種差別、インクルーシビティ（違いを認めた上でコンセンサスを養っていく事）、世界平和、環境、刑務所や教育機関問題等さまざまな分野に紹介する努力を惜しまない。近年米国ではマインドフルネスと思いやり（コンパッション）への注目が非常に高く、人材育成需要の増大に対応するためジャック・コーンフィールドと設立したＡＴＩ（The Awareness Training Institute）による The Mindfulness Meditation Teacher Certification Program（ＭＭＴＣＰ）を、カリフォルニア大学バークレー校のグレーター・グッド・サイエンス・センターと共同で提供している。

現在はワシントンＤＣ上級裁判所、米国連邦議会スタッフおよび議員向けの講演も行い、ワシントンＤＣ内の学校でティム・ライアン下院議員とともに総勢一五〇〇名の参加者に向け講演した。また、二〇一五年、二〇一六年と二年連続で米国ソフトウエア大手セールスフォース・ドットコム社の手がける参加者一七万人を超える世界最大級のＩＴイベントである「ドリームフォース」およびマインドフル・リーダーシップ・サミットにおいて基調講演。またスターバックス、フェイスブック、フォード等、フォーチュン五〇〇社をクライアントとして迎える Wisdom Labs の顧問委員でもある。

息子、ナラヤンの一児の母。夫、ジョナサン・ファウストと愛犬とともにバージニア州グレートフォールズに在住。

訳者　マジストラリ佐々木啓乃　HIRONO SASAKI MAGISTRALI

一九七三年東京生まれ。幼少の頃から心理学に興味を示しアメリカ、ニューヨーク市にあるペース大学、コロンビア大学大学院心理学部卒業。その後ヨーロッパに渡り、パーソナルコーチングビジネスをオランダで設立。その後ヨーロッパとアジア各地に居住しながら心理カウンセラー、瞑想講師、ヨガアライアンス認証ヨガインストラクターとして活動を続ける。アメリカのマインドフルネス界では大御所といわれるタラ・ブラックとジャック・コーンフィールドが設立したマインドフルネス講師養成プログラムの第一期卒業生である。両氏の直接指導の下、現在もマインドフルネス、仏教、心理学の学びと教えを継続中。横浜在住。二児の母でもある。(https://www.hironosasakimagistrali.com/homejpn)

ラディカル・アクセプタンス

ネガティブな感情から抜け出す「受け入れる技術」で人生が変わる

2023 年 4 月 1 日　印刷
2023 年 4 月 10 日　発行

原著者　タラ・ブラック（Tara Brach Ph.D.）
訳　者　マジストラリ佐々木啓乃
発行者　立石正信

発行所　株式会社金剛出版
〒 112-0005　東京都文京区水道 1-5-16
電話 03-3815-6661　振替 00120-6-34848

装丁　臼井新太郎
印刷・製本　精文堂印刷

ISBN978-4-7724-1960-4　C3011